—— 青囊文丛 ——

总主编◎王振国

医义溯源
——中医典籍与文化新探

刘　鹏◎著

中国医药科技出版社

图书在版编目（CIP）数据

医义溯源：中医典籍与文化新探 / 刘鹏著 . — 北京：中国医药科技出版社，2017.11

（青囊文丛）

ISBN 978-7-5067-9664-4

Ⅰ . ① 医… Ⅱ . ① 刘… Ⅲ . ① 中国医药学—古籍—研究

Ⅳ . ① R2-52

中国版本图书馆 CIP 数据核字（2017）第 259623 号

美术编辑　陈君杞

版式设计　锋尚设计

出版　中国医药科技出版社

地址　北京市海淀区文慧园北路甲 22 号

邮编　100082

电话　发行：010-62227427　邮购：010-62236938

网址　www.cmstp.com

规格　710×1000mm　$^1/_{16}$

印张　21$^1/_4$

字数　307 千字

版次　2017 年 11 月第 1 版

印次　2017 年 11 月第 1 次印刷

印刷　北京盛通印刷股份有限公司

经销　全国各地新华书店

书号　ISBN 978-7-5067-9664-4

定价　49.00 元

出品人／吴少祯

策划人／赵燕宜

编　辑／马　进

投稿热线／010-83023737　　0531-89628319

投稿邮箱／yykj601@163.com　　wenxianliupeng@163.com

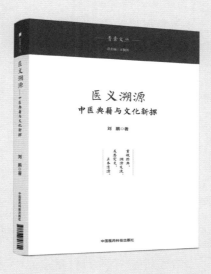

近几年，中医的发展迎来了天时、地利、人和的历史性机遇。中医古籍文献作为中医理论传承发展和中医临证水平提高的泉源和基础，也因之得到了愈加广泛的关注。原本看似"小众"的中医医史文献研究，能够为"大众"所了解和欣赏，这不得不说是文化自信在中医领域的集中展现。

新中国成立以来，国家极为重视传统典籍的整理与出版，中医古籍文献整理工作也已走过半个多世纪的风雨历程。20世纪80年代，随着中医古籍整理工作的深入开展，全国不少中医院校或研究机构陆续成立了专门机构，组织了专业队伍，从事中医古籍整理工作，山东中医药大学中医文献研究所（2017年8月更名为"中医文献与文化研究院"）成立的社会背景便是如此。该研究所始建于1985年，为全国高校建立最早的中医文献研究所之一。研究所的中医文献学科，1982年获硕士学位授予权，1986年获博士学位授予权，是国务院学位委员会批准的全国高校第一个中医文献学博士点。1990年经原国家教委批准，依托该学科设立全国唯一布点的中医文献本科专业。30多年来，为国家陆续输送了大量的中医医史文献研究专门人才。20世纪70至90年代，研究所的老一辈学者，徐国仟、张灿玾等诸位先生，先后组织出版了《针灸甲乙经校释》《黄帝内经素问校释》《针灸甲乙经校注》等国内外具有重大影响力的中医典籍整理著作，撰写了《中医古籍文献学》等理论著作，编写了《中医文献学概论》《目录学》《版本学》《校勘学》《训诂学》等国内第一批中医古籍整理专门教材，为学科日后的蓬勃发展和领先地位奠定了坚实的基础。2010年，国家中医药管理局将全国中医药古籍保护与利用能力建设项目办公室设于本学科，组织实施了新中国成立以来规模最大的中医古籍整理项目，出版了重要中医古籍400余种。

实际上，中医古籍整理并不是中医医史文献学科的全部。我一直主张的治学路径是：以古籍整理为基础和起点，通过对理论与实践经验的载体——文献文本的整理与解析，关注和解决中医"有什么"的问题；寻绎中医学术流变的脉络，"辨章学术，考镜源流"，重在解决中医理论"是什么"的问题；以中医理论体系的核心问题，比如药性理论、脏腑理论等等为切入点，运用多学科方法进行研究与诠释，希望能回答"为什么"的问题。与基于中医古籍文献而形成的大量研究著述相比，中医典籍整理著作仅是其中很小的一部分。这些年，我们研究所始终将中医历代文献作为中医学术史、中医文化、中医理论等研究的文本基础与核心，在中医理论近现代嬗变、中医典籍与文化、本草与中药药性、医学教育与考试制度、中医学身体观与学术史、汉画像石与中医文化研究等方面，开展了持续研究，拥有大量的学术积累。虽已发表了部分阶段性成果，但依然有待作集中全面梳理与系统总结。过去我常开玩笑说，我们研究所的老师们太甘于寂寞了，关起门来做学问，两耳不闻窗外事，不擅长推介和分享自己的学术成果。当前社会，日新月异，协同创新是发展的趋势与需要，我们也应该与时俱进，学会及时梳理和归纳总结，与国内外的同行学者积极分享自己的学术成果，开展实质性的学术讨论与建设性的学术批评，共同实现学科的繁荣发展。从这个角度而言，这套丛书的出版，不仅是对我们既往学术成果的总结和展示，更是对我们自身的鞭策和激励。

问渠哪得清如许，为有源头活水来。正是因为有了对中医历代文献的深入研读，使得我们这些年的学术研究往往能有更加开阔的视野和别样的思路，经常会取得不同于既往中医理论范式的研究结论。从惊异、困惑，到思考、探索，待到心有灵犀时，蓦然回首，白驹过隙，匆匆已是三十年。这些年学术探索的主题，大致可以用反思、还原和重构来概括。今天现行中医理论体系与历代中医典籍所展现的理论体系有何差异？这值得深入反思。面对这些差异，需要将具体理论放置于其形成、发展的社会历史文化和医学背景下，还原其构建与嬗变细节，方能做出合理的评价，而不是简单地以优劣来论古今差异。反思与还原之后，便是基于历代中医文献和当前时代发展需要，尝试重新构建新的理论体系。本丛书拟收录的著作，并不一定全部涉及反思、还原和重构的整个过程与每个细节，也不是都从一个视角来完成这种学术探索，而是根据作者自己的学术积累与研究方向来选择视角，有所侧重地展现上述主题，这样也能更好地保证研究的宽度与深度。所以，本丛书从形式上来看，或许有些多样和开放，但主题是一致的。

我很欣赏和感谢中国医药科技出版社诸位同仁的慧眼，出版这样一套丛书，是需要中医情怀、学术判断和市场胆识的。丛书名为"青囊文丛"，也是出版社同仁很好的建议。"青囊"典故之中医由来，大家都很清楚，就不多说了。唐代刘禹锡有诗曰："案头开缥帙，肘后检青囊。"为了能实现我们最初所期盼的，将这套小丛书做成大家的案头和肘后之书。本着对学术的敬畏，我们不急功近利，不批量生产，不强求在短时间内出齐多少本，而是扎扎实实推出每一本，以观长效。

最后，欢迎学界同仁的加入，期盼大家的指正。

王振国

2017年5月于济南

2005 年 9 月，刘鹏同学来到山东中医药大学医史文献专业，攻读硕士学位，自此有幸相识，共同切磋学问。2008 年继续读博，2011 年博士毕业留研究所任教。时间如梭，到今天已整整十二年了。人生能有几个这样的十二年，这是我们的缘分和共同的回忆。

他天资聪颖，敏学好求，更以勤奋、朴实、严谨而见长。工作六年，这是他的第三本个人专著，从中我能体会他的刻苦和坚持。相对大部分人而言，出版第一本专著是不容易的，他也是如此。而他在出版第一本专著《中医学身体观解读》的困难时期，并未邀我或其他师长作序，我知道，他不是自恃清高，而是不想让老师们觉得他有攀附之嫌。这次要出版的著作，一系列文章是他这些年学术成长的轨迹，他告诉我，想请见证他成长的老师和前辈写几句话，作个有情怀的留念。我觉得倒是个不错的互动形式，所以乐为其做如下感言。

就我个人的读书感受而言，本书有三个突出的亮点。首先，作为具有中医学专业知识背景的医史文献研究者，其着力点，并不是孤立地谈中医文献学的目录、版本、校勘与训诂，而是学以致用，把文献学的研究方法作为中医理论研究的基本工具，通过对中医古籍文本的深入分析，来重新诠释和解读具体中医理论的内涵。毕竟我们今天以中医教材为核心的理论范式，与中医古籍文献所展现出的古人认识有很大的迥异。本书的许多文章也的确达到了这个目的，研究结论与我们既往的认知定见有很大不同。例如，上篇对《伤寒论》诸多条文的重新解读，下篇对藏象理论的异议和新解，都给人耳目一新的感觉。

其次，他的研究，不同于既往中医学界相对单一的学术史视角，而是注重密切结合具体的社会文化背景来审视中医的历史脉络。所以，从本书的不少文章中，我们还能读出中医学术史之外社会史、文化史的味道，可谓活学活用，见地独到。例如，下篇的身体观和方术两节，与以往的中国医学史叙述模式便有很大不同，让我们看到青年才俊的风采。第三，所述虽然都是内外史结合的研究思路，但他又与当下历史学界医疗社会史研究的侧重点有所不同。关注的焦点不是由中医看社会，而是通过对社会文化的分析，更好地理解中医。这并不是说前者不重要，而单就对中医学术的传承发展而言，后者更有针对性、实效性和创见性。例如，下篇本草部分对本草传统理论构建与嬗变的解读，就是对当下中药药性理论研究很好的借鉴和发挥。

作为刘鹏同学的导师，我就不表扬太多了，相信大家读后会有更加公允的评价。医史文献研究是一门苦差事，他也的确为此累倒过。也正因为我是他的导师和同道，更希望他百尺竿头，更上一层楼。同时，希冀他劳逸结合，走得更远。

张成博

2017年10月于济南

我的老家山东省潍坊市临朐县，上世纪是个贫困县。作为80后，我读初中时，宿舍还是个大教室，当时的我压根儿想不到后来会走上做学问这条路。

母亲年轻时曾被推荐保送昌潍医学院（后更名为潍坊医学院）读大学，可命运弄人，家族遗传的高血压使她在最后的体检环节被拿下，成了她一生的痛。我读高中时文科成绩很好，高一时历史老师还特意找我谈话，动员我读文科，将来报考历史系。但为了圆母亲的医学梦，当时只能选择理科，文学梦就此幻梦泡影。高考成绩还算不错，母亲原本希望我报考青岛医学院，学西医，但听同村一人的亲戚说，社会上缺中医，便推荐我报考了山东中医药大学。今天回头看看，也算是冥冥中注定吧。

大学的第一个学期只开设了《中医基础理论》一门中医课程，我特别喜欢读教材中引用的古籍原文，觉得教材中啰啰嗦嗦一堆话，有时还不如古人几句话概括得明白，于是便将其摘抄出来背诵。而后便不满足于此，慢慢开始直接找古籍原书来读。今天我依然可以很骄傲地说，当大部分同学还在教材中徘徊时，我已经通过中医古籍领略了许多不一样的风景。那时山东中医药大学的中医文献研究所，在经十路老校区西侧的一座二层小红楼里，每次路过那里，看到墙上挂着的国家重点学科牌标，便特别向往未来能在那里读书和工作。于是，从中医基础医学院中医学本科毕业后，我便以优秀的成绩考取了文献所中医医史文献专业研究生，直到博士毕业，然后留所任教，已经12年了。当时所有的勇气和努力，都源自读古籍时的欣快和对中医的热爱。今天所取得的丁点成绩，也许正是来自当初的热爱。

读古籍，常有与古人神交之处，欣快无比。除此之外，还时常能发现古人论述与今天中医理论的差别，这也成为我研究生阶段所写大量文章的切入点。本书名为中医典籍与文化新探，所谓"新"，并不仅指时间之今昔，还指观点之新旧。除了近几年的研究成果，本书还精选了部分观点鲜明的旧文。特别是书中上篇的中医典籍部分，收录了我不少读研期间所写的文章，其中对中医经典理论的反思，与今天以教材为代表的中医理论范式相比，依然不乏新意。那时，二十来岁，初生牛犊不畏虎，怀疑精神十足，加之老师们的宽容，所以敢于表达自己的想法，奠定了我日后学术研究的基本走向。部分文章曾发表于《中国中医药报》，未在专业期刊发表，并非是因为文章的质量达不到要求，而是看好报纸的时效性与影响面，另则是不愿意支付杂志的高额版面费。今天将这些文章集中整理出版，仅修订了其中的部分文献征引错误和不规范表述，稍加按语，予以说明，基本观点未曾改易，不惟对过往学习经历的总结，亦冀由此看个人学术之成长。

自博士开始，我主要致力于中医学身体观研究，毕业论文被评为2012年山东省优秀博士学位论文，2013年将其整理为《中医学身体观解读》正式出版，算是中国内地中医学身体观研究的第一部专著，2014年荣获山东省高等学校优秀科研成果一等奖。本书下篇医史文化中的身体观、藏象、方术三个部分，收录了这几年写的几篇代表性文章。就身体观研究而言，历史学界的关注较多，中医学界则显不足，因此我做了许多背景性说明，并以中医学身体观经典模式的形成及其近代嬗变为核心，对中医学身体观的关键问题做了集中探讨。藏象，则以身体观研究的理念为指导，密切结合中医脏腑理论形成时期的社会文化背景，对我们既往关于脏腑理论的一些所谓定论，进行了质疑与反思。方术，即方技与数术之学，曾与中医理论体系的构建密切相关，但中医学界关注不多，为此选录了三篇文章，关键说明研究方术与中医学关联性的意义、方法和设想。

我常觉得自己很幸运，命里贵人多，遇到了好多关心我成长的师长。特别是导师张成博教授和文献所所长王振国教授（现为山东中医药大学副校长），对我有知遇之恩。我的研究兴趣点选择和思路方法，大多来自他们的启发。本书下篇医史文化中本草部分所收文章，一得益于和王振国老师关于本草史的多次交流，二来自跟随张成博老师做有毒中药文献研究时的思考。如果用一个关键词来概括两位老师对我的治学影响，应当是"反思"，这也是本书的主题。除了对中医经典、古籍版本、本草史、身体观、藏象等既往理论范式的反思，本书最后的中医文化部分，则是对当下中医文化热的冷思考。正是源于对中医的热爱，对中医未来发展的关心，才需要我们以更加客观谨慎的态度来审视和反思自我。

孔子评价颜回说："一箪食，一瓢饮，在陋巷，人不堪其忧，回也不改其乐。"中华中医药学会学术顾问温长路教授曾为拙著《中医学身体观解读》撰写书评，以示鼓励，他说"从事文献工作，是一项非常苦的差事，没有扑下身子、耐住性子、磨破裤子的精神是无论如何都坚持不下来的"，说我"算得上这种甘于找苦吃的"。其实，只要是做自己喜欢的事，别人眼中的苦，也许正是自己的乐。这几年，像中医医史文献专业这样的中医传统学科，研究生招生情况并不乐观。给学生讲课时，我发现许多学生不是不喜欢中医医史文献，而是因为没人告诉他们这个学科的所乐之处。希望这本小书的出版，能让更多的人发现中医医史文献研究的所乐之处，有志于此，投身于此。

清代医家徐大椿，是我特别欣赏的医家，读其书常会感叹，三百余年前的古人与我在思考同样的问题，还会有类似的答案，只恨生不逢时，无缘得见。其《医学源流论》中称医"精义也"，"博览方书，寝食俱废，如是数年。虽无生死肉骨之方，实有寻本溯源之学"。感叹"乃世之医者，全废古书，随心自造，以致人多枉死"（《慎疾刍言》），主张习医当"从源以及流也"（《难经经释》）。重视经典，溯源及流，反思定见，正本清源，这也正是中医医史文献研究的意义所在，故本书取徐大椿之意，名为《医义溯源》。

谨以此书献给我的家人、老师和学生。

2017年5月于泉城望雪山房

目录

上 | 篇

中医典籍

经典新探

经
典
新
探

《黄帝内经》五脏、六腑与十二经脉间的矛盾与融汇

今本《黄帝内经》①成为中医经典著作中的经典，是有许多偶然因素的。《汉书·艺文志》载医经类著作有《黄帝内经》《黄帝外经》《扁鹊内经》《扁鹊外经》《白氏内经》《白氏外经》，但今天所见的仅有《黄帝内经》。而且，今天所见是否就是《汉书·艺文志》所载，疑问也很多。除了古籍是否亡佚这一"命运的筛选"，《黄帝内经》成为中医学的奠基之作，还在于它能及时

---

① 今天所见的《黄帝内经》（文中称今本《黄帝内经》）应非《汉书·艺文志》所著录者，学者多有论述，例如廖育群认为，《汉书·艺文志》载书之"篇""卷"计算相等，无"积篇为卷"之例，所以《黄帝内经》仅18卷，亦即18篇之份量，不可能容纳今本《黄帝内经》162篇的内容。而且，今本《黄帝内经》由《素问》《灵枢》两部独立著作组成，《汉书·艺文志》中并无此类现象。且两书前各有一段类似的总括性开头，更说明《素问》《灵枢》原本应是两部独立的著作（廖育群《今本〈黄帝内经〉研究》，《自然科学史研究》1988年第7卷第4期）。另，《汉书·艺文志》云："医经者，原人血脉、经络、骨髓、阴阳、表里，以起百病之本，死生之分。"这些医经著作极有可能将血脉、经络、骨髓、阴阳、表里等作为阐发身体理论、概括和阐释疾病的关键。从形式上看，这与今本《黄帝内经》中以阴阳、五行、五脏六腑、十二经脉、精气血津液等为核心建构的理论体系，还是有很大不同的。可为佐证。

采用流行于当时社会的主流文化观点和思潮，诸如阴阳五行学说、精气学说等，来梳理和架构原本无序的医疗实践经验，使之系统化和理论化。但是，这种梳理和架构并非易事，也不能一蹴而就。所以，我们读《黄帝内经》时，会读出矛盾和疑惑，会读出理论建构过程中的蛛丝马迹。

另外，从出土古医籍中发现，如1973年前后发现的长沙马王堆汉墓医简，也在不断改写着我们既往对《黄帝内经》理论体系的认识。2012年，成都老官山汉墓出土的医简，特别是其中的扁鹊学派文献，让我们更加坚定地相信，古代中医学的起源是多种因素促成的，它的发展也是多学派、多方向的，而非仅有《黄帝内经》。就脏腑与经络系统的构建而言，不同学派也常有不同的论述。《黄帝内经》非一时一人之作，既有借鉴，又有融汇。学习经典，不是要把它供奉在神位上膜拜，而是需要亲近、质疑、反思、理解，如此才能谈真正意义上的继承和发展。

《黄帝内经》成书于两汉之际，书成众家之手，当时及之前诸多医学流派的学术思想在其中多有体现。因此，《素问·五脏别论篇第十一》中黄帝会问岐伯曰："余闻方士，或以脑髓为脏，或以肠胃为脏，或以为腑。"①很明显，对于脏腑的认识，许多学派的观点也不尽相同。同时，我们又可以看到，两汉之时用于阐释政权更迭与确定新政权合理性的阴阳五行学说，作为当时社会的主流文化思潮，深刻影响了以《黄帝内经》为代表的中医基础理论体系的构建。《黄帝内经》的集结者也的确曾以阴阳五行学说等为标准，对诸多学派的不同学术思想进行改造，试图融会贯通。五脏、六腑和十二经脉理论，是中医学脏腑学说与经络学说的核心，它们的基本理论范畴与框架在《黄帝内经》中便已形成，本文以此为切入点来说明《黄帝内经》对不同学派思想的融汇。

一、五脏、六腑和十二经脉理论之间的矛盾

依据中医基础理论，五脏与六腑，一阴一阳，互为表里，十二经脉与脏腑相络属。但很少有人会产生疑问，既然五脏与六腑阴阳相对，那为何脏是五、腑是六，五与六明显不匹配，为什么《黄帝内经》不直接是六脏或五腑，六与六，或者五与五，岂不是更加和谐？另外，既然十二经脉与脏腑相络属，但五脏与六腑直接相加为十一，这虽与马王堆出土的《足臂十一脉灸经》《阴阳十一脉灸经》在经脉的数字上相同，但却明显与十二不对等。那么《黄帝内经》为何不延续十一经脉，而要用十二经脉？

这些矛盾的产生，正如前所述，实则是不同医学流派学术思想在《黄帝内经》中的体现。换言之，五脏理论、六腑理论和十二经脉理论应该各自有其渊源，它们本来就不是同一学派的学术思想。如果它们源出一家，那么不可能从表面上就出现这些矛盾。

详言之，五脏是依据五行而将人体划分为五大系统，每个系统以脏为中心，腑、形体官窍、情志等归属于其中，若腑设置的初衷是为了与五行、五脏系统相对应，那么设置五腑便已足够，无需设置六腑。因此，五脏与六腑应有不同的渊源。十二经脉是阴阳三分法在中医学中最

① 山东中医学院，河北医学院《黄帝内经素问校释》，北京：人民卫生出版社，1982年，163页。

为直接的体现，阳厘分为阳明、少阳、太阳，阴厘分为太阴、厥阴、少阴，手足相加为十二。六腑为六，五脏再加一而为六，十二脏腑方能与十二经脉相对应。从这个角度而言，六腑与十二经脉的设置初衷更加相近，是阴阳学说在中医学中的体现，它们与以五行学说为主导的五脏有着明显不同的渊源。

在中国传统文化背景下，数字被赋予了许多附加意义，而成为表示宇宙生成模式、自然界事物或现象关联性，以及天人关系的重要符号。从这个角度而言，五脏、六腑、十二经脉所对应的数字，都可以从传统文化中找出其某种象征意义。以经脉理论范式的构建为例，老官山经穴髹漆人像除了左右对称、每侧各11条的红色经脉外，还有29条白色经络，其内容介于马王堆汉墓先秦医书和现存医学典籍《内经》成熟的中医理论和经脉学说的内容之间[1]。可见，十二经脉系统形成的关键不在于经络数量的增加，而是在于以哪种数字模型来梳理和架构纷繁的经络。《黄帝内经》选择了12这个数字模型，也正是从天人相应的角度出发，说明身体与外在时空的密切关联，正如《素问·阴阳别论篇第七》所载："黄帝问曰：人有四经，十二从，何谓？岐伯对曰：四经应四时，十二从应十二月，十二月应十二脉。"[2]但同时从"阴阳别论篇"的这句表述中，我们也可以看到，中国传统文化中的多种数字模型往往各有其独立性，若要将它们整合在一个系统中时，往往会有矛盾之处。"四经应四时"，明代医家张景岳《类经》中释曰："肝木应春，心火应夏，肺金应秋，肾水应冬；不言脾者，脾主四经，而土王四季也。"[3]其实，之所以"不言脾"，是因为四时所对应的是阴阳二分法的数字模型，而肝、心、肺、脾、肾则是五行主导下的数字模型，它们各有其独立性，试图融合在一个理论系统中时，自然需要做一番文字层面的疏通，而解释作"脾主四经，而土王四季也"。同样的道理，在《素问·灵兰秘典论篇第八》中，"黄帝问曰：愿闻十二脏之相使，贵贱何如"，为了与十二相对应，

---

① 梁繁荣，曾芳，周兴兰等《成都老官山出土经穴髹漆人像初探》，《中国针灸》，2015年第1期，93页。
② 山东中医学院，河北医学院《黄帝内经素问校释》，106页。
③ 张介宾《类经》，郭洪耀，吴少祯校注，北京：中国中医药出版社，1997年，81页。

在五脏肝、心、脾、肺、肾和六腑胆、小肠、胃、大肠、膀胱、三焦之外，又加上了膻中，认为"膻中者，臣使之官，喜乐出焉"[①]。

所以，传统文化在中医学理论范式形成过程中起到了重要的模式工具之用。但不同的模式工具，往往仅能梳理和架构一部分医疗实践经验。当诸多依据不同传统文化模式工具架构起来的中医理论，试图融合在一起，形成一个系统范式时，彼此之间会有所迁就、局部修改与调整。当然，当这种局部调整依然无法解决实际问题时，中医学也会对传统文化框架有所突破。换言之，中医学不是一味地采纳中国传统文化思想，而是还有所发展与贡献。以阴阳为例，当传统文化思想体系中的阴阳二分法已无法很好地解释实际问题时，中医学将其发展为阴阳三分，十二经脉系统、六经辨治体系等才得以逐步形成。

因此，全面认识中医学的五脏、六腑、十二经脉等理论，固然需要探究它们背后的文化背景，但不可把中医完全等同于传统文化，而是需要时刻关注中医学理论自身的特殊性所在。就本文而言，分析五脏、六腑、十二经脉理论之间的矛盾与融汇，不能完全拘泥于对相应数字模型的传统文化内涵的解读与发挥。

二、五脏、六腑和十二经脉理论融汇的标准与方法

在古人的思维中，一切事物只有以一定的方式与宇宙时空密切相连并协调相系，才能说这种事物获得了其存在和发展的根本原由和动力。中医学的发展也不例外，一切理论必须经过这种包装，才能以与整个传统文化相协调的外貌，为人们所理解、认可和传承[②]。正因如此，《黄帝内经》才会将汉代盛行的阴阳五行学说作为总结实践经验和融汇不同学派学术思想的标准，来梳理、分类和归纳之前的医学知识，使之理论化和系统化。阴阳学说与五行学说各自的起源都很早，但两者紧密地结合

---

① 山东中医学院，河北医学院《黄帝内经素问校释》，126页。

② 刘鹏《中医学身体观解读》，南京：东南大学出版社，2013年，182页。

在一起则相对较晚。白奚认为，在《管子》之前，阴阳与五行往往各自成说，《管子》实现了阴阳五行的合流，之后的邹衍，《吕氏春秋》《淮南子》，董仲舒等又对其进行了不断修补、充实和完善①。

阴阳与五行相融合时，阴阳若二分为太阴、少阴、太阳、少阳，四与五行相对则缺一，阴阳若三分为太阴、厥阴、少阴、阳明、少阳、太阳，六与五行相对则多一。面对这种情况，《黄帝内经》的集结者主要采取了两种方案。

方案一

《素问·金匮真言论篇第四》："故背为阳，阳中之阳，心也。背为阳，阳中之阴，肺也。腹为阴，阴中之阴，肾也。腹为阴，阴中之阳，肝也。腹为阴，阴中之至阴，脾也。"②阳中之阳，即太阳；阳中之阴，即少阳；阴中之阴，即太阴；阴中之阳，即少阴。很明显，这是阴阳的二分，分类的依据是心、肺、肝、肾的部位阴阳划分，与此四脏五行功能定位的结合，心、肺在上为阳，肝、肾在下为阴，心在五行属火则是阳中之阳，肺在五行属金则是阳中之阴，肝在五行属木则是阴中之阳，肾在五行属水则是阴中之阴。为了解决与五行融合时出现的二分则缺一，《黄帝内经》又加上了至阴，虽然表面上解决了与五行的对应问题，但这种阴阳划分既不属于二分，又不等同于三分，稍显生硬。

方案二

五脏肝、心、脾、肺、肾，分别与六腑中的胆、小肠、胃、大肠、膀胱相对应，剩下的六腑之三焦则无法对应。因此，在五脏基础之上又添加心包而成为六脏，与六腑一一对应。而且，六脏与六腑相合，也解决了与十二经

---

① 白奚《中国古代阴阳与五行说的合流——〈管子〉阴阳五行思想新探》，《中国社会科学》1997年第5期，34页。

② 山东中医学院，河北医学院《黄帝内经素问校释》，55页。

脉的络属。或许与此相关，改造五脏而添加的心包，以及与五脏相对应而显"多余"的三焦，都是中医脏腑理论中比较特殊的难点，无论是对其结构的指认，还是对其功能的阐发，历代医家的分歧很多。

对比以上两种方案可见，方案二是以阴阳三分而形成的六、十二为主体，将五行改造为六，而实现阴阳与五行之间的融合。与之不同，方案一则是以五行为主体，以阴阳二分为基础而稍加改造成为五，实现了两者之间的融合。

三、结语

综合以上所述，我们至少可以得出以下结论：首先，五脏的设立是为了与五行相对应；其次，六腑的设置原本就不是为了与五脏、五行相对应；再者，十二经脉也不是为了与五脏相对应，而是以阴阳三分为标准，改造五脏，又融合六腑。总之，《黄帝内经》中的五脏、六腑和十二经脉理论有着不同的渊源，该书的集结者以汉代盛行的阴阳五行学说为标准，对它们进行了改造和结合，实现了不同学派学术思想的融汇。

《黄帝内经》营卫运行与黄老之学天道环周

在不同的语境中，气的内涵也不同。中医学既可以把气作为一种物质，来表示生命的本原和动力；也将其作为一种阐释工具，用以解释生命的复杂变化。换言之，除了作为物质的气，气还是中国古代哲学常用的基本阐释工具之一。因此，《中医基础理论》等教材中，将气单纯定义为一种物质，并不能概括古人对气的全部认识。

人的身体内有多少种气？每每问此，好多人都要数算一会儿。实际上人身一气。那为何有元气、宗气、营气、卫气、脏腑之气、经络之气等多种类型的气？这只不过是为了表述的方便，根据人身一气的来源、分布、功能等方面的差异，而有了不同的命名。比如，来源于先天的，我们称之为元气；来源于后天呼吸与饮食的，合称之为宗气。分布在脏腑的，便称之为各脏腑之气，如肺气、胃气等；分布在经络的，便称之为经络之气，如手太阴肺经之气。血脉之中，有营养作用的，称之为营气；血脉之外，有防御作用的，称之为卫气。

受西医学的影响，近现代中西医汇通医家对传统中医理论进行了改造，试图实现中医理论在形式和内容上与西医学的可融通、可比较。例如，心主血脉与西医学体循环对应，肺朝百脉与肺循环对应，肾主水与泌尿相对应等。但只要翻看一下古人的论述，便会发现事实并非如此。我们无法简单地评价中医理论近现代模式与古代传统模式的优劣，但可以通过阅读中医古籍文献，通过对古人原意的理解，更加全面地认识和合理评价中医理论构建过程中的多种因素，以及他与西医相比较而显现的差异。

《灵枢·营气第十六》中云："营气之道，内谷为宝。谷入于胃，气传之肺，流溢于中，布散于外，精专者行于经隧。"[1]清代医家张志聪发挥曰："是血乃中焦之汁，流溢于中以为精，奉心化赤而为血。"[2]心与肺一并成为了血液生成与运行过程中的重要脏器，因之也成为近现代汇通医家类比西医学的重要切入点。其实，中医学对血液循环的认识，除了粗略的解剖认识，宰割动物或直接的人体解剖，中国古代思想文化也起到极为重要的作用。天人合一，人身小宇宙需要与天地大宇宙密切和谐，血液的环周运行也是对天道环周的模拟。从这个角度而言，对营气运行的理解，除了医学实践层面，还要看一下支撑它的传统文化思想。

一、天道环周的内涵及其萌芽、发展和成熟

天道环周的思想源于古时人们对日月星辰等天体运行的观察，是对自然界和人类社会发展变化规律的概括，指出这种发展变化是一种周流不息的环周运动。天道环周的思想，虽是早期道家所没有的内容，但在黄老之学的先驱计然和范蠡的思想中业已提出，帛书《黄帝四经》《管子》以及《慎子》等战国黄老著作中则有进一步的发挥和推进[3]。但追溯其理论渊源，《周易》和以《老子》为代表的道家思想则是其萌芽和雏形。

---

① 河北医学院《灵枢经校释》（上册），北京：人民卫生出版社，1982年，337页。
② 张志聪《侣山堂类辩》，王新华点注，南京：江苏科学技术出版社，1982年，1页。
③ 白奚《先秦黄老之学源流述要》，《中州学刊》2003年第1期，140页。

《周易》与天道环周

天道环周的思想早在《周易》中就有所体现，《周易》的命名就有周行不殆、变无穷始的意思，揭示了终而复始的宇宙运行规律。尚秉和讲："《周易》以乾为首，乾'元亨利贞'，即春夏秋冬，周而复始，无有穷期，故曰周易。……周者，易之理。十二消息卦，周也；元亨利贞，周也；大明终始，六位时成，周也；……循环往来，无一非周之理。"①《周易》通过卦象显示了阴阳爻的消长变化和凡动必复的循环转化。

古人通过日晷测量日影，进而推算天体的运行规律。整个晷盘分二十四道格子，每一格是反复有五十条中间的隔线，减去重复的一条，实际有四十九条，将三百六十除以四十九略等于七天。《周易》专设了复卦，对这种现象的循环运动作了精辟的概括，"反复其道，七日来复，天行也"，王弼注释曰："阳气始剥尽，至来复时，凡七日。""以天之行，反复不过七日，复之不可远也。"②这就是说周期性的循环往复运动是天地运行的基本形式。

《老子》与天道环周

《史记》载老子为"周守藏室之史也"③，《汉书·艺文志》有云："道家者流，盖出于史官，历记成败、存亡、祸福、古今之道，然后知秉要执本，清虚以自守，卑弱以自持。"④史官在古代既掌管史事之记载，又掌星历占卜之验证，对天人时空有深切的体验⑤，《庄子·天道》亦讲"古之明大道者，先明天而道德次之"⑥，可见《老子》中对"道"的认识是源于对自然界"天道"的观察。

① 尚秉和《周易尚氏学》，北京：中华书局，1980年，1-2页。
② 孔颖达《周易正义》，北京：中国致公出版社，2009年，115页。
③ 司马迁《史记》，北京：中华书局，1959年，2139页。
④ 班固《汉书艺文志》，北京：商务印书馆，1955年，28页。
⑤ 葛兆光《中国思想史》，上海：复旦大学出版社，1997年，111页。
⑥《庄子》，北京：中华书局，2010年，208页。

《老子》秉承了《周易》中反复的思想，将"反复其道"的"道"升格为宇宙本体意义的"道"，"有物混成，先天地生，寂兮寥兮，独立而不改，周行而不殆，可以为天下母，吾不知其名，强字之曰道"①。在揭示"道"是宇宙万物产生的本源的同时，论述了"道"的"反""复"环周运动，如第十六章云"夫物芸芸，各复归其根"②。

在"道"的反复环周运动中，《老子》更注重"复"，把它视为生命的归宿，看做是万物运动和变化中的不变律则，例如"万物并作，吾以观其复"③，"绳绳兮不可名，复归于无物"④，"知其雄，守其雌，为天下溪。为天下溪，常德不离，复归于婴儿。知其白，守其黑，为天下式。为天下式，常得不忒，复归于无极。知其荣，守其辱，为天下谷。为天下谷，常德乃足，复归于朴"⑤。

《黄帝四经》与天道环周

1973年在长沙马王堆三号汉墓出土的帛书中，在《老子》乙本卷前有《经法》《十大经》《称》《道原》四种，正是《汉书·艺文志》所记载的《黄帝四经》，被学术界认为是黄老学派的代表作。

计然和范蠡的思想是《老子》和《黄帝四经》之间的承接阶段。计然，精通天文、历算、星占，其思想在《史记·货殖列传》《越绝书》《吴越春秋》《文子》等书中有所体现，多是老子思想的继承和发挥。尽管计然的著作已亡佚，但可从后人辑录的一些片断看到他的天道环周理论，例如清代茆泮林所辑的《计然万物录》就有"日者行天，日一度，周而复始，如环无端"⑥的表述。范蠡，是天道环周思想的集大成者，其思想在《国语·越语下》中有所体现，例如"蚤晏无失，必顺天道，周

---

① 陈鼓应《老子注译及评介》，北京：中华书局，1984年，163页。
② 陈鼓应《老子注译及评介》，124页。
③ 陈鼓应《老子注译及评介》，124页。
④ 陈鼓应《老子注译及评介》，114页。
⑤ 陈鼓应《老子注译及评介》，178页。

⑥ 茆泮林《计然万物录》，北京：中华书局，1985年，1页。

旋无究（穷）"①等。《黄帝四经》与《国语·越语下》有重出互见之处，多是范蠡思想的重要体现。范蠡的思想成为以《黄帝四经》为代表的黄老之学的重要内容。

《史记·历书第四》载："太史公曰：神农以前尚矣。盖黄帝考定星历，建立五行，起消息，正闰余，于是有天地神祇物类之官，是谓五官。各司其序，不相乱也。"②可见，传说中的黄帝与星历有重要关系。因此，托名黄帝，从一定角度反映了以《黄帝四经》为代表的黄老学派与天文历法的密切关系。《黄帝四经》中的大量内容也可证实这种关联。天道环周的思想，在《黄帝四经》中有明显的体现，贯串在整个《黄帝四经》中，如"天道环周"③，"周迁动作，天为之稽。天道不远，入与处，出与反"④，"极而反，盛而衰，天地之道也，人之理也。逆顺同道而异理，审知逆顺，是谓道纪"⑤，"极而反者，天之性也"⑥。

二、《黄帝内经》中的营卫运行

在黄学的理论指导下，中国古典医学已经有意识地强调天、地、人相参地物质世界的同一性，并以此为规律来理解和把握人体生理病理机制，作为医学界认识论的一个重要原则⑦。道家是推崇黄帝的，汉初黄老并称，医家当然也就和黄帝发生关系了⑧。《黄帝四经》中的天道环周论是当时比较流行的思想，同样是黄老气息明显的《黄帝内经》，在其成书之时多有借鉴天道环周思想，就不难理解了。

《黄帝内经》在论述人体的生理结构时，往往先从分析自然界的自然

① 左丘明《国语》，鲍思陶点校．济南：齐鲁书社，2005年，219页。

② 司马迁《史记》，1256页。

③ 余明光《黄帝四经今注今译》，长沙：岳麓书社，1993年，129页。

④ 余明光《黄帝四经今注今译》，40页。

⑤ 余明光《黄帝四经今注今译》，45—46页。

⑥ 余明光《黄帝四经今注今译》，56页。

⑦ 魏启鹏《道家文化研究》（第三辑），上海：上海古籍出版社，1993年，42页。

⑧ 龙波坚《黄帝内经概论》，上海：上海科学技术出版社，1980年，23页。

现象入手，再由天人一体的整体观念过渡到对人体多种生命体征现象的表述。例如，《素问·离合真邪论篇第二十七》："夫圣人之起度数，必应于天地，故天有宿度，地有经水，人有经脉。"①在论述营卫的运行方式时，也是从天体日月星辰的运行入手完成这种过渡的，这与前面讲的天道环周思想形成的思维方式是相同的。

营气运行

营气，"营"便有环行之义，如《灵枢·营气第十六》"常营无已，终而复始"②。《灵枢·五十营第十五》载："黄帝曰：余愿闻五十营奈何？岐伯答曰：天周二十八宿，宿三十六分，人气行一周，千八分。日行二十八宿，人经脉上下、左右、前后二十八脉，周身十六丈二尺，以应二十八宿，漏水下百刻，以分昼夜。"③很明显是按照天道环周的思想架构起来的。"人经脉上下左右前后二十八脉"，讲的是营气的三种主要循行路线：一是，由手太阴肺经开始按序至手阳明大肠经、足阳明胃经、足太阴脾经、手少阴心经、手太阳小肠经、足太阳膀胱经、足少阴肾经、手厥阴心包经、手少阳三焦经、足少阳胆经、足厥阴肝经，然后复注于手太阴肺经的环周运动。二是，其支别者从足厥阴肝经别出，至督脉，至任脉，注于手太阴肺经的环周运动。三是，由足少阴肾经经跷脉至足太阳膀胱经的环周运动。

卫气运行

卫气，其运行除了《灵枢·邪客第七十一》"卫气者，出其悍气之慓疾，而先行于四末、分肉、皮肤之间，而不休者也"④和《素问·痹论篇第四十三》"卫者水谷之悍气也。其气慓疾滑利，不能入于脉也，故循

---

① 山东中医学院，河北医学院《黄帝内经素问校释》，北京：人民卫生出版社，1982年，366页。
② 河北医学院《灵枢经校释》（上册），337页。
③ 河北医学院《灵枢经校释》（上册），333页。
④ 河北医学院《灵枢经校释》（下册），266-267页。

皮肤之中，分肉之间，熏于肓膜，散于胸腹"①的论述外，亦是环周式的运动。

一是，营卫相随的环周运动。《灵枢·卫气第五十二》载："其浮气之不循经者，为卫气；其精气之行于经者，为营气。阴阳相随，外内相贯，如环之无端。"②二是，昼行于阳，夜行于阴，各二十五周。《灵枢·卫气行第七十六》载："黄帝问于岐伯曰：愿闻卫气之行，出入之合，何如？岐伯曰：岁有十二月，日有十二辰，子午为经，卯酉为纬，天周二十八宿，而一面七星，四七二十八星，房昴为纬，虚张为经。是故房至毕为阳，昴至心为阴，阳主昼，阴主夜。故卫气之行，一日一夜五十周于身，昼日行于阳二十五周，夜行于阴二十五周，周于五脏。"③

三、结论

综上所述，《黄帝内经》中营卫运行理论的建立，并非是完全建立在解剖学的基础之上，而是吸收了同时期影响较大的哲学思想，通过天人合一的思维方式，加以过渡、发挥而形成的。在这个过程中，黄老之学的天道环周理论集当时哲学之大成，无论是从由天及人的天人一体的整体观思维模式，还是从其环周运动的理论本身来看，对营卫运行理论的影响无疑是巨大和深远的。

---

① 山东中医学院，河北医学院《黄帝内经素问校释》，567页。

② 河北医学院《灵枢经校释》（下册），111页。

③ 河北医学院《灵枢经校释》（下册），357-358页。

《黄帝内经》五行乘侮理论探微

　　有人认为，五行学说虽然在中医理论形成的早期有过贡献，但随着时代的发展，却已成为制约中医理论发展的因素。建议废除五行，或者以"五脏相关"等学说代之[①]。虽说废除或代替，但在表述五脏系统之间的关系时，思维中依然保留着五行对脏腑系统的归类、架构以及系统间关系的规定。五行学说，与阴阳学说一样，都是中国古代文化中最基本的架构和说理工具，几乎渗透在中国传统社会的每个角落。我们不能因为某些领域对他的不恰当使用，如早被诟病的算命等等，而觉得中医学使用了他，便是愚昧的、腐朽

[①] 邓铁涛《略论五脏相关取代五行学说》，《广州中医学院学报》1988年第5卷第2期。文中认为，中医五行学说的理论精华、科学内核，在于揭示了五脏及其他器官组织之间以及人与环境之间的相互促进、相互制约的复杂联系。"五脏相关学说"继承了中医五行学说的精华，提取出其科学内核是相互联系的辩证法思想，又赋与它现代系统论的内容，这样将有利于体现中医的系统观，有利于避免中医五行学说中存在的机械刻板的局限性。另可参阅：邓铁涛，郑洪《中医五脏相关学说研究——从五行到五脏相关》，广州：广东科技出版社，2010年；邓铁涛《中医五行学说的辩证法因素》《再论中医五行学说的辩证法因素》，收录作者《学说探讨与临证》，广州：广东科技出版社，1981年，4-17页。

的。个人以为，即使要批判，也应该先搞清楚中医学是如何应用五行学说的，这种使用与传统文化层面的使用有何不同，中医学的侧重在哪里。简言之，要明白中医学应用五行的渊源、继承与发展。而这些内容，恰恰是我们现行教材中所缺失的。也正因为不自知，使得我们面对所谓的"科学"质问时，经常无语以对。本文以五行乘侮为例，略作分析，便可看到中医学对五行的使用，既有所发展，也并不机械。

中医学中的五行学说是在借鉴中国古代哲学五行学说的基础上，结合阴阳学说而建立的一种重要的理论工具，用来概括说明人体的生理结构、病理变化以及疾病的诊断和治疗等。《黄帝内经》作为中医理论的奠基之作，基本上比较全面地论述了五行学说的相关理论，五行乘侮理论在其中有较为详细的论述。

《黄帝内经》中有关于乘侮的论述见于《素问·五运行大论第六十七》，"气有余则制己所胜而侮所不胜；其不及则己所不胜侮而乘之，己所胜轻而侮之"[1]。乘，《说文解字》释其义为"覆也"[2]，李孝定在《甲

---

[1] 山东中医学院，河北医学院《黄帝内经素问校释》，北京：人民卫生出版社，1982年，888-889页。
[2] 许慎《说文解字》，北京：中华书局，1963年，114页。

骨文字集释》中讲"乘之本义为升为登，引申之为加其上。许训覆也，与加其上同意"①。侮，其本义为轻慢、欺负，如《诗经·大雅》："不侮矜寡，不畏强御。"②《礼记·曲礼》："不侵侮。"③可见，在中医学五行学说中"乘"的含义为：一是五行中的一行过胜，对其所胜一行的过度制约；二是五行的一行虚弱，而致其所不胜一行对它的正常制约，显得相对偏胜、过度。"侮"的含义为：一是五行中的一行过胜，对其所不胜一行的逆向欺侮、制约；二是五行中的一行虚弱，而致其原本所胜一行对其逆向欺侮、制约。

纵览中国哲学的发展历程，五行说的发展基本上基于两条路线：一是无固定中心的发展，主要表现为相生、相胜的关系形式；二是与阴阳学说等理论结合的有固定中心的系统论。两者在《黄帝内经》中都有明显的体现，特别是前者被广泛地应用于阐发脏腑之间的生克关系，解释疾病的发生、发展、转归及其诊疗。

五行之间存在依次的相生关系，木生火、火生土、土生金、金生水、水生木，是一种循环式的促进关系，生我者为母，我生者为子，这种关系失常主要表现为以母行为主的母病及子和以子行为主的子病及母。而且，母行或子行任何一行的过胜或虚弱，在导致母子相生关系遭到破坏的同时，亦会导致五行乘侮变化。五行之间存在递相克制关系，这种正常的制约使五行中的每一行，在维持其正常功能的同时，不至于功能过亢，即《素问·六微旨大论第六十八》所谓"相火之下，水气承之；水位之下，土气承之；土位之下，风气承之；风气之下，金气承之；金位之下，火气承之"④。《黄帝内经》中用"亢则害，承乃制"⑤来描述这种和协状态的重要意义，正如明代医家张景岳所讲："盖造化之机，不可无生，亦不可无制。无生则发育无由，无制则亢而为害。生克循环，运

---

① 李孝定《甲骨文字集释》，台北：中央研究院历史语言研究所，1970年，1934页。

② 程俊英《诗经译注》，上海：上海古籍出版社，2004年，491页。

③ 杨天宇《礼记译注》，上海：上海古籍出版社，2004年，2页。

④ 山东中医学院，河北医学院《黄帝内经素问校释》，897页。

⑤ 山东中医学院，河北医学院《黄帝内经素问校释》，897页。

行不息，而天地之道，斯无穷矣。"①这种正常的制约关系一旦失常，便会导致以五行中某一行为中心，兼顾其所胜一行和所不胜一行的功能失调。因此，五行乘侮是伴随五行之间相生、相克关系遭到破坏后，所产生的病理变化而产生的。

与气一元论、阴阳二元论不同的是，中国古代哲学的五行学说，从其产生到系统成熟，终至广泛应用，探索构成宇宙的根本物质并非是其理论的核心与关键所在。即使是崇尚某一行的五行中心说，也多是作为一种政治工具，服务于政治统治，而并非是宇宙本原意义上的中心说。相反的是，五行理论的发展更多的是表现在衍化关系上，以及五行之间的相互关系上。这也是为什么中医学应用五行的重点，并不在于阐释身体的物质构成，而在于划分人体五大系统，以及用生克、乘侮解释生理和病理变化。

先秦哲学中虽然没有乘侮之说，但五行"无常胜"之说，与其最为相似，应该是《黄帝内经》五行乘侮理论的哲学渊源。中国古代哲学五行理论中的"无常胜"说是相对"相胜"说而提出的，梁启超《阴阳五行之来历》中讲："'胜'训'贵'，意谓此五种物质无常贵，但适宜应需则为贵。"②体现了个体在实践活动中的特殊性和能动性。"相胜"说体现的是一种单向循环，强调的是一种必然的、相对单调的相胜关系。相对而言，"无常胜"说则是双方向的、更全面、更辩证的关系。

"无常胜"之说最初见于《孙子兵法·虚实篇》，"兵无常势，水无常形；能因敌变化而取胜者，谓之神。故五行无常胜，四时无常位，日有短长，月有死生"③。从军事角度，把双方事物或事物双方面的力量变化，作为制定军事战略、战术的依据，并依据这种变化判断战争的胜负，克服了军事中五行相胜说的某些机械论弊端。

至《墨子·经下》则更加明确地指出了导致五行无常胜的原因，"五

① 张介宾《类经图翼》，王玉生评注，西安：陕西科学技术出版社，1996年，12页。
② 顾颉刚《古史辨》（第五册），上海：上海古籍出版社，1982年，351页。
③ 孙武《孙子兵法》，郭化若编译，北京：中华书局，1962年，118—119页。

行毋常胜，说在宜。"① "宜"，《说文解字》载其义为"饶也"，《段注》云："凡有余曰饶。"可见，"宜"的含为"多""有余"。《墨子·经说下》有云："火铄金，火多也；金靡炭，金多也。"② "铄"，《说文解字》载其义为："销金也。""胜"，《说文解字》载其义为"任也"，《段注》："能克之曰胜"。可见，"火铄金"的内涵不同于"火胜金"，是火对金的过度克制、制约。"金靡炭"，讲的是金对火的反向克制、制约。因此，《墨子》中论述的五行无常胜，主要是指某一行的增长过多，而导致对所胜一行的过度制约，或者是对所不胜一行的反向克制。《黄帝内经》中的五行乘侮理论与此相似。

综上所述，《黄帝内经》中的五行乘侮理论主要用来描述五行之间相克关系失常所产生的过度制约状态。而相克与乘侮之间的转变，常常以五行相生关系的失常为基础。三者结合在一起，对阐释疾病的发生、发展、转归及其诊疗都具有重要的实用价值。中国古代哲学中的五行"无常胜"说则是其哲学渊源，《黄帝内经》不但借鉴了它，而且又不局限于导致"无常胜"的原因为某一行之多，而是从"有余"和"不及"两个方面，比较全面地论述了其发生机制。

---

① 墨翟《墨子》，朱越利校点，沈阳：辽宁教育出版社，1997年，86页。
② 墨翟《墨子》，97页。

《黄帝内经》"肾苦燥，急食辛以润之"解

"肾苦燥，急食辛以润之"，是《黄帝内经》中比较难懂的文句之一。对类似文句的理解，不能凭想当然。许多人讲，没有中医绕不过去的理儿，绕来绕去总能自圆其说。但自圆其说并不能代表古人的本义便是如此，更不能以这种字面游戏般的自圆其说去指导临床实践。我们对中医经典，乃至整个中医古代文献的学习，都应该从文本的深入解读出发，如此方能走进古人的内心。就"肾苦燥，急食辛以润之"而言，我们要将其放置到《黄帝内经》的整个篇章中，结合具体的文本语境，然后再参考历代医家的注释，全面分析其内涵。同时，考虑到《黄帝内经》侧重于理论的阐发，而略于方药，因此我们又可以参阅后世本草、方书类古籍对该句的解读，以更好地将理论落到实处。写这篇小文章，最重要的不是解释一条具体的经典文句，而是与大家分享读经典的方法与心得。

辛润肾燥源自《素问·脏气法时论篇第二十二》，"肾苦燥，急食辛

以润之"①，对"肾燥"的成因及"辛润"的内涵，历代医家颇多争议。

大多数医家都依据紧跟"肾苦燥，急食辛以润之"句后的"开腠理，致津液，通气也"②，认为腠理闭塞、津液输布障碍是肾燥的成因。并以为既然"肾苦燥，急食辛以润之"语出"脏气法时论"，那么辛润肾燥的内涵当从该篇"肾主冬，足少阴太阳主治，其日壬癸，肾苦燥，急食辛以润之"来体会。经文之义旨在于说明五脏病变与四时的关系，肾主冬水之气，冬令时节，阳气内敛，寒气当令，寒性凝滞，腠理闭合，津液运行不畅，水停不布而为燥。所以，应当用辛温之品，散寒行气以化水，间接地达到燥者润之的目的。明代医家张景岳便以此立论，其曰："肾为水脏，藏精者也，阴病者苦燥，故宜食辛以润之。盖辛从金化，水之母也。其能开腠理致津液者，以辛能通气也。水中有真气，惟辛能达之，气至水亦至，故可以润肾之燥。"③

本人不敢苟同。首先，"脏气法时论"旨在说明五脏之五行应时，以及四时五行生克制化的规律。由该篇的"病在肾，愈在春，春不愈，甚于长夏，长夏不死，持于秋，起于冬"④句，可见肾病"起于冬"，在冬季病情会有所改善。如果"肾主冬"是为了说明冬季会腠理闭塞，津液输布障碍，而导致肾燥的形成，似乎当言"甚于冬"，何言"起于冬"？因此，原文之"肾主冬"表述的重点，是肾的正常生理状况，而并非是为了说明冬季寒性凝滞，腠理闭合，津液运行不畅而为燥。再者，从文献学角度来看，"肝主春，足厥阴少阳主治，其日甲乙，肝苦急，急食甘以缓之。心主夏，手少阴太阳主治，其日丙丁，心苦缓，急食酸以收之。脾主长夏，足太阴阳明主治，其日戊己，脾苦湿，急食苦以燥之。肺主秋，手太阴阳明主治，其日庚辛，肺苦气上逆，急食苦以泄之。肾主冬，足少阴太阳主治，其日壬癸，肾苦燥，急食辛以润之，开腠理，

① 山东中医学院，河北医学院《黄帝内经素问校释》，北京：人民卫生出版社，1982年，313页。
② 山东中医学院，河北医学院《黄帝内经素问校释》，313页。
③ 张介宾《类经》，郭洪耀，吴少祯校注，北京：中国中医药出版社，1997年，209页。
④ 山东中医学院，河北医学院《黄帝内经素问校释》，318页。

致津液通气也"①，分析句式，"开腠理，致津液，通气也"似乎是后世医家的注文，而非《黄帝内经》原文。对此，前贤早有论述，如元代医家滑寿云："此一句九字，疑原是注文。"②清代医家黄元御《素问悬解》中，则直接删去此九字③。因此，不能盲目把"开腠理，致津液，通气也"，作为《黄帝内经》的本义。

在《素问·脏气法时论篇第二十二》中，有另外一段表述，"病在肾，愈在春，春不愈，甚于长夏，长夏不死，持于秋，起于冬，禁犯焠㶡热食温炙衣"④，明代医家张景岳注曰："焠㶡，烧爇之物也。肾恶燥烈，故当禁此。"⑤清代医家高士宗注曰："温炙衣，火焙之衣也。"⑥《黄帝内经》把肾的生理功能表述为"肾藏精"（《灵枢·本神第八》）、"肾者主水，受五脏六腑之精而藏之"（《素问·上古天真论篇第一》），明代医家李中梓云："肾为做强之官，藏精，为水脏，主五液，其性本润。"⑦所以，逢慓悍燥烈之品，则"肾气有衰，阳气独胜"，从而出现"手足为之热也"⑧（《素问·厥论篇第四十五》）等燥热之象。因此，由"禁犯焠㶡热食温炙衣"可推断，此篇"肾苦燥"的本意应当是：肾主藏精，为封藏之本，阴精充盈，则五脏得润，反之则肾阴亏虚，便是肾燥。明代医家马莳在注释"五脏所恶"的"肾恶燥"（《素问·宣明五气篇第二十三》）时曰："肾属水，其性润，而得燥则精涸，故恶燥。"⑨颇得《内经》之意。肾燥耗伤阴精，肾中阴阳失调，又会导致肾主封藏的功能失职。明代医家周慎斋中有"肾燥不合"之语，正是此意，张东扶注曰："'肾燥不合'四字妙极。凡物润则坚

---

① 山东中医学院，河北医学院《黄帝内经素问校释》，312—313页。

② 滑寿《读素问钞》，王绪鳌，毛雪静点校，北京：人民卫生出版社，1998年，119页。

③ 黄元御《黄元御医书十一种》，麻瑞亭等点校.北京：人民卫生出版社，1990年，46页。

④ 山东中医学院，河北医学院《黄帝内经素问校释》，318页。

⑤ 张介宾《类经》，209页。

⑥ 高士宗《黄帝素问直解》，北京：科学技术文献出版社，1982年，169页。

⑦ 李中梓《医宗必读》，王卫等点校，天津：天津科学技术出版社，1999年，16页。

⑧ 山东中医学院，河北医学院《黄帝内经素问校释》，586页。

⑨ 马莳《黄帝内经素问注证发微》，田代华主校，北京：人民卫生出版社，1998年，182页。

密无缝，燥则破绽有痕。肾开窍于二阴，肾耗而燥，其窍开而不合，真至理也。"①

针对肾燥的病因病机，其治应滋肾润燥，《黄帝内经》采取"辛润"之法。《素问·脏气法时论第二十二》主要论述了五脏的生理功能，以及发病的转归和治疗，与四时五行有着密切的关系。因此，此篇"肾苦燥，急食辛以润之"主要讲得是四时五行意义上的治疗法则，即金水相生原则在肾水亏耗病证中的应用。与此相对应，"肾欲坚，急食苦以坚之"则是五行相克以泄为补。

《黄帝内经》之后，医家对此多有发挥。金代医家张元素颇得经旨，他对药物的气味、升降浮沉、归经、补泻等，均有精辟论述。李时珍曾评价张元素曰："深阐轩岐秘奥，参悟天人幽微。言古方新病不相能，自成家法，辨药性之气味、阴阳、厚薄、升降、浮沉、补泻、六气、十二经，及随证用药之法，立为主治秘诀心法要旨，谓之《珍珠囊》，大扬医理，灵素之下，一人而已。"②张元素在《医学启源》中云："肾苦燥，急食辛以润之，黄柏、知母。"③黄柏④，味苦中带辛，性寒，知母⑤，味辛，性寒，两者配伍应用，功效显著。诚如《本草纲目》所载黄柏："泻膀胱相火，补肾水不足，坚肾壮骨髓，疗下焦虚。……得知母，滋阴降火。……（震亨曰）黄柏走至阴，有泻火补阴之功，非阴中之火，不可用也。……相火者，……阴火也，不可以水湿折之，当从其性而伏之，

---

① 周慎斋《慎斋遗书》，孟景春点注，南京：江苏科学技术出版社，1987年，177页。按："肾燥不合"四字出自周慎斋治一妇人下利案。原案为：一妇泄泻，两尺无神，此肾燥不合也。一医用茯苓、益智即发晕，因用肉苁蓉三钱以润之，北五味八分以固之，人参一钱以益其气，归身八分以养其血，白芍、甘草以和其中，炮姜二分以安其肾。二帖效，十帖愈。丸即前方加倍蜜丸。

② 李时珍《本草纲目》，北京：人民卫生出版社，2004年第2版，9页。

③ 张元素《医学启源》，任应秋点校，北京：人民卫生出版社，1978年，11页。

④ 关于黄柏的性味与主治，《汤液本草》："气寒，味苦，苦厚微辛。"《本草新编》"味苦、微辛，气寒。"《本草备要》："泻相火，补肾水，苦寒微辛。"

⑤ 关于知母的性味与主治，《汤液本草》："气寒，味大辛。"《本草蒙筌》："味苦、辛，气寒，气味俱厚。"《本草新编》："味苦、辛，气大寒，沉而降。"

惟黄柏之属可以降之。"①李时珍总结道："古书言知母佐黄柏，滋阴降火，有金水相生之义。黄柏无知母，犹水母之无虾也。盖黄柏能制膀胱、命门阴中之火，知母能清肺金，滋肾水之化源。"②黄柏、知母合用，正是《素问·脏气法时论第二十二》中"辛以润之"和"苦以坚之"在临床中的具体应用。

---

① 李时珍《本草纲目》，1978-1979页。

② 李时珍《本草纲目》，1979页。

《伤寒论》第28条为仲景误诊案

　　《伤寒论》作为中医辨证论治的典范，得到历代医家的崇奉。但《伤寒论》条文表述简单，仲景也未对方证自加注释。因此，面对同一条文，不同人或许有不同的理解。不是不能发挥己见，但若要理解仲景的本意，那么还需要回到《伤寒论》原文本身。既可以不同条文相互比较，也可以同一条文以方测证，来分析条文的病机与证治关键，这些都是宋代以后大量出现的《伤寒论》注释著作常用的方法。个人以为，学习《伤寒论》，不是死记硬背条文，然后等着上临床时碰到与条文症状相似的病人，也不是学学某某医家的经方用药经验集，而是需要真正自己读懂、读透、读活，才能成为提升临床水平的活水源头。读经典很重要，如何去读的方法更重要，本文便以第28条为例，简要说明我们应该用什么方法去品读《伤寒论》的"无字之处"。

　　《伤寒论》第28条"服桂枝汤，或下之，仍头项强痛、翕翕发热、无汗、心下满微痛、小便不利者，桂枝去桂加茯苓白术汤主之"①是比较难理解的条文，从此条所反映的病机是外邪未罢，还是水气内结、腑气不宣而致太阳经气不利，到治疗上究竟是去桂还是不去桂，亦或是去芍药，历代医家一直存在很大的争论。笔者认为存在这种争论的原因主要有两个方面：一是不懂得从整个《伤寒论》体系来灵活揣摩张仲景本意，多有断章取义，一叶障目而不见泰山之嫌；二是死于句下、思维僵化。究竟该如何正确理解第28条？略述如下。

一、第28条不是太阳病变证，而是仲景误诊案

桂枝去桂加茯苓白术汤之所以存在去桂、留桂、减桂和去芍的争执，关键原因是受到后世以方类证医家的影响。纵览仲景之后医家对《伤寒论》的研究，不论是整理编次，还是错简重订，亦或是按方类证、按法类证、按症类证、按因类证、分经审证等，多是文献学方法的应用。因此，伤寒学派相比于河间学派、易水学派等，在是否是"医学流派"这

---

① 张仲景《伤寒论》，上海中医学院中医基础理论教研组校注，上海：上海人民出版社，1976年，8页。

个问题上不免少了些底气，多了些"文献学派"的味道。这种文献整理研究固然对《伤寒论》的流传起到了重要作用，但也在无形之中固化了大家的思维，使大家难窥仲景本意。例如，所有与桂枝汤有关联的方子，都被放到桂枝汤条目下，极容易使思维围囿于"桂枝汤加减"的层面，这也是许多医家如许宏、尤怡在阐释第28条时，多拘于"表证未罢"，却又难于理解为何去桂，而硬做解释的原因。

《伤寒论》第16条云："太阳病三日，已发汗，若吐、若下、若温针，仍不解者，此为坏病，桂枝不中与之也。观其脉证，知犯何逆，随证治之。"①因第28条有"服桂枝汤，或下之"和"仍"的表述，故常把第28条作为太阳病的变证来看待。其实不然，观第28条中的"仍头项强痛，翕翕发热"可知在服桂枝汤发汗之前就已经存在"头项强痛，翕翕发热"这样类似桂枝汤的病症。因此，第28条所反映的诊治过程，实际上是仲景初诊之时误把水气内结、腑气不宣而致太阳经气不利所导致的，类似于桂枝汤证的症状，误以为是桂枝汤证，而处以桂枝汤。患者无效，再诊，仲景有所悟，遂在初诊所开处方上去掉桂枝，又加茯苓、白术。可见，桂枝去桂加茯苓白术汤并非是仲景处于"表邪已罢还是未罢"或者是"无汗还是有汗"的考虑，而决定是否应该将桂枝汤去桂枝，而是仲景在误诊后重开方药，舍弃初诊之桂枝汤不用，而另开"茯苓、白术、芍药、生姜、大枣、甘草"。因初诊所开桂枝汤中已有"芍药、生姜、大枣、甘草"，故在初诊方药基础上去掉"桂枝"，而加"茯苓、白术"。这种情形在临床上是常见情况，仲景虽为医圣，但亦不应该神化，他也是一位实实在在的临床大夫。这绝非是笔者的盲目联想和随意比附，《金匮要略》"痰饮咳嗽病脉证并治第十二"中就有仲景先后应用小青龙汤、桂苓五味甘草汤、苓甘五味姜辛汤、桂苓五味甘草去桂加干姜细辛半夏汤、苓甘五味加姜辛半夏杏仁汤、苓甘五味加姜辛半杏大黄汤的完整诊治病案②。因此，用客观的、实事求是的、符合临床常

---

① 张仲景《伤寒论》，4页。
② 张仲景《金匮要略》，何任等校注，北京：人民卫生出版社，1990年，133-135页。

理的态度研究《伤寒论》，绝非是一句空话，而是我们正确评价张仲景，阐释其理论的基础一环。

二、第28条去桂之争是思维定式的结果

前文已述第28条桂枝去桂加茯苓白术汤所治疗病证的基本病机为：水气内结，膀胱气化失常，腑气不宣而致太阳经气不利。很多人会问：既然服桂枝汤或下之，误治伤阳，阳虚水停，为何不是桂枝、茯苓同用以化气行水，反倒去桂枝呢？其实，这种疑问暴露了大家研习《伤寒论》所形成的思维定式的弊端。有两个问题必须要思考：误汗、误下一定伤阳吗？水饮内停的成因一定是阳虚水停吗，或者说，桂枝去桂加茯苓白术汤所治的水饮内停是何原因所致？

首先看第一个问题。误汗、误下一定伤阳，是思维定式的表现。让仲景自己为自己注解，是《伤寒论》研究的最好方法。我们参看其他条文，如第76条"发汗、吐下后，虚烦不得眠；若剧者，必反复颠倒，心中懊憹，栀子豉汤主之。"[1]再参考第81条"凡用栀子汤，病人旧微溏者，不可与服之"[2]，可见栀子豉汤为苦寒清热除烦之剂，"下后"误治并不一定要导致我们想象中的虚寒之证。再如，第34条"太阳病，桂枝证，医反下之，利遂不止，脉促者，表未解也；喘而汗出者，葛根芩连汤主之"[3]，"医反下之"误治之后，非但没有导致虚寒之证，而是导致了协热泻下的发生，需要葛根芩连汤清里热、厚肠胃。因此，自以为第28条是误汗、误下伤阳而致阳虚水停，是没有依据的，恐非仲景本意。

再来看第二个问题，前文已论述了桂枝去桂加茯苓白术汤是仲景的误诊案，此方与桂枝汤并无联系，第28条不应看做是太阳病的变证。去桂既然合理，那么误汗、误下就并非是导致水气内停的原因，如若不然，如果是误汗、误下而致阳虚水气内停，就应该保留桂枝，以合茯苓

[1] 张仲景《伤寒论》，21页。
[2] 张仲景《伤寒论》，23页。
[3] 张仲景《伤寒论》，11页。

化气行水，而不应该去桂枝。刘渡舟先生早已讲："桂枝去桂加茯苓白术汤，乃仲景为治疗'水郁阳抑'而设。其外证可见'头项强痛，翕翕发热，无汗'，其内证则见'心下满微痛，小便不利'。此病乃气水郁结，阳气抑郁不畅所致，其病理根源在于'小便不利'，故以利小便，解阳郁为主治。"①真可谓打破思维定式，一语击中要害。可惜的是高等医药院校教材《伤寒论讲义》②，依然将第28条列入太阳病变证中，置于阳虚兼水气证下。

三、第28条去芍之争暴露了《伤寒论》研究缺乏历史观的弊端

关于去芍之说，医家多秉"芍药酸收，有碍心下满微痛"之因，此立论实质上是把《伤寒论》中的芍药等同于白芍，暴露了对《伤寒论》的研究缺乏历史观。

芍药，《神农本草经》载："味苦，平，无毒，主邪气腹痛，除血痹，破坚积，寒热疝瘕，止痛，利小便，益气。"③尚无赤、白之分，至《名医别录》始有赤、白之说。《伤寒论》载方113首，用芍药者33方次，《金匮要略》载方205首，用芍药者34方次（其中9首与《伤寒论》同），两书用芍药合计67方次（其中4首为方后加减法用芍药），占全部方剂的1/5以上，运用频数仅次于甘草、桂枝、大枣和生姜④。应用极其广泛，病证无论寒热、虚实、表里、内外，均可配伍应用。可惜当时未有赤白之分，致使后世医家多有争执。尽管不少研究者从本草学角度考证《伤寒论》芍药当为赤芍，亦有更多医者从临床角度讲《伤寒论》中芍药用白芍确有其效。但笔者认为，用白芍确有其效，并不能成为评判《伤寒论》中芍药当为白芍或赤芍的准绳。如张仲景本意用赤芍，今则改为白芍仍有良效，这只能当作张仲景原方变化之用来看待。再者，张仲景所

① 刘渡舟《刘渡舟论伤寒》，上海：上海中医药大学出版社，2009年，306页。
② 李培生，刘渡舟主编《伤寒论讲义》，上海：上海科学技术出版社，1985年，57页。
③《神农本草经》，顾观光辑，北京：人民卫生出版社，1955年，57页。
④ 肖伟《仲景方用芍药说略》，《中医药临床杂志》2006年第16卷第4期，359页。

处时代虽未有赤、白之"名"分，但不能因此否定那时在实际应用时已有赤、白混同应用的可能。因此，结合《伤寒论》中的条文来揣度具体方剂中芍药当为何芍，有重要的实际意义。《伤寒论》用芍药在《名医别录》之前，与《神农本草经》用药基本相同，《神农本草经》载芍药"味苦平""利小便"，可知去芍之说是以今天对芍药的认识去局限古人，本无实际意义。现在临床上开芍药时需注明是赤芍还是白芍，笔者认为如单纯依据桂枝去桂加茯苓白术汤的本意，似乎以赤芍见长。当然了，用白芍有其临床效果，只能当作是后世之发展变化应用，而不可强加己意于仲景。

综上所述，对《伤寒论》第28条的争执，暴露了我们研究《伤寒论》时存在的许多缺憾和不足，值得我们认真反思，以期接近仲景之本意。

《伤寒论》第28条再论

2007年9月3日,《中国中医药报》刊登了孟琳升《灵活化裁,病机中心论是根本》一文,对本人前文(文章原名《〈伤寒论〉第28条解析》,本书作了重新修订)进行了评论。文章认为,本人所持第28条应为仲景误诊案的判断,无非是根据"服桂枝汤"句式妄猜的结果。其依据有二:第一,仲景此种句型(包括类似句型的"凡服……汤""服汤药"或"初服……汤"等)使用甚多,决不能把它们都说成是仲景的误治案例。其二,28条阐述的内容,之前(27条桂枝二越婢一汤证)、之后(29条桂枝治误证),从句式及病史等方面,都没有直接联系。它不像《金匮要略·痰饮病篇》35至41条那样,先言"小青龙汤主之",紧接着用"青龙汤下已",以后根据病机逐步灵活化裁。文章最后认为,28条应是太阳经证演变为腑证中蓄水证的一个中间过程。现将我的答复文章整理如下,以重申学习《伤寒论》的原则和方法。

首先,诚如孟老师所言,《伤寒论》中张仲景应用"服……汤"的句型(包括类似句型的"凡服……汤""服汤药"或"初服……汤"等)

颇多，如24、25、26、164等多条。但我在《〈伤寒论〉第28条解析》一文中并未由第28条是仲景误诊案，而把它们都说成是仲景的误治案例。我一直都觉得不应该把经典神化，对于《伤寒论》的学习更应该如此。其实，如果仔细品读孟老师所列举的"服……汤"句型的条文，如第24、25、26、164条等，便更能体会到《伤寒论》条文的写成，其实就是张仲景临床案例的系统概括。试看第24条"太阳病，初服桂枝汤，反烦不解者，先刺风池、风府，却与桂枝汤则愈"[①]和第26条"服桂枝汤，大汗出后，大烦渴不解，脉洪大者，白虎加人参汤主之"[②]，很显然，张仲景在面对太阳病而首先处以桂枝汤治疗时，并未曾预料到"反烦不解""大烦渴不解"等变化。当面对这些变化时，他也只能"观其脉证，知犯何逆，随证治之"，并在日后把这种临证过程加以概述为条文。这是合乎客观逻辑的推理，而并非是主观臆断。

孟老师在文章的最后认为第28条的病机当为"太阳经证演变为腑证中蓄水证的一个中间过程"，暂不论此论述是否正确，即使是第28条的

---

① 张仲景《伤寒论》，上海中医学院中医基础理论教研组校注，上海：上海人民出版社，1976年，7页。

② 张仲景《伤寒论》，8页。

病机果如孟老师所言，那也说明了张仲景对于"太阳经证演变为腑证中蓄水证"这个中间过程而处以"服桂枝汤""或下之"的治疗方法是错误的。换句话说，那不正是说明了张仲景一开始面对"头项强痛，翕翕发热，无汗，心下满微痛，小便不利者"（笔者按：由"仍"字便可知在服桂枝汤或下之之前就已经存在），而处以"服桂枝汤""或下之"是误治吗？孟老师也提到他在临证中曾见一些风寒性外感疾病，因治不如法，而出现胃中憋闷、或轻微疼痛、小便涩滞等，这种"治不如法"不正是失治误治吗？所以说，对于我所提的"仲景误治案"本没必要大惊小怪，不能神化张仲景。

其次，我在《〈伤寒论〉第28条解析》一文中引用《金匮要略》"痰饮咳嗽病脉证并治第十二"中张仲景先后应用小青龙汤、桂苓五味甘草汤、苓甘五味姜辛汤、桂苓五味甘草去桂加干姜细辛半夏汤、苓甘五味加姜辛半夏杏仁汤、苓甘五味加姜辛半杏大黄汤的完整诊治病案，其目的并不是像孟老师所言是为了把第27、28、29条从句式及病史等方面加以联系，而是为了借这个完整的病案更清晰地向大家说明《伤寒论》《金匮要略》条文的写成，是张仲景临床诊治过程的系统概括。在临证过程中张仲景亦会出现治不得法而不效，甚至是误诊失治，如果张仲景真像某些人崇拜地那样神圣，一剂而愈，又何须出现那么烦琐的病案呢？

最后，如果真的是如孟老师所言："本条应是太阳经证演变为腑证中蓄水证的一个中间过程。古人有把太阳病分为'经证'和'腑证'者，而本条恰好是介于太阳经、腑之间的病机病症表现。"那么面对这样的中间病程阶段，依张仲景之法是不是该处以两解之法？那为什么却要处以去桂加白术汤呢？我曾读到《中国中医药报》在第2750期刊发的一篇文章《冯世纶：生姜的作用不可小视》，文中讲："第28条是在讲外邪内饮的太阳病，'服桂枝汤或下之，仍头项强痛、翕翕发热、无汗、心下满微痛、小便不利'，是说单服桂枝汤或用下法，使表不解饮不去，且造成津伤表更虚，因见仍头项强痛、翕翕发热、无汗、心下满微痛、小便不利，证仍属外邪内饮，因表虚津虚甚不能再用桂枝发汗，故用生姜发表。"①不知孟老师在临床中对于这个中间过程的治疗，应用去桂加茯苓白术汤，是不是用生姜、用茯苓白术双解经腑？但是，就我个人的领悟而言，《伤寒论》中用生姜解表似乎不具有想象中的普遍意义。而且，从《伤寒论》的一些条文来看，比如第25条中"服桂枝汤，大汗出，脉洪大者，与桂技汤，如前法"②，似乎表虚津虚也不是绝对不能应用桂枝汤发汗。这是我的困惑，还请行家指正。

---

① 杨丽平，鲍艳举《冯世纶：生姜的作用不可小视》，《中国中医药报》2007年6月21日，第6版。
② 张仲景《伤寒论》，8页。

《伤寒论》第73条新解

《伤寒论》五苓散证，多认为是膀胱蓄水证，但山东中医药大学已故李克绍先生主张为三焦蓄水证，其代表作《伤寒解惑论》[1]中有详论，不再赘述。第73条五苓散和茯苓甘草汤的比较，也颇多争论。本文从脾胃之别，谈一点新的想法。

《伤寒论》第73条"伤寒，汗出而渴者，五苓散主之；不渴者，茯苓甘草汤主之"[2]，也是《伤寒论》中比较难理解的条文。清代医家徐灵胎也曾感叹："此方之义，从未有能诠释者。盖汗出之后而渴不止，与五苓，人所易知也。乃汗出之后并无渴症，又未指明别有何症，忽无端而

---

① 李克绍《伤寒解惑论》，济南：山东科学技术出版社，1978年。

② 张仲景《伤寒论》，上海中医学院中医基础理论教研组校注，上海：上海人民出版社，1976年，21页。

与茯苓甘草汤，此意何居？"①

历代医家对此条文多有论述，综合一下对现在比较有影响力的观点，多局限于以下两个方面：一是，认为本条文字有脱减，茯苓甘草汤主证当有心下悸等。如清代医家柯韵伯便持此说，其云："汗出下当有心下悸三字，……不然汗出而渴，是白虎汤证；汗后不渴而无他证，是病已瘥。"②陆渊雷亦讲："茯苓甘草证，则必有阙文矣。厥阴篇云：伤寒厥而心下悸，宜先治水，当服茯苓甘草汤，却治其厥；不尔，水渍入胃，必作利也。据此，知茯苓甘草汤，本是治水饮之方，其证有心下悸。"③此说影响较大，许多教科书多依此说。二是，渴是病势较深，水饮结聚较严重，影响津液上承；不渴是病势较浅，水饮结聚较轻缓，"里饮无多"，津液犹能上承。

以上两种观点，前者以己意揣度条文脱减，恐非仲景本意；后者从理论上讲看似有理，但是真正在临床上，却不容易仅以是否口渴作为判

① 徐灵胎《伤寒类方》，刘洋主编《徐灵胎医学全书》，北京：中国中医药出版社，1999年，192页。
② 柯琴《伤寒来苏集》，上海：上海科学技术出版社，1959年，46页。
③ 陆渊雷《伤寒论今释》，《陆渊雷医书合集》，天津：天津科学技术出版社，2010年，144页。

断饮停之轻重的客观标准。若单以渴与不渴作为评判饮停轻重之标尺，则很难解释《伤寒论》中许多应用五苓散的条文并不囿于口渴之症状。例如，《金匮要略·痰饮咳嗽病脉证并治第十二》中五苓散之证，"假令瘦人，脐下有悸，吐涎沫而癫眩，此水也，五苓散主之"[①]。理论一旦与临床脱节便无实际意义，因此此说亦不妥当。

一、从脾胃之别来谈五苓散与茯苓甘草汤之别

脾胃虽然同居于中焦，但脏腑之别很明显。脾为阴土，喜燥而恶湿，其气主升；胃为阳土，喜润而恶燥，其气主降。两者升降相合，燥湿相济。而且，"脾主为胃行其津液"，脾胃功能正常则津液输布正常，中央土以灌四旁，则津液能上承于口，则口不渴。

如果各种原因导致脾不能为胃行其津液，则津液不能正常四布，以发挥其滋润、濡养功能，则口渴。清代医家张志聪在其《伤寒论集注》中讲："夫汗出而渴者，乃津液之不能上输，用五苓散主之以助脾。不渴者，津液犹能上达，但调中和胃可也，茯苓甘草汤主之，方中四味主调中和胃而通利三焦。"[②]这段话讲得非常好，将五苓散与茯苓甘草汤的区别，从脾、胃而定，前者脾不能为胃行其津液，病变虽然亦涉及胃，但是重点在脾，后者脾尚能为胃行其津液，病变重点在胃。

二、从白术、茯苓药对，谈五苓散和茯苓甘草汤之别

五苓散方中用桂枝、白术、茯苓、泽泻、猪苓，茯苓甘草汤方中用桂枝、茯苓、生姜、甘草，《名医别录》载白术"益津液"[③]，张元素亦言其"和胃生津液"[④]，五苓散方用白术，茯苓甘草汤无白术，五苓散治疗

---

① 张仲景《金匮要略》，何任等校注，北京：人民卫生出版社，1990年，131页。

② 张志聪《伤寒论集注》，张金鑫校注，北京：学苑出版社，2009年，44页。

③ 陶弘景《名医别录》，尚志钧辑校，北京：人民卫生出版社，1986年，22页。

④ 李时珍《本草纲目》，北京：人民卫生出版社，2004年第2版，33页。

"口渴"，茯苓甘草汤治疗"口不渴"，白术之助脾升清生津之功用由此可见。茯苓，《神农本草经》载其"主胸胁逆气""利小便"①，王好古言其"泻膀胱"②，可见其气主降，五苓散中茯苓的用量为十八铢，茯苓甘草汤中茯苓的用量为二两，其量远大于五苓散中的用量。脾胃同居于中焦，脾主升清，胃主降浊，升降协调，则脾胃方能发挥其正常的生理功能。脾胃作为全身气机运转的中枢，一旦功能失调，常伴有气机运行的障碍，因此在临床上治疗脾胃疾病时，除针对主要病因病机而制定相关治则治法外，亦常佐以恢复脾胃正常升降功能之品。因此，五苓散中用白术十八铢以益脾升清生津而止渴，用茯苓十八铢一取其淡渗利水，更取其主降之气，与白术一升一降，调理中焦脾胃，方能起"中满者泻之于内"之功。茯苓甘草汤重用茯苓利水渗湿，因为"口不渴"，所以无需用白术升清。

通过以上的论述，我们在比较五苓散和茯苓甘草汤来阐释《伤寒论》第73条时，完全可以放在调脾与和胃这两个鉴别点上，此亦张志聪所谓"申明脾胃之不同也"，渴与不渴，脾胃有别，用药则异。在治疗蓄水证的时候，不单单要辨上中下三焦肺脾肾之别，更要学会辨脾胃之别，由此方能应用好《伤寒论》第73条的机理。

---

①《神农本草经》，顾观光辑，北京：人民卫生出版社，1955年，43页。
② 李时珍《本草纲目》，2147页。

《伤寒论》第149条解析

一般都认为，《伤寒论》半夏泻心汤的方药组成之义，是辛开苦降治疗痞证，寒热并用治疗寒热互结。无论是《伤寒论》教材，还是《方剂学》教材，都将其作为该方的特色，成为考试的重要考点。但如果不只局限于以半夏泻心汤方药组成来反推该条文的证治关键，而是回到《伤寒论》文本，通过与其他条文的比较考查，我们会获得不同的答案。由此可见，一些所谓的定见、共识，同样值得我们去质疑和反思。

《伤寒论》第149条"伤寒五六日，呕而发热者，柴胡汤证具，而以他药下之，柴胡证仍在者，复与柴胡汤。此虽已下之，不为逆，必蒸蒸而振，却发热汗出而解。若心下满而硬痛者，此为结胸也，大陷胸汤主之。但满而不痛者，此为痞，柴胡不中与之，宜半夏泻心汤"[1]，由第101

---

[1] 张仲景《伤寒论》，上海中医学院中医基础理论教研组校注，上海：上海人民出版社，1976年，41页。

条"伤寒中风，有柴胡证，但见一证便是，不必悉具"①可知，伤寒五六日呕而发热，本当处以小柴胡汤，却行误下之法。如果柴胡证仍在，则仍行小柴胡汤治疗。如果"病发于阳，而反下之，热入因作结胸"（第131条）②，则当处以大陷胸汤以泄热逐水。如果"是满而不痛"的痞证，则处以半夏泻心汤。

有几个问题很值得仔细揣摩：半夏泻心汤所治疗的痞证，是现在普遍认为的痞硬证，或者是痰气痞、饮气痞吗？半夏泻心汤主治病证的基本病机是什么，是寒热互结吗？

一、半夏泻心汤所治病证为痞证兼痰饮，而不是痰气痞

《伤寒论》第131条云："病发于阳而反下之，热入因作结胸；病发于阴而反下之，因作痞也。所以成结胸者，以下之太早故也。结胸者，项亦强，如柔痉状，下之则和，宜大陷胸丸。"③第7条有云："病有发热

——————
① 张仲景《伤寒论》，27页。
② 张仲景《伤寒论》，35页。
③ 张仲景《伤寒论》，35页。

恶寒者，发于阳也；无热恶寒者，发于阴也。"①可见，发于阳、发于阴的内涵，是依据发热与否来判断外邪与正气力量的对比。如果正气充盛，正邪交争剧烈，则发热恶寒；如果正气不足，无力抗邪，则无热恶寒。因此，第131条之"病发于阳"与"病发于阴"之阴阳并不是病位的高低，或者说，结胸与痞证得以形成的差别并非完全基于病位的不同。大陷胸丸方用大黄、葶苈子、芒硝、杏仁、甘遂，其所主病证的病机为痰热互结，为表热内陷与有形之痰水相结。因此，由"病发于阳而反下之，热入因作结胸；病发于阴而反下之，因作痞也"的前后对比可推测，痞证的基本病机应当是无形之表邪内陷壅聚中焦，中焦气机不利而有满闷之感。其次，由第135条"伤寒六七日，结胸热实，脉沉而紧，心下痛，按之石硬者，大陷胸汤主之"②和第149条"但满而不痛，此为痞"之痛与不痛的对比，亦可参知痞证的基本病机。因此，第149条半夏泻心汤所治疗的痞证，与第154条"心下痞，按之濡，其脉关上浮者，大黄黄连泻心汤主之"③之痞证是一样的，都是无形表邪壅聚心下而形成的痞证，而不应当是痰气互结之痞，或饮气互结之痞。

由第155条"心下痞，而复恶寒、汗出者，附子泻心汤主之"④、第157条"伤寒汗出解之后，胃中不和，心下痞硬，干噫食臭，胁下有水气，腹中雷鸣，下利者，生姜泻心汤主之"⑤、第158条"伤寒中风，医反下之，其人下利，日数十行，谷不化，腹中雷鸣，心下痞硬而满，干呕，心烦不得安。医见心下痞，谓病不尽，复下之，其痞益甚。此非结热，但以胃中虚，客气上逆，故使硬也。甘草泻心汤主之"⑥可见这几个泻心汤之所以冠以附子、生姜、甘草，便是因为附子、生姜、炙甘草正是用来治疗痞证这个基本病证之外的其他兼夹之证。附子泻心汤是痞证

① 张仲景《伤寒论》，2页。
② 张仲景《伤寒论》，36页。
③ 张仲景《伤寒论》，42-43页。
④ 张仲景《伤寒论》，43页。
⑤ 张仲景《伤寒论》，43页。
⑥ 张仲景《伤寒论》，44页。

兼表阳虚，生姜泻心汤是痞证兼水气，甘草泻心汤是痞证兼脾胃虚弱。由此可推知，半夏泻心汤是治疗痞证兼痰饮。《金匮要略》"呕吐哕下利病脉证治第十七"亦有关于半夏泻心汤的条文，"呕而肠鸣，心下痞者，半夏泻心汤主之"[①]，痞证见心下痞，痰饮见呕而肠鸣，也可说明这个问题。痰气痞与痞证兼痰饮的内涵是不一样的，两者不能混淆。

二、半夏泻心汤主治病证的病机并非是寒热互结

《伤寒论》中有很多关于伤寒误治的条文，很能体现疾病诊治的动态过程。前文已述，《金匮要略》"痰饮咳嗽病脉证并治第十二"中更是有应用小青龙汤、桂苓五味甘草汤、苓甘五味姜辛汤、桂苓五味甘草去桂加干姜细辛半夏汤、苓甘五味加姜辛半夏杏仁汤、苓甘五味加姜辛半杏大黄汤的完整病案。《伤寒论》的以方类证研究，在展现这种动态诊疗过程上有其无可比拟的优势。但是，如果不细究条文，仅单纯依据方药组成的表面加减，便将某方归属于某一类方体系，如桂枝汤体系、小柴胡汤体系等等，并进一步从类方体系祖方的角度，来判断该方的证治，则经常会导致对该方以及相关条文本意的误解。

第149条是由柴胡汤而引出半夏泻心汤的，小柴胡汤方用柴胡、黄芩、人参、半夏、甘草、生姜、大枣，半夏泻心汤方用半夏、黄芩、干姜、人参、甘草、黄连、大枣，两方之差别很小，仅有柴胡、生姜、黄连、干姜四味，遂想当然认为两方应该有很大的关联性，小柴胡汤中用黄芩苦寒清热，半夏与生姜调理脾胃降逆止呕，人参、甘草、大枣益气和中扶正祛邪，于是对半夏泻心汤方中半夏的阐释也仅是局限于燥湿化痰、降逆止呕之用，对黄芩的阐释局限于苦寒清热。既然黄芩、黄连苦寒清热，干姜温中，则半夏泻心汤主治病证的病机应为寒热互结。此说法最早源于清代医家柯琴，其曰："痞因寒热之气互结而成，用黄连、干

---

① 张仲景《金匮要略》，何任等校注，北京：人民卫生出版社，1990年，177页。

姜之大寒大热者，为之两解。"①不难看出，对半夏泻心汤主治病证病机的分析有以方测证之嫌。

寒热夹杂并见的病证在《伤寒论》中多有体现，例如，第173条"伤寒，胸中有热，胃中有邪气，腹中痛，欲呕吐者，黄连汤主之"②是上热下寒，第359条"伤寒本自寒下，医复吐下之，寒格，更逆吐下，若食入口即吐，干姜黄芩黄连人参汤主之"③是寒热格拒的上热下寒，但寒气与热气如何能互结在一起？诚如金代医家刘完素在其《素问玄机原病式》中谈赤白痢时所言："假如下痢赤白，俗言寒热相兼，其说犹误。岂知水火阴阳寒热者，犹权衡也，一高则必一下，一盛则必一衰，岂能寒热俱甚于肠胃，而同为痢乎？"④寒热互结于理不通。因此，根据半夏泻心汤中药物的寒热温凉四气，便简单判断其主治病机为寒热互结是错误的。

半夏泻心汤主治病证的病机并非为寒热互结，纵览历代医家对第149条的阐释，大多数都是从药物的五味理论来解释半夏泻心汤的。例如，清代医家尤怡云："故惟半夏、干姜之辛，能散其结，黄连、黄芩之苦，能泄其满。"⑤前文已述半夏泻心汤主治的病证为痞证兼痰饮，痞证的形成是在表之邪误下内陷，热壅聚于中焦而成，故半夏泻心汤在仿大黄黄连泻心汤用芩连泄热的同时，用半夏干姜之辛散结，用黄连黄芩之苦泄满，此所谓辛开苦降之法，临床上中焦脾胃的病变常用此法以恢复中焦正常的气机枢转。

① 柯琴《伤寒来苏集》，上海：上海科学技术出版社，1959年，227页。

② 张仲景《伤寒论》，48页。

③ 张仲景《伤寒论》，84页。

④ 刘完素《素问玄机原病式》，孙桐校注，南京：江苏科学技术出版社，1985年，10页。

⑤ 尤在泾《伤寒贯珠集》，李玉清等校注，北京：中国医药科技出版社，2011年，45页。

《伤寒论》第159条解析

对《伤寒论》某一条文的理解，一定要结合与之密切相关的其他条文，进行综合解读，这也是让张仲景为自我注释的重要方法。但《伤寒论》的条文编排，密切相关的条文不一定便排放在一起，这就需要我们在极其熟悉条文的基础上，将原本无序的条文进行组合与比较。按照这种方法，重读《伤寒论》第159条，便会获得许多极为重要的证治关键信息，而这恰恰是以往教材著述中经常缺失的。

《伤寒论》第159条云："伤寒服汤药，下利不止，心下痞硬，服泻心汤已，利不止；医以理中与之，利益甚。理中者，理中焦，此利在下焦，赤石脂禹余粮汤主之。复不止者，当利其小便。"[1]若只知赤石脂禹余粮汤为温涩固脱之剂，而对利不止之成因、服理中而利益甚、利在下

---

① 张仲景《伤寒论》，上海中医学院中医基础理论教研组校注，上海：上海人民出版社，1976年，43页。

焦的内涵、复不止当利小便等问题不加深究，则遗漏了该条文无字之处传递的诸多信息。

由《伤寒论》第163条"太阳病，外证未除而数下之，遂协热而利，利下不止，心下痞硬，表里不解者，桂枝人参汤主之"[①]，可知第159条之"伤寒服汤药，下利不止，心下痞硬"应是伤寒治疗不当，误用泻下之汤药，当处以桂枝人参汤，一者温中散寒止利，一者解表。第159条之主症应是下利不止，而非心下痞硬，医者却误把心下痞硬作为主症，认为是痞证。于是据第158条"伤寒中风，医反下之，其人下利，日数十行，谷不化，腹中雷鸣，心下痞硬而满，干呕心烦不得安。医见心下痞，谓病不尽，复下之，其痞益甚。此非结热，但以胃中虚，客气上逆，故使硬也。甘草泻心汤主之"[②]，处以泻心汤，药证不符，利不止。

"医以理中与之，利益甚"是理解的难点，大多数医家都把"利益甚"的原因归于其后的"理中者，理中焦"。前文已叙，第159条所述病证之初为伤寒误服泻下之汤药，而至下利不止，当依据第163条处以桂枝人参汤。桂枝人参汤方用桂枝四两、炙甘草四两、白术三两、人参三两、干姜三两，而且是先煮人参、白术、干姜、炙甘草四味，后纳桂枝，实际便是取理中汤以温中散寒，纳四两桂枝，重在温中兼以解表。因此，从这层意义上讲，既然中焦虚寒一直是第159条下利证的基本病机，那么所处方药当以理中加减，"医以理中与之"并没有错，与"利益甚"也没有直接的因果顺承关系。前辈医家并不是没有意识到这个问题，但多死于句下，把《伤寒论》神话，而牵强解释以自圆其说。例如，清代医家程应旄释曰："下脱上结，理中反成堵截。上下二焦，无由交通，所以利益甚。"[③]清代医家王子接释曰："仲景治下焦利，重用固涩者，是殆以阳明不阖，太阴独开，下焦关闸尽撤耳。若以理中与之，从甲己化土，复用开法，非理也。"[④]笔者认为"医以理中与之"与"利

① 张仲景《伤寒论》，44页。
② 张仲景《伤寒论》，44页。
③ 程应旄《伤寒论后条辨》，王旭光、汪沪双校注，北京：中国中医药出版社，2009年，231页。
④ 王子接《绛雪园古方选注》，李飞点校.上海：上海科学技术出版社，1982年，14页。

益甚"并无因果关系，或者说，导致"利益甚"的原因是多方面的。有可能是病势加重，理中虽切合病情，但药轻病重，无法抵挡病势的进一步加剧，故外在表现依然是"利益甚"。但是我们不能因此而说处以理中是药证不符，是服用理中而加重了病情。此是常理，临床上我们用药常有"效不更方"和"不效守方"的说法，"效不更方"容易理解，"不效守方"却是一种胸有成竹的执著。如果对病机对疾病的整个发展过程没有明确的把握，应诊之初便处以几剂试药，一见无效，便更换其他方剂，如此怎能"不效守方"？

既然病情持续加重，处以理中之辈只能是杯水车薪，那应该如何施治？第159条原文的回答是"理中者，理中焦，此利在下焦，赤石脂禹余粮汤主之"，清代医家柯琴在其《伤寒来苏集》"泻心汤证中"中曾云："服汤药而利不止，是病在胃。复以他药下之而利不止，则病在大肠矣。理中非不善，但迟一着耳。"[①]初服泻下之汤药导致下利不止，病位初在胃，后继续以药攻下，利甚不止，病位在大肠，可见"理中者，理中焦，此利在下焦"的内涵便是随着病情的加重，下焦的病变逐渐凸现加重，单纯应用理中，虽切合病机，但是相对于病情病位的变化只能是"迟一着"。因此，此时的治疗原则应该是在理中的基础上，再处以固大肠之脱的药物。诚如柯琴所言："夫甘、姜、参、术，可以补中宫大气之虚，而不足以固大肠膏脂之脱。故利在下焦者，概不得以理中之理收矣。……凡下焦虚脱者，以二物（笔者按：赤石脂、禹余粮）为本，参汤调服最效。"[②]理中虽能温补脾胃之阳气，但是却无"收"的功用，因此须在温补脾胃的基础上，再加上固涩大肠的药物，如赤石脂、禹余粮，这亦是"凡下焦虚脱者，以二物为本，参汤调服最效"的内涵。清代医家沈明宗在其《伤寒六经辨证治法》中曾讲："盖理中汤，但理中焦脾胃之气，此连下焦肾与大肠之气不固，水谷直趋肠间，所以其利益甚。"[③]亦是表明了理中汤仅是调理中焦脾胃之气，而病情逐步发展后又

---

① 柯琴《伤寒来苏集》，上海：上海科学技术出版社，1959年，56页。

② 柯琴《伤寒来苏集》，230页。

③ 沈明宗《伤寒六经辨证治法》，上海：上海科学技术出版社，1959年，52页。

涉及下焦与大肠（笔者按："连"表明了病位是中焦与下焦），所以治疗时应该在理中汤的基础上再加用赤石脂、禹余粮之辈。许多人以为，屡用下药之后病位已经由中焦虚寒转为下焦滑脱，已无中焦之病变，应用理中汤只会加重病情导致利益甚，只处以赤石脂禹余粮汤即可。这只是对第159条的白话直译，是不恰当的。

《伤寒论方医案选编》中的一则病例，常被列于第159条之下，作为验案选录，病案如下：陈某某，男，67岁。1966年门诊。病者年近古稀，恙患泄泻，屡进温补脾肾诸药，淹缠日久，泻总不止。症见形瘦面憔，懒言短气，脉息细弱，舌淡苔白。病根系久泻滑脱。治应固涩。方用赤石脂禹余粮汤合四神丸、五味异功散加减①。临床上治疗此类病证亦的确是补脾或补肾，兼以固涩之品，方能奏效。从这层意义上讲，第159条仲景的本意是治利勿忘标本兼顾，理中与恰值时机的固涩相结合方能奏效。《伤寒论》第306条"少阴病，下利便脓血者，桃花汤主之"②，桃花汤煎服法是一半入煎，一半为末冲服，便是取其收涩固肠之用，由此亦可见仲景标本兼顾之法。同样道理，"复不止者，当利其小便"，并不是说疾病进一步发展后，一概抛却前法，单纯应用利小便即所以实大便之法，而是指在其前所处方的基础上，少少佐用利小便之剂。

综上所述，第159条展现的是仲景治疗伤寒误下而致利的动态诊疗过程，其中亦有下利证与痞证的鉴别。病证之初当以桂枝人参汤加减治疗，惜医者误以为痞证而行泻心汤，又处以泻下之剂，无效。病者遂就仲景诊治，仲景先处以理中汤，但相对病情之发展可谓晚矣，遂思病已兼见下焦失固，故在理中的基础上又佐以赤石脂、禹余粮加减治疗。这才是合乎临床实际的阐释。

---

① 高德《伤寒论方医案选编》，长沙：湖南科学技术出版社，1981年，320页。
② 张仲景《伤寒论》，71页。

《伤寒论》第172条辨析

本文以《伤寒论》第172条为切入点，兼及《伤寒论》中关于合病的其他条文，综合分析发现，仲景对于合病的治疗，其关键便在于分析合病症状的基础上，寻求合病的病机重点，并针对重点而行先治之法。厘正了既往对合病以及合病治疗原则的固定认识。

《伤寒论》第172条云："太阳与少阳合病，自下利者，与黄芩汤；若呕者，黄芩加半夏生姜汤主之。"[①]黄芩汤所治疗病证之病机，是否是条文所言之"太阳与少阳合病"？如果是治疗太阳少阳合病，为何无太阳之用药，而处以黄芩汤？上述问题一直是历代医家争论的焦点。

有的医家认为此条之太阳少阳合病究其实质仍为半表半里证，用黄芩汤以和解，如金代医家成无己云："此太阳少阳合病，自下利为在半表

---

① 张仲景《伤寒论》，上海中医学院中医基础理论教研组校注，上海：上海人民出版社，1976年，46页。

半里，非汗下所宜，故与黄芩汤以和解半表半里之邪。"①其后医家对此早有疑问，如清代医家汪琥云："成氏既云和解半表半里之邪，及其注方中药味，止云坚敛补固肠胃之气弱，而不及解表，何也？"认为"盖太少合病，而至自利，则在表之寒邪，悉郁而为里热矣"②。实际上汪氏是局限在少阳里热，而用"在表之寒邪，悉郁而为里热"生硬地解释"太阳与少阳合病"。明代医家许宏在《金镜内台方议》中讲："太阳与阳明合病，自下利者，为在表，当与葛根汤汗之。阳明与少阳合病者，为在里，与承气汤下之。太阳与少阳合病者，自下利，为在半表半里，与黄芩汤以和解之。故与黄芩为君，以解少阳之里热，苦以坚之也；芍药为臣，以解太阳之表热，而行营气，酸以收之也。"③用黄芩清少阳里热、芍药解太阳表热，来自圆其说。但遍观《伤寒论》仲景用芍药并无解表之用，诚如汪琥所云："吾恐芍药无桂枝，不能走表，若云解太阳之热，而行营气，牵强组合，殊悖于理。"④而且《伤寒论》用芍药在《名医别录》之前，多本于《神农本草经》，《神农本草经》载芍药"味苦，平，无毒，主邪气腹痛，除血痹，破坚积，寒热疝瘕，止痛，利小便，益气"⑤，并无解表之用。

清代医家叶天士在其《幼科要略》中曾讲："春温一证，由冬令收藏未固，昔人以冬寒内伏，藏于少阴，入春发于少阳，以春木内应肝胆也。寒邪深伏，已经化热，昔贤以黄芩汤为主方，苦寒直清里热，热伏于阴，苦味坚阴，乃正治也。"⑥其后不少医家受其温病学说的影响，并由黄芩汤方药分析入手以方释证，认为本条之太阳少阳合病应释作少阳病影响太阳病。高等院校《方剂学》教材中亦把黄芩汤作为清脏腑热之方剂，列于芍药汤之下，进行比较。但据临床所见，太少合病之发热亦

① 成无己《注解伤寒论》，北京：商务印书馆，1955年，135页。

② 汪琥《伤寒论辩证广注》，上海：上海科学技术出版社，1959年，155页。

③ 许宏《金镜内台方议》，李飞点校，南京：江苏科学技术出版社，1985年，83页。

④ 汪琥《伤寒论辩证广注》，155页。

⑤《神农本草经》，顾观光辑，北京：人民卫生出版社，1955年，57页。

⑥ 叶天士《临证指南医案》，上海：上海科学技术出版社，1959年，734页。

全非里热达表所致。因此，不能仅凭黄芩汤之方药来揣摩第172条仲景之本意，而应结合《伤寒论》全文来求真。

"合病"是指二经或者三经的证候同时出现，证情常偏重于一经。《伤寒论》中关于"合病"的证治，主要有第32、33条太阳阳明合病之葛根汤与葛根加半夏汤、第36条太阳阳明合病之麻黄汤、第172条太阳少阳合病之黄芩汤与黄芩加半夏生姜汤、第219条三阳合病之白虎汤、第256条阳明少阳合病之大承气汤。第32条云："太阳与阳明合病者，必自下利，葛根汤主之。"①此下利乃太阳表邪郁闭过重，而至津液输布不利，下趋大肠所致。太阳阳明合病的重点在于太阳，故处葛根汤以解太阳表邪。第36条云："太阳与阳明合病，喘而胸满者，不可下，宜麻黄汤。"②太阳与阳明均可见喘的症状，但与胸满同时出现，便是因于风寒外束、肺气不利，病之重点在太阳，故处以麻黄汤。第219条云："三阳合病，腹满、身重，难于转侧，口不仁、面垢、谵语、遗尿。发汗，则谵语；下之，则额上生汗、手足逆冷；若自汗出者，白虎汤主之。"③腹满、身重、口不仁、面垢、谵语、遗尿皆是热壅阳明而致，可见此三阳合病的重点在于阳明里热炽盛充斥内外，涉及太阳与少阳，故处以白虎汤以解阳明里热。仔细分析这些条文便可发现，仲景对于合病的治疗，其关键便在于分析合病症状的基础上，寻求合病的病机重点，并针对重点而行先治之法。

关于治疗重点及其治疗先后的问题，《伤寒论》第104、106、164、356、372条等多有体现。比如，第106条"太阳病不解，热结膀胱，其人如狂，血自下，下者愈。其外不解者，尚未可攻，当先解其外；外解已，但少腹急结者，乃可攻之，宜桃核承气汤"④、第164条"伤寒大下后，复发汗，心下痞、恶寒者，表未解也。不可攻痞，当先解表，表解

① 张仲景《伤寒论》，11页。
② 张仲景《伤寒论》，12页。
③ 张仲景《伤寒论》，56页。
④ 张仲景《伤寒论》，28页。

51

乃可攻痞；解表宜桂枝汤，攻痞宜大黄黄连泻心汤"①、第372条"下利腹胀满，身体疼痛者，先温其里，乃攻其表；温里宜四逆汤，攻表宜桂枝汤"②，都是行表里或先或后不同步之法。张仲景在其《伤寒论》序中曾明确讲撰用《素问》等典籍来编纂《伤寒论》，《素问·标本病传论篇第六十五》曰："谨察间甚，以意调之，间者并行，甚者独行。"③明代医家张景岳《类经》注曰："间者言病之浅，甚者言病之重也。病浅者可以兼治，故曰并行。病甚者难容杂乱，故曰独行。"④可见仲景针对病情轻重的"间""甚"，采取"并行"或"独行"的治疗原则和方法，多秉承于《黄帝内经》。

因此，《伤寒论》第172条仲景之本意确为"太阳与少阳合病"，而并非仅为里、为半表半里之说，此条关于太阳与少阳合病的论述亦如同《伤寒论》中其他合病的论述方式，对合病的症状描述仅择其要、其甚、其急者。如果此条不是突出"下利"之急而显病机之重点在少阳，便是第146条"伤寒六七日，发热、微恶寒、支节烦疼、微呕、心下支结、外证未去者，柴胡桂枝汤主之"⑤之少阳病兼太阳病了。正如清代医家柯琴所言："凡太、少合病，邪在半表者，法当从柴胡桂枝加减。此则热淫于内，不须更顾表邪。"⑥此条太阳少阳合病之治疗原则和方法亦如同《伤寒论》中其他合病，抓住重点病机，先治其要，故处黄芩汤以解少阳里热，而并非是太阳证罢，唯少火内郁，故以黄芩汤清少阳里热。

---

① 张仲景《伤寒论》，45页。

② 张仲景《伤寒论》，84页。

③ 山东中医学院，河北医学院《黄帝内经素问校释》，北京：人民卫生出版社，1982年，832页。

④ 张介宾《类经》，郭洪耀，吴少祯校注，北京：中国中医药出版社，1997年，143页。

⑤ 张仲景《伤寒论》，39页。

⑥ 柯琴《伤寒来苏集》，上海：上海科学技术出版社，1959年，243页。

《伤寒论》第174条二便辨析

　　本文以《伤寒论》第174条为例，说明研究《伤寒论》条文的另外两种重要方法。一是，可以结合《金匮要略》中的条文，综合分析；二是，可以根据方后注中透露的信息，判断条文的病机与证治关键。

　　《伤寒论》第174条"伤寒八九日，风湿相搏，身体疼烦，不能自转侧，不呕、不渴、脉浮虚而涩者，桂枝附子汤主之。若其人大便硬，小便自利者，去桂加白术汤主之"[①]（笔者按：《金匮要略·痉湿暍病脉证治第二》也载本条。"硬"或作"坚"，义同），是比较难理解的条文之一，对于桂枝附子汤和去桂加白术汤所主治病证的病机、"大便坚、小便自利"的内涵等问题，都存在较大的分歧。

　　从《伤寒论》第174条原文方后注"此本一方二法：以大便硬，小

① 张仲景《伤寒论》，上海中医学院中医基础理论教研组校注，上海：上海人民出版社，1976年，47页。

便自利，去桂也；以大便不硬，小便不利，当加桂"①，可知桂枝附子汤与去桂加白术汤的病证鉴别要点是二便的情况，大便坚、小便自利者用去桂加白术汤，小便不利、大便反快者用桂枝附子汤。多数人把"大便坚、小便自利"，"小便不利，大便反快"归因于里湿之有无，"'大便坚，小便自利'是说二便正常，乃里气调和，湿未传里的表现，这是针对里有湿邪则'小便不利，大便反快'说的"②。笔者不敢苟同，有三个问题必须明辨。

首先，从《金匮要略·痉湿暍病脉证治第二》中的"太阳病，关节疼痛而烦，脉沉而细者，此名湿痹。湿痹之候，小便不利，大便反快，但当利其小便"③来看，此"湿痹"当因于里湿，如果是像教材中讲的素有内湿而又感外湿，则治疗时不能单利其小便，而应该是"发其汗，但微微似欲出汗"④，兼以利小便祛内湿而解，可选用五苓散之辈。从《金匮要略·痉湿暍病脉证治第二》中的"风湿相搏，一身尽疼痛，法当汗出而解，值天阴雨不止，医云此可发汗。汗之病不愈者，何也？盖发其汗，汗大出者，但风气去，湿气在，是故不愈也。若治风湿者，发其汗，但微微似欲出汗者，风湿俱去也"⑤和"伤寒八九日，风湿相搏，身体疼烦，不能自转侧，不呕不渴，脉浮虚而涩者，桂枝附子汤主之"两条做比较，可知桂枝附子汤是微微发汗用来治疗"风湿"之剂，而非治疗里湿之"湿痹"。因此，第174条桂枝附子汤主治病证所出现的"小便不利，大便反快"，其机制并不等同于"湿痹"中的"小便不利，大便反快"，并非缘于里湿。

其次，从《伤寒论》第174条的方后注看，桂枝的有无取决于二便的情况，大便坚、小便自利则去桂，大便反快、小便不利则加桂，可见此条中二便情况的变化源于表证，而非里证之故。《素问·经脉别论第

---

① 张仲景《伤寒论》，48页。

② 曹其旭，陶汉华《金匮要略选释》，北京：中国科学技术出版社，25页

③ 张仲景《金匮要略》，何任等校注，北京：人民卫生出版社，1990年，16页。

④ 张仲景《金匮要略》，17页。

⑤ 张仲景《金匮要略》，17页。

二十一》云："饮入于胃，游溢精气，上输于脾，脾气散精，上归于肺，通调水道，下输膀胱。水精四布，五经并行。"[1]肺作为水之上源，在全身津液的输布过程中起着重要作用，肺外合皮毛，故感受外邪很容易导致津液的输布障碍。其表现不单单是大家都知道的痰饮停肺，也可因肺失宣降，津液不得外散皮毛，而被迫下趋大肠，则做下利。《伤寒论》第32条"太阳与阳明合病者，必自下利，葛根汤主之"[2]，阐发的便是这种情况。此种下利并非是寒利或热利，只是轻度的水泻，津液偏渗大肠，常可致小便不利，此小便不利并非是津液匮乏或者是水饮湿邪内停之故。因此，从《伤寒论》第174条的方后注来看，桂枝附子汤与去桂加白术汤主治病证二便的变化当缘于表邪之有无。

再者，《素问·痹论第四十三》有云："风寒湿三气杂至，合而为痹也。"[3]前文已叙桂枝附子汤与去桂加白术汤主治病证二便的变化当缘于表邪之有无，那么确切说是否是缘于风湿之有无呢？尽管风、寒、湿之邪都可导致太阳肺卫不利，而至津液输布障碍，导致二便的变化，但是从《金匮要略》中去桂加白术汤的方后注"上五味，以水三升，煮取一升，去滓，分温三服。一服觉身痹，半日许再服，三服都尽，其人如冒状，勿怪，即是术、附并走皮中逐水气，未得除故耳"[4]来看，仲景应用术、附并非是大家想象中的逐里湿，而是逐皮中水气。因此，第174条中二便的变化当是缘于在表之风邪的有无。既然"术、附并走皮中"，说明去桂加白术汤所治病证是湿犹在表，如果大小便的变化是缘于风湿之有无，既然湿犹在表，那么去桂加白术汤便见不到"大便坚，小便自利"的二便变化了。

① 山东中医学院，河北医学院《黄帝内经素问校释》，北京：人民卫生出版社，1982年，306页。
② 张仲景《伤寒论》，11页。
③ 山东中医学院，河北医学院《黄帝内经素问校释》，557页。
④ 张仲景《金匮要略》，21页。

《伤寒论》类似证辨析

《伤寒论》第229、230、309、318条，之所以被后世医家解读为类似证，一是缺乏对《伤寒论》全部条文的对比阅读；二是暴露了我们研究《伤寒论》方药体系的弊端，即过分依赖通过方药分析来推断相关条文的病机与证治关键。尽管以方测证是解读《伤寒论》条文的重要方法，但不可过分或单独依赖这种方法，还应该密切结合对《伤寒论》整个文本的梳理分析与前后比较。

在新世纪全国高等中医药院校七年制规划教材《伤寒论》[①]及山东中医药大学主编的《伤寒论讲义》[②]中，《伤寒论》中的类似证有太阳病类似证第28条的桂枝去桂加茯苓白术汤证、第166条的瓜蒂散证，阳明病类似证第229条和230条，少阴病类似证第309条的吴茱萸汤证和第318

---

① 姜建国主编《伤寒论》，北京：中国中医药出版社，2004年。

② 张桂珍主编《伤寒论讲义》，济南：山东大学出版社，1996年。

条的四逆散证，厥阴病类似证第359条的干姜黄芩黄连人参汤证和第357条的麻黄升麻汤证。笔者认为第229条、第230条不能称为阳明病类似证，第309条、第318条不能称为少阴病类似证。

　　首先，在这八条条文中，第28条"服桂枝汤，或下之，仍头项强痛、翕翕发热、无汗、心下满微痛、小便不利者，桂枝去桂加茯苓白术汤主之"①由"仍"而知"服桂枝汤，或下之"之前便有"头项强痛，翕翕发热，无汗"之症状，因此"头项强痛，翕翕发热，无汗"绝非是太阳表证或阳明里实证，而是膀胱腑气不宣而致太阳经气不利的太阳病类似证；第166条"病如桂枝证，头不痛、项不强、寸脉微浮、胸中痞硬、气上冲喉咽不得息者，此为胸有寒也。当吐之，宜瓜蒂散"②，"病如桂枝证"便已表明是太阳病类似证；第359条"伤寒本自寒下，医复吐下之，寒格，更逆吐下；若食入口即吐，干姜黄芩黄连人参汤主之"③，由"本自寒下"和"若食入口即吐"而知是寒热格拒、上热下寒的厥阴类似

① 张仲景《伤寒论》，上海中医学院中医基础理论教研组校注，上海：上海人民出版社，1976年，8页。

② 张仲景《伤寒论》，45页。

③ 张仲景《伤寒论》，82页。

证；第357条"伤寒六七日，大下后，寸脉沉而迟，手足厥逆，下部脉不至，喉咽不利，唾脓血，泄利不止者，为难治。麻黄升麻汤主之"①，由"寸脉沉而迟""咽喉不利""唾脓血"而知是上热，由"下部脉不致""泄利不止"而知是下寒。惟独第229、230、309、318条之前分别冠以"阳明病""阳明病""少阴病""少阴病"，如果真的是类似证，仲景为何不采用像其他六条一样的论述方式，而非要在每条之前冠以"阳明病"或"少阴病"，故意把问题复杂化，通过相对隐晦的方式来告诉大家是类似证呢？这岂不是仲景自寻烦恼，故意把问题说不明白？此是常理。

其次，《伤寒论》中仲景对六经病每一经病的论述和治疗，不单单局限在本经的范围，而是注意到它经或者说是其他脏腑的影响。比如第179条云："问曰：病有太阳阳明，有正阳阳明，有少阳阳明，何谓也？答曰：太阳阳明者，脾约是也；正阳阳明者，胃家实是也；少阳阳明者，发汗、利小便已，胃中燥烦实，大便难是也。"②清代医家尤在泾亦注云："太阳阳明者，病在太阳，而兼阳明内实，……正阳阳明者，邪热入胃，糟粕内结，为阳明自病，……少阳阳明者，病从少阳而转属阳明。……此因阳明之病，有是三者之异，故设为问答以明之，而其为胃家实则一也。"③可见，不能因为阳明病涉及太阳、少阳，而否定太阳阳明和少阳阳明不是阳明病，而将其作为阳明病类似证。再如，《金匮要略》"五脏风寒积聚病脉证并治第十一"中"肾著之病，其人身体重，腰中冷，如坐水中，形如水状，反不渴，小便自利，饮食如故，病属下焦，身劳汗出，衣里冷湿，久久得之，腰以下冷痛，腹重如带五千钱，甘草干姜茯苓白术汤主之"④，对肾著的治疗不用温肾化气利水之剂，而行温胃化湿之甘姜苓术汤治疗。因此，通过纵览《伤寒论》《金匮要略》的整个辨证治疗体系，我们不能因为第229条、第330条涉及到了少阳并

---

① 张仲景《伤寒论》，81-82页。

② 张仲景《伤寒论》，49-50页。

③ 尤在泾《伤寒贯珠集》，李玉清等校注，北京：中国医药科技出版社，2011年，74页。

④ 张仲景《金匮要略》，何任等校注，北京：人民卫生出版社，1990年，116页。

且用了小柴胡汤进行治疗，就认为此两条不是阳明病，而是阳明病的类似证。同样，不能因为第309条用了温胃降浊的吴茱萸汤，第318条用了并不是温阳益气的四逆散，就否定此两条不是少阴病，而是其类似证。

再者，把第229条、第230条、第309条、第318条误作为类似证来看待，也暴露了我们研究《伤寒论》方药体系的弊端，一谈到小柴胡汤便是和解少阳，一谈到吴茱萸汤便是温胃降浊，一谈到四逆散就是疏肝解郁，如此很自然便会把小柴胡汤治疗的病证归于少阳病，把四逆散证归于少阳病，而由此强作类似证的阐释了。第229条云："阳明病，发潮热，大便溏，小便自可，胸胁满不去者，与小柴胡汤。"① "发潮热"当为阳明病，但"大便溏，小便自可"表明是热而未实，"胸胁满不去"是少阳病的症状，以上表明此条是阳明为主、少阳未罢的病证，法当解表兼治里。但是，我们看仲景治疗表里同病的病证，比如第164条"伤寒大下后复发汗，心下痞、恶寒者，表未解也。不可攻痞，当先解表，表解乃可攻痞。解表宜桂枝汤，攻痞宜大黄黄连泻心汤"②、第372条"下利腹胀满，身体疼痛者，先温其里，乃攻其表。温里宜四逆汤，攻表宜桂枝汤"③，都是行表里或先或后不同步之法，金元医家在治疗伤寒病时却常常表里双解，因此第229条仲景是先用小柴胡汤以解外，后用攻里之法，如果表里兼治则可处以柴胡加芒硝汤加减。第230条云："阳明病，胁下硬满，不大便而呕，舌上白胎者，可与小柴胡汤。上焦得通，津液得下，胃气因和，身濈然汗出而解。"④行小柴胡汤是为了"上焦得通，津液得下，胃气因和"，而不是和解少阳。第309条云："少阴病，吐利，手足逆冷，烦躁欲死者，吴茱萸汤主之。"⑤是少阴阴寒内盛、阴盛格阳而致"吐利，手足逆冷，烦躁欲死"，用吴茱萸下三阴之逆气，走下焦而温少阴，诚如明代医家许宏所言："干呕，吐涎沫，头痛，厥

---

① 张仲景《伤寒论》，58页。

② 张仲景《伤寒论》，45页。

③ 张仲景《伤寒论》，84页。

④ 张仲景《伤寒论》，58页。

⑤ 张仲景《伤寒论》，71页。

阴之寒气上攻也。吐利，手足逆冷者，寒气内甚也；烦躁欲死者，阳气内争也。食谷欲呕者，胃寒不受食也。此以三者之症，共用此方者，以吴茱萸能下三阴之逆气为君，生姜能散气为臣；人参、大枣之甘缓，能和调诸气者也，故用之为佐使，以安其中也。"①第318条云："少阴病，四逆，其人或咳、或悸、或小便不利、或腹中痛、或泄利下重者，四逆散主之。"②无论是从"或"然证，还是方后加减用药③，都可以看出是少阴阳虚而致，因虚致郁，故当以少阴虚寒、阳气不足为病之本，气郁为标。此条只列"四逆"，可知是少阴轻症，阳虚不甚，前文已叙仲景治疗标本表里先后之法，此时即使阳气已复，亦难得外达，遂投四逆使气得伸展，诸证减轻后再缓补其阳。

由以上因素综合考虑，第229、230、309、318条后世医家有称之为类似证者，恐非仲景本意。

---

① 许宏《金镜内台方议》，李飞点校，南京：江苏科学技术出版社，1985年，103页。

② 张仲景《伤寒论》，74页。

③ 咳者，加五味子、干姜各五分，并主下利；悸者，加桂枝五分；小便不利者，加茯苓五分；腹中痛者，加附子一枚，炮令坼；泄利下重者，先以水五升，煮薤白三升，煮取三升，去滓，以散三方寸匕，内汤中，煮取一升半，分温再服。

《伤寒论》四逆散证再论

　　前文《〈伤寒论〉类似证辨析》曾发表在2007年1月15日的《中国中医药报》，指出第229条、第230条不能称为阳明病类似证，第309条、第318条不能称为少阴病类似证。其中的第318条"少阴病，四逆，其人或咳、或悸、或小便不利、或腹中痛、或泄利下重者，四逆散主之"①，的确是《伤寒论》中比较难理解的条文，历代医家颇多争议，诸如邪传少阴轻症的热结论、阳郁论等，在此不详加引述。笔者在论述第318条不当为少阴病类似证的基础上，曾试图阐释其病机为："无论是从或然证，还是方后加减用药，都可以看出是少阴阳虚而致，因虚致郁，故当以少阴虚寒、阳气不足为病之本，气郁为标，此条只列'四逆'，可知是少阴轻症，阳虚不甚，前文已叙仲景治疗标本表里先后之法，此时即使阳气已复，亦难得外达，遂投四逆使气得伸展，诸证减轻后再缓补其阳。"重新反思，阳虚致郁和"少阴轻症，阳虚不

---

① 张仲景《伤寒论》，上海中医学院中医基础理论教研组校注，上海：上海人民出版社，1976年，74页。

甚"与临床中颇有不合，而且也囿于柴胡疏肝的固化思维，虽然仅就四逆散的后世应用而言这是正确的，但把它作为《伤寒论》四逆散证的原意阐发，无疑是犯了笔者本人试图告诫读者勿犯的错误。现保留《〈伤寒论〉类似证辨析》原文不动，将最新认识补正如下。

要理解《伤寒论》方证体系的本旨所在，便不能把后世的拓展应用作为仲景本意。因此，我们在遇到《伤寒论》中条文表述简单，而需要从方药入手反推条文本意，即以方测证时，就应该多参考同时期的《神农本草经》等著作，而不是我们今天的《中药学》《方剂学》教材，这是我们研究《伤寒论》时应有的基本历史观。

因为第318条除"四逆"一证外，其他皆是或然证，条文过于简单，因此需要通过分析四逆散的方药，来帮助分析第318条的病机。四逆散方由柴胡、枳实、芍药、甘草组成，《神农本草经》谓柴胡："味苦平，主心腹肠胃中结气，饮食积聚，寒热邪气，推陈致新。"①《名医别录》谓其："主除伤寒，心下烦热，诸痰热结实，胸中邪逆，五脏间游气，大肠停滞水胀，及湿痹拘挛。"②枳实，《神农本草经》载其"除寒热结"③，《名医别录》谓其"主除胸胁痰癖，逐停水，破结实，消胀满"④，《伤寒论》中多用其以消导积滞，行气、消痰、逐饮。芍药，《神农本草经》谓其"主邪气腹痛，除血痹，破坚积寒热，疝瘕，止痛，利小便"⑤。可见，张仲景《伤寒论》中应用四逆散是为除肠胃中结气、饮食积聚、诸痰热结实、胸中邪逆、五脏间游气、大肠停滞水胀、胸胁痰癖、停水、结实、血痹等有形或无形结滞。以方测证，概括而言，第318条所揭示的基本病机即阴阳失调、气血郁滞，或见痰、饮、水、湿等邪滞内阻，"阴阳气不相顺接"，四肢失于温养。

---

① 《神农本草经》，顾观光辑，北京：人民卫生出版社，1955年，56页。
② 陶弘景《名医别录》，尚志钧辑校，北京：人民卫生出版社，1986年，40页。
③ 《神农本草经》，67页。
④ 陶弘景《名医别录》，130页。
⑤ 《神农本草经》，57页。

谈到这里，好多人会产生这样的疑问：少阴病篇言少阴病多秉寒化、热化两端，如果第318条的病机果如上文所言，那还是少阴病吗，会不会是少阴病的类似证呢？我在《〈伤寒论〉类似证辨析》一文中曾通过分析和对比第28条、第166条、第229条、第230条、第309条、第318条、第359条和第357条，指出惟独第229、230、309、318条之前分别冠以"阳明病""阳明病""少阴病""少阴病"，如果真的是类似证，仲景为何不采用像其他六条一样的论述方式，而非要在每条之前冠以"阳明病"或"少阴病"，故意把问题复杂化，通过相对隐晦的方式来告诉大家是类似证呢？而且，《伤寒论》中仲景对六经病每一经病的论述和治疗不单单局限在本经的范围，而是注意到它经或者说是其他脏腑的影响，具体到少阴病篇而言，第320条、321条、328条的少阴病三急下证，不正是说明了这样的道理吗？所以说，第318条确是少阴病无疑，正如李心机所言："本条冠以'少阴病'，三字凿凿，因此，任何离开少阴病的解释，既背离仲景原旨，又难以自圆其说。"①

既然第318条为少阴病，那么应该如何看待这"固非热证，亦非寒深"，不同于一般常见寒化、热化的少阴病呢？《素问·阴阳离合论第六》有云："是故三阳之离合也，太阳为开，阳明为阖，少阳为枢。……三阴之离合也，太阴为开，厥阴为阖，少阴为枢。"②关于三阳的开合枢问题，我们在研读《伤寒论》时多有阐发，但对于三阴的开合枢却认识相对不足。如果从少阴主枢的角度来看第318条，便会豁然开朗。少阴为三阴之枢，是调节水火阴阳的重要枢机，各种病因导致少阴主枢出现障碍时，可出现寒化、热化之盛衰变化明显者，亦可出现从化不明显的阴阳闭阻和郁遏之证，表现为阴阳气不相顺接的厥证，而这正是第318条的基本病机。再者，《伤寒论》诸多条文中的或然证，虽各有病机，但其基本病机与条文所阐发的基本病机是一致的，或者是存在动态联系。进一步看第318条的或然证，"或咳，或悸，或小便不利，或腹中痛，或泄

① 李心机《〈伤寒论〉疑难解读》，北京：人民卫生出版社，1999年，242页。
② 山东中医学院，河北医学院《黄帝内经素问校释》，北京：人民卫生出版社，1982年，100-103页。

利下重"，正是源于少阴主枢失常、水火阴阳失调、气血郁滞的基本病机，对于兼见停饮、寒湿者随症治之，诚如清代《医宗金鉴》中所言："或咳或下利者，饮邪上下为病，加五味子、干姜，温中以散饮也；或悸者，饮停侮心，加桂枝通阳以益心也；或小便不利者，饮蓄膀胱，加茯苓利水以导饮也；或腹中痛者，寒凝于里，加附子温中以定痛也；或泻利下重者，寒热郁结，加薤白开结以疏寒热也。"①

　　综上所述，《伤寒论》第318条的四逆散证确为少阴病，是为少阴枢机不利而致寒化热化不明显的阴阳郁遏而设。后世对四逆散的拓展应用，应另当别论。

---

① 吴谦等《医宗金鉴——订正仲景全书》，北京：人民卫生出版社，1957年，235页。

《伤寒论》寒、塞之辨

《中国中医药报》2007年6月22日第五版刊登了孟琳升《瓜蒂散与"胸有寒"解析》一文，认为《伤寒论》第166条中的"寒"乃"塞"字误。笔者不敢苟同，先后撰文两篇，一则通过《伤寒论》文本的前后比较来说明第166条的内涵，二则以此为例说明我们对待古籍和做学问的审慎态度。

一

首先，《瓜蒂散与"胸有寒"解析》一文第一句便是：《伤寒论》171条载："病如桂枝证，头不痛，项不强，寸脉微浮，胸中痞鞕，气上冲咽喉不得息者，此为胸有寒也，当吐之，宜瓜蒂散。"似乎此条当为第166条。其后作者又引354条"病人手足厥冷，脉乍紧者，邪结在胸中，心下满而烦，饥不能食者，病在胸中，当须吐之，宜瓜蒂散"，此条应是第355条。不知作者是一时记错，还是另据其他不常用之条文编码方法。为行文方便，在其后论述中对作者引用条文条码之误不再一一标志。

其次，作者辩驳历代医家注释时的论述有三点不当之处：

对于尤怡、吴坤安等医家的"寒为痰饮"论，作者讲："且仲景立有《痰饮》专篇，何独以寒字含混概包痰饮？观仲景治痰饮，主张'温药和之'，涌吐法未其有也。相反地324条却有'若膈上有寒饮，干呕者，不可吐也，当温之'戒律。"可见作者认为第166条胸中所停之物不能为痰饮，如果为痰饮的话，则不能用吐法，而应用温化痰饮之法。可是在驳斥"寒为宿食"论时，作者却讲："而171条所论，则是囊括了痰饮、水浊、宿食甚至毒物等的'堵塞'，自与其他条文有别。"胸中所停之物又囊括了痰饮，前后矛盾，此是错误之一。

其二，作者未曾全面分析第324条，有断章取义之嫌，第324条云："少阴病，饮食入口则吐，心中温温欲吐，复不能吐。始得之，手足寒、脉弦迟者，此胸中实，不可下也，当吐之；若膈上有寒饮，干呕者，不可吐也，当温之，宜四逆汤。"[1]由条文可见，少阴阳虚寒饮与胸中实邪，两者均可出现"饮食入口则吐，心中温温欲吐，复不能吐"的症状，两者相比较，胸中有实邪阻滞而致胸阳不布、气机上逆者，病程较短，正气不虚，当用《黄帝内经》"其高者，因而越之"[2]之法，因势利导，可用吐法，可选用瓜蒂散涌吐之辈。而少阴脾肾阳虚而致寒饮内生停于膈上者，阳虚为本，寒饮为标，故不能应用吐法，以防吐更损伤正气，以致虚虚之变，应"当温之"，宜四逆汤辈。所以说，作者在未深究条文旨意的前提下，凭想当然认为"观仲景治痰饮，主张'温药和之'，涌吐法未其有也"、"324条却有'若膈上有寒饮，干呕者，不可吐也，当温之'戒律"太过片面，并由此否定"寒为痰饮"论，太过牵强。

其三，作者在驳斥"寒为宿食"论时讲："不少人依据354条'病人手足厥冷，脉乍紧者，邪结在胸中，心下满而烦，饥不能食者，病在胸中，当须吐之，宜瓜蒂散'所训，把171条之'寒'与本条之'邪'等同看待。若果真如此，仲景何不直接在前条中加入'脉乍紧'、'饥不能

---

① 张仲景《伤寒论》，上海中医学院中医基础理论教研组校注，上海：上海人民出版社，1976年，76页。

② 山东中医学院，河北医学院《黄帝内经素问校释》，北京：人民卫生出版社，1982年，94页。

食',反要独立条文?"此番论述可见作者未曾理解第166条和第355条的内涵,未抓住两条文相比较的重点意义所在。第166条"病如桂枝证,头不痛,项不强,寸脉微浮,胸中痞鞕,气上冲咽喉不得息者,此为胸有寒也。当吐之,宜瓜蒂散"①列于太阳病篇,第355条"病人手足厥冷,脉乍紧者,邪结在胸中,心下满而烦,饥不能食者,病在胸中,当须吐之,宜瓜蒂散"②列于厥阴病篇,第166条是以"病如桂枝证"而作为太阳病的类似证而论述的,第355条是以"病人手足厥冷"而作为厥阴病类似证而论述的,可见仲景把第166条和第355条分于两经病而分别论述,其目的并非是像作者认为的那样,是为了要把两条文中的"寒"与"邪"区别对待,而是重点讨论胸中痰浊为患可导致的两经类似证,可惜作者未曾抓住条文核心,太偏于字面诠释。

再者,作者最后讲:"众说纷纭,难衷一是。究其原因,实乃由于古代竹简木牍的变形,抑或刻画、抄写传误,致使'塞'误为'寒',后人未识其真假而以讹传讹。"笔者想谈一下中医古籍校勘的问题,中医古籍校勘常用的方法有对校法、本校法、他校法和理校法四种,对校法是用同一种书的不同版本进行对比,本校法是以本书前后互证而判定其谬误,他校法是用不同著作中相同内容进行互校,理校法是利用文理医理知识等进行推断。综合利用文献学知识对古代医籍进行校勘,尽可能恢复其历史本真,这是古籍研究的求真,在此基础上方能有效传承和创新。从这层意义上讲,古籍校勘的实事求是极为重要,不妄加猜测、不武断专行、不固执己见、不主观臆断……,一直是中医校勘历来的优良传统。笔者比较了康平本、《金匮玉函经》、唐本(从孙思邈《千金翼方》卷九和卷十辑出)、宋本(明赵开美翻刻宋本《伤寒论》)及成无己《注解伤寒论》,《金匮玉函经》、宋本和《注解伤寒论》都作"此为胸有寒也",唐本作"此为胸有寒",康平本在此条的正文夹注中有"此为胸中有寒饮也"。作者在缺乏对校、本校、他校的基础上,其所用理校之

---

① 张仲景《伤寒论》,45页。
② 张仲景《伤寒论》,81页。

法亦无他证可佐说明，未免太为主观了。如果像作者一样凭想当然，那完全可以说"寒"下有脱文，完全可以对比第355条中的"邪结在胸中"而言第166条中的"此为胸有寒也"当为"此为胸有邪也"的误文。

其实，《伤寒论》中此类难理解的条文很多，比如第38条"太阳中风，脉浮紧，发热恶寒，身疼痛，不汗出而烦躁者，大青龙汤主之。若脉微弱，汗出恶风者，不可服之，服之则厥逆，筋惕肉𥆧，此为逆也"①，其中的"风"字当何解？难道我们对于此类问题就是凭想当然地说一句"抄写传误"，"风"当为"寒"之误？这应该不是我们对待古籍的态度。

作者在文中反复说瓜蒂散所主治的病证都有"塞"的情况，"塞"的内涵比"寒"广，所以"寒"当为"塞"。其实仲景《伤寒论》中"寒"的内涵非常广泛，常常是邪气的代名词，如果依此理解，那么第166条和第355条中的"寒"与"邪"意义是相同的。

二

关于《伤寒论》第166条中的"寒""塞"之辨，笔者曾撰文《也谈"寒""塞"之辨》（《中国中医药报》，2007年7月2日，第五版）与孟琳升老师商榷，今见孟老师撰文《解"寒"字太滥 释"塞"字贴切》（《中国中医药报》，2007年7月13日，第五版）予以答复，读罢，想重申几个问题。

也许是专业使然，对待古籍，笔者一直是非常审慎的态度，除非在有绝对证据的前提下，一般是不会出于己意枉改原文的。对于《伤寒论》，笔者尽可能把每一条条文放到整个《伤寒论》文本体系中，前后相互比较，让张仲景自己为自己做诠释，尽最大可能揣摩仲景本意。孟老师讲："学术研讨，校勘与推理不可偏废"，此是诚然，但推理应该有所原则和限度。拿第166条而言，最好是把它放在整个《伤寒论》体系

---

① 张仲景《伤寒论》，12页。

中，去推测条文的内涵。孟老师认为"寒"当为"塞"，虽于理亦通，但这并不能说明第166条其原貌就是"塞"字，笔者曾戏曰，如果凭想当然，那完全可以说"寒"下有脱文，当为"寒痰"或"寒饮"，也完全可以对比第355条中的"邪结在胸中"而言第166条中的"此为胸有寒也"当为"此为胸有邪也"的误文。

笔者建议在没有版本证据的前提下，最好不要妄加改动。而且，把第166条放到整个《伤寒论》文本系统中看的话，"寒"字并未有误，理由如下：

把《伤寒论》中关于瓜蒂散证的第166条和第355条放在一起加以比较，第166条"病如桂枝证，头不痛，项不强，寸脉微浮，胸中痞鞕，气上冲咽喉不得息者，此为胸有寒也，当吐之，宜瓜蒂散"列于太阳病篇，第355条"病人手足厥冷，脉乍紧者，邪结在胸中；心下满而烦，饥不能食者，病在胸中；当须吐之，宜瓜蒂散"列于厥阴病篇，第166条是以"病如桂枝证"而作为太阳病的类似证而论述的，第355条是以"病人手足厥冷"而作为厥阴病类似证而论述的，张仲景把第166条和第355条分于两经病而分别论述，其目的和重点是重点讨论胸中痰浊为患可导致两经类似证的出现，而并非是要把两条文中的"寒"与"邪"区别对待。因此，通过《伤寒论》的前后比较，笔者认为第166条的"此为胸有寒也"，其内涵与第355条的"邪结在胸中"，并无差异。而且，《黄帝内经》《伤寒论》中"风""寒"常常是邪气的代名词，比如第38条"太阳中风，脉浮紧，发热恶寒，身疼痛，不汗出而烦躁者，大青龙汤主之。若脉微弱，汗出恶风者，不可服之，服之则厥逆，筋惕肉瞤，此为逆也"中的"风"字。所以，第166条和第355条中的"寒"与"邪"意义是相同的。因此，从整个《伤寒论》体系来看，"寒"字没有改为"塞"字的必要。

或曰："《神农本草经》中载瓜蒂，其味苦寒，那么第166条中的'寒'肯定错了，因为不能以'寒'疗'寒'。"此种认识亦不见少数，故在此一并作答。笔者认为此种错误认识的根源，在于不能以联系的、变通的眼光读经典。《黄帝内经》有云："酸苦涌泄为阴"①，瓜蒂味苦，赤小豆味酸，可见仲景用瓜蒂散作为催吐之剂，正是取《内经》之意，酸苦涌泄，其在高者因而越之。再观《金匮要略·腹满寒疝宿食病脉证治第十》中有云："宿食在上脘，当吐之，亦瓜蒂散。"②便更能明白张仲景用瓜蒂散催吐是取瓜蒂、赤小豆酸苦之味而用，并非是取其性寒以清热。读经典一定要明重点、抓主次，道理便在于此。其实，《伤寒论》中张仲景在对待药物性味的重点取舍应用上是非常灵活的，例如第154条"心下痞，按之濡，其脉关上浮者，大黄黄连泻心汤主之"，其方后注云："上二味，以麻沸汤二升渍之，须臾绞去滓，分温再服。"③以麻沸汤渍浸须臾绞汁，是取其无形之气，轻清以清上部无形之邪，而不欲取其有形之味，重浊以致泻下，此仲景用药之妙，不可不明。

要之，对《伤寒论》的学习离不开求实和创新，但创新和推理亦应把对《伤寒论》条文的解读放在整个《伤寒论》文本体系中加以分析，方能最大程度地接近仲景本意。不是不要推理，而是要让推理尽可能合于经典本来的话语系统。

---

① 山东中医学院，河北医学院《黄帝内经素问校释》，67页。
② 张仲景《金匮要略》，何任等校注，北京：人民卫生出版社，1990年，108页。
③ 张仲景《伤寒论》，41-42页。

《伤寒论》第279条方中芍药解

《伤寒论》所用芍药无赤、白芍之分，究竟是赤芍，还是白芍，不可以一概之，需要结合具体的条文与方证进行具体辨别。本文仅以第279条为例进行说明。

一、辨《伤寒论》中芍药为赤、白芍的意义

芍药，《神农本草经》载其"味苦平，主治邪气腹痛，除血痹，破坚积寒热，疝瘕，止痛，利小便，益气"[1]。尚无赤、白之分，至《名医别录》始有赤、白之说，两者功用，白芍长于养血柔肝、缓中止痛、敛阴收汗，赤芍功专清热凉血、散瘀止痛、清肝泻火，正如《本草纲目》所云："白芍药益脾，能于土中泻木。赤芍药散邪，能行血中之滞。"[2]

---

① 《神农本草经》，顾观光辑，北京：人民卫生出版社，1955年，57页。
② 李时珍：《本草纲目》，北京：人民卫生出版社，2004年第2版，851页。

《伤寒论》中芍药应用极其广泛，病症无论寒热、虚实、表里、内外均可配伍应用。但因未有赤白之分，致使后世医家多有争执。有的从本草学角度考证《伤寒论》中芍药当为赤芍，也有人认为用白芍代替芍药临床应用确有其效。但笔者认为，确有其效并不能成为评判《伤寒论》中芍药当为白芍或赤芍的准绳。如果张仲景本意用赤芍，今则改为白芍仍有良效，这只能当作张仲景原方的变化应用来看待。再者，张仲景时代虽未有赤白之名分，但不能否认实际应用时有赤白混用的可能。因此，结合《伤寒论》中的条文来揣度具体的方剂中芍药当为何芍，才有实际意义。现论述《伤寒论》第279条"本太阳病，医反下之，因而腹满时痛者，属太阴也，桂枝加芍药汤主之；大实痛者，桂枝加大黄汤主之。"①两方中芍药当为何芍。

二、历代医家对第279条方中芍药之用的阐发

历代医家对《伤寒论》第279条论述颇多，对芍药之用，多从补虚而论，如清代医家柯琴云："故倍芍药，以滋脾阴而除满痛。"②也有由此而言芍药当为白芍者，如明代医家许宏云："表邪未罢，因而下之，邪气乘虚传于太阴脾经，里气不和，故腹满时痛。此乃虚邪也，与桂枝汤以解之，加白芍药以和里，且白芍药性平，而能益脾安中止虚痛也。"③

除此论外，亦有芍药主通之说，如清代医家陈恭溥云："桂枝加芍药汤，通脾络，泄陷邪之方也。"④此说虽本《神农本草经》之论，但不曾言明此处芍药当为白芍或赤芍，避实就虚，含糊而过。可惜今仍有不少书籍甚至是教材多秉此法，理论上一带而过、不加深思，临床可操作性差。

---

① 张仲景《伤寒论》，上海中医学院中医基础理论教研组校注，上海：上海人民出版社，1976年，67页。
② 柯琴《伤寒附翼》，收入《中国医学大成》，上海：上海科学技术出版社，1990年，32页。
③ 许宏《金镜内台方议》，李飞点校，南京：江苏科学技术出版社，1985年，19-20页。
④ 陈恭溥《伤寒论章句方解》，清咸丰刻本，9a页。

尽管张仲景未明赤白之分，但今世医家对其方中之芍药多用白芍，因此当今对《伤寒论》中许多条文病机的阐发亦常有以方测证、以药论证之嫌，第279条中芍药之用，现多论其补虚之用，因而对桂枝加芍药汤的理解便是：调和气血，和脾缓急止痛。

三、历代医家持第279条中芍药当为白芍之说的原因

纵观《伤寒论》18个桂枝汤类方，除去合方桂枝、芍药之比未曾发生变化，仍取桂枝汤原方配伍之用的桂枝麻黄各半汤、桂枝二麻黄一汤、桂枝二越婢一汤，有芍药加减之用者共8方，其加减之意亦多是本于其补虚之用。如第62条"发汗后，身疼痛，脉沉迟者，桂枝加芍药生姜各一两人参三两新加汤主之"[1]，金代医家成无己注曰："与桂枝汤以解未尽之邪，加芍药、生姜、人参以益不足之血。"[2]许宏更是由此方而言芍药当为白芍，"发汗后，身疼痛者，余邪未尽也；脉沉迟者，荣血不足也。故与桂枝汤以解余邪，加白芍药以益血"[3]。从其他条文，亦可参悟出同样道理，如第21条"太阳病，下之后，脉促胸满者，桂枝去芍药汤主之"[4]，明代医家方有执注云："去芍药者，恶其走阴而酸收也。"[5]第112条"伤寒脉浮，医以火迫劫之，亡阳，必惊狂、卧起不安者，桂枝去芍药加蜀漆牡蛎龙骨救逆汤主之"[6]，成无己注云："去芍药，以芍药益阴，非亡阳所益也。"[7]

而且，亦有医家把《伤寒论》第100条和第102条的小建中汤与桂枝加芍药汤做比较，发现两者只有胶饴一味之差，遂由小建中汤而揣测桂

---

① 张仲景《伤寒论》，17页。

② 成无己《注解伤寒论》，北京：商务印书馆，1955年，84页。

③ 许宏《金镜内台方议》，18页。

④ 张仲景《伤寒论》，5页。

⑤ 方有执《伤寒论条辨》，太原：山西科学技术出版社，2009年，25页。

⑥ 张仲景《伤寒论》，30页。

⑦ 成无己《注解伤寒论》，107页。

枝加芍药汤当主虚性腹痛。如柯琴云："桂枝加芍药，小试建中之剂。"①
张隐庵云："此即小建中汤治腹中急痛之义也。"②

由以上论述，便不难理解现在对《伤寒论》第279条中芍药的理解
当为白芍的原因了。

四、第279条中芍药当为赤芍

笔者认为此条桂枝加芍药汤中芍药当为赤芍，现论述于下：

首先，第279条中"医反下之"之误治，并不能说明必然会出现误
下致虚的病机。参看其他条文，如第76条"发汗、吐下后，虚烦不得
眠；若剧者，必反复颠倒，心中懊憹，栀子豉汤主之"③，再参考第81条
"凡用栀子汤，病人旧微溏者，不可与服之"④，可见栀子豉汤为苦寒清热
除烦之剂，"下后"误治并不一定要导致我们想象中的虚寒之证。再如，
第34条"太阳病，桂枝证，医反下之，利遂不止，脉促者，表未解也；
喘而汗出者，葛根芩连汤主之"⑤，"医反下之"误治之后，非但没有导致
虚寒之证的发生，反而出现了协热泻下，需要葛根芩连汤清里热、厚肠
胃。因此，由自以为芍药当为白芍的桂枝加芍药汤反过来阐发第279条
的主治，是误下失治后导致的脾胃虚寒性腹痛，不仅不合辨证论治的程
序，亦恐非仲景本意。

其次，细观第279条所在的"辨太阴病脉证并治"篇，本篇太阴病
既有太阴表证，如第274条"太阴中风，四肢烦疼，阳微阴涩而长者，
为欲愈"⑥，第276条"太阴病，脉浮者，可发汗，宜桂枝汤"⑦；又有虚

---

① 柯琴《伤寒附翼》，33页。
② 张志聪《伤寒论集注》，张金鑫校注，北京：学苑出版社，2009年，147页。
③ 张仲景《伤寒论》，21页。
④ 张仲景《伤寒论》，23页。
⑤ 张仲景《伤寒论》，12页。
⑥ 张仲景《伤寒论》，66页。
⑦ 张仲景《伤寒论》，66页。

证，如第277条"自利不渴者，属太阴，以其脏有寒故也，当温之，宜服四逆辈"[①]；又有实证，如第278条"至七八日，虽暴烦下利，日数十行，必自止。以脾家实，腐秽当去故也"[②]。因此，不能断定太阴病的提纲证"太阴之为病，腹满而吐，食不下，自利益甚，时腹自痛。若下之，必胸下结硬"[③]，其"时腹自痛"是因于脾胃虚寒，中焦不得温煦，或者是寒湿凝滞，亦或是两者兼而有之。所以，并不能由此盲目断定第279条的"因而腹满时痛者"为虚性腹痛，以及芍药当为白芍。

最后，让张仲景自己为自己注释，即以经解经的方法，更能比较准确地把握条文的本意。第280条"太阴为病，脉弱，其人续自便利，设当行大黄、芍药者，宜减之，以其人胃气弱，易动故也"[④]，如果芍药为长于养血柔肝、缓中止痛、敛阴收汗的白芍，何言"易动"？如果是白芍，为何大黄、芍药并言，恐伤胃气？此条可以说是最有力的说明。由此条可知张仲景此处用芍药取其通脾络之功，当以赤芍为佳，其用与大黄类似，只是两者所主病证轻重不同而已，一者"腹满时痛"，一者"大实痛"。

综上所述，《伤寒论》第279条方中的芍药当为赤芍，取其通脾络之用，功似大黄，桂枝加芍药汤与桂枝加大黄汤所治病证病机相同，只是证候轻重不同而已，此中深意不可不辨。

---

① 张仲景《伤寒论》，67页。
② 张仲景《伤寒论》，67页。
③ 张仲景《伤寒论》，66页。
④ 张仲景《伤寒论》，68页。

《温热论》"入营犹可透热转气"解析

《温热论》"入营犹可透热转气",多年来一直被按照字面意思错误解释为,把入营之热邪透出气分而解。但回到中医经典文本自身去探求其义,便会得出完全不同的结论。这也再一次提醒我们,学习经典,是要回归到经典本身中去,而不是一味沿袭教科书的表述来理解经典。

《温热论》由清代医家叶天士讲授,相传为其门人顾景文等据笔记整理而成,又名《外感温热篇》,后被华岫云等收入《临证指南医案》中。《温热论》阐明了温病发生、发展、转归及其治疗的一般原则,其文有云:"大凡看法,卫之后方言气,营之后方言血。在卫汗之可也,到气才可清气,入营犹可透热转气,如犀角、玄参、羚羊角等物,入血就恐耗血动血,直须凉血散血,如生地、丹皮、阿胶、赤芍等物。"①被作为温病卫气营血不同阶段治疗的原则,其中"入营犹可透热转气"很难理

① 叶天士《温热论》,收入《临证指南医案》,北京:华夏出版社,1995年,636页。

解，后世医家多持"把入营之热邪透出气分而解"之说。叶天士讲"透热转气"可用"犀角、玄参、羚羊角等物"，可犀角、玄参、羚羊角却无宣透之用，如何将入营邪热透出气分呢？退一步讲，即使"入营犹可透热转气"之义果真是"把入营之热邪透出气分而解"，若不用"犀角、玄参、羚羊角等物"，应选用哪些药物？

自1964年南京中医学院编写《中医方剂学讲义》，一直到今天高等院校的《方剂学》教材，将吴鞠通《温病条辨》中的清营汤与《温热论》中的"入营犹可透热转气"结合起来，用"入营犹可透热转气"解释方中的银花、连翘，认为两药能"清热解毒，轻宣透邪，使营分之邪透出气分而解"，把清营汤作为透热转气的代表方剂。

清营汤是清代医家吴鞠通根据叶天士《临证指南医案·卷五·暑》中"暑久入营，夜寐不安，不饥微痞。阴虚体质，议理心用暑入心营。鲜生地、玄参、川连、银花、连翘、丹参"①的论述，并结合《温热论》"入营犹可透热转气，如犀角、玄参、羚羊角等物"的有关营分证治疗药物而创立的，吴鞠通在《温病条辨·卷一·上焦篇》中云："脉虚，夜

---

① 叶天士《临证指南医案》，北京：华夏出版社，1995年，259页。

寐不安，烦渴，舌赤，时有谵语，目常开不闭，或喜闭不开，暑入手厥阴也。手厥阴暑温，清营汤主之。"①但"鲜生地、玄参、川连、银花、连翘、丹参"用来治疗暑久入营，就能表明银花、连翘透热转气的内涵是"使营分之邪透出气分而解"吗？为探求叶氏本意，我们可以叶氏所遗部分文献中的原文进行说明。

例如，清代王孟英《温热经纬》中载"叶香岩三时伏气外感篇"，其中有云："暑热邪伤，初在气分，日多不解，渐入血分，反渴不多饮，唇舌绛赤，芩、连、膏、知不应，必用血药。量佐清气热一味足矣。轻则用青蒿、丹皮、犀角、竹叶心、玄参、鲜生地、细生地、木通、淡竹叶。"②可见叶天士用银花、连翘之本意并不是使营分之邪透出气分而解，而是暑热"初在气分，日多不解，渐入血分"，邪已渐入营血，而气分尚有余邪，故少佐用"清气热"之药。而且，由这段论述来看，"入营犹可透热转气"的本义是，邪气从气分渐入营分，气分尚有余邪，故在清营的同时佐用清气分药，以达到营气双解的目的。

再如，《温热论》中云："前言辛凉散风，甘淡驱湿，若病仍不解，是渐欲入营也。营分受热，则血液受劫，心神不安，夜甚无寐，或斑点隐隐，即撤去气药。如从风热陷入者，用犀角、竹叶之属；如从湿热陷入者，犀角、花露之品，参入凉血清热方中。若加烦躁、大便不通，金汁亦可加入。老年或平素有寒者，以人中黄代之。急急透斑为要。"③强调的是病仍不解、逐渐入营的动态变化过程。正是因为夹有余邪，所以从风热陷入者，以犀角清营，以竹叶清风热之余；从湿热陷入者，以犀角清营，以花露清湿热之余。如果是邪已完全入营，表现出心神不安，夜甚无寐，或斑点隐隐等症状时，则应"即撤去气药"，言外之意即不应再用竹叶、花露之辈。由此可见，叶天士在营分证中应用银花、连翘之属，是用其清气分之余热，所治病证是气营两病，而以营为主者。

它如，《温热论》中载："再论其热传营，舌色必绛。绛，深红色也。

---

① 吴瑭《温病条辨》，福州：福建科学技术出版社，2010年，41页。

② 王士雄《温热经纬》，图娅点校，沈阳：辽宁科学技术出版社，1997年，36页。

③ 叶天士《温热论》，635页。

初传，绛色中兼黄白色，此气分之邪未尽也，泄卫透营，两和可也。"①
更是明确表明了"其热传营"而"气分之邪未尽"时，应该"泄卫透营，两和可也"，可见，"入营犹可透热转气"或者说"泄卫透营"其内涵便是，热已传营，而气分之邪未尽时，当营气两清，当两和也。

综上所述，"入营犹可透热转气"的内涵是热初入营，气分尚有余邪，在用"犀角、玄参、羚羊角等物"清解营分热毒的同时，佐用银花、连翘之辈以解气分之热邪。"透热转气"所用药物的范围，亦不仅仅局限于银花、连翘，正如《温热论》所言："从风热陷入者，用犀角、竹叶之属；如从湿热陷入者，犀角、花露之品，参入凉血清热方中。"应视不同情况分别处药。清营汤便是吴鞠通在叶天士思想基础上创立的以清营为主兼清气分的代表方剂。其中银花、连翘之用，确为"透热转气"之用，但内涵并非是字面上的"把入营之热邪透出气分而解"，而是清气分之余热。临床上我们应用清营汤，遇到气分热盛而营分热轻的病证时，也的确是重用银花、连翘之辈，而相对减少犀角、生地黄、玄参的用量。

---

① 叶天士《温热论》，637-638页。

《续修四库全书》所收《吴鞠通先生医案》版本纠误

本文系笔者参加《续修四库全书总目提要》子部医家类撰写时（该书已由上海古籍出版社于2016年出版），发现的版本著录错误之一。

吴鞠通《温病条辨》刊刻较多，流传甚广，惟其医案仅以抄本流传，藏者多秘不示人，故不见刊刻流布。1916年，始有裘吉生与金月笙分别刊刻发行。裘氏所刻为四卷本，据是本丙辰（1916）二月高汝贤序文所云，是本乃三十年前高氏由胡氏处所得，惜未刊行，仅于友人中转相传钞，后裘吉生欲刊行《医药丛书》，高氏遂详加校雠，并付丛书收入以广其传。金氏所刻为五卷本，据是本"柔兆执徐涂月"（即丙辰十二月，1916）吴庆坻序文所云，金月笙得鞠通氏医案手稿，分类编次，厘为五卷。金氏五卷本刊刻流传甚广，例如，杭州有益山房铅印本；又绍兴曹炳章先生又爱采金月笙之五卷本，重为校定收入《中国医学大成》中。

《续修四库全书》子部医家类亦收录《吴鞠通先生医案》（以下简称"续修四库本《吴鞠通先生医案》"），谓其"据吉林省图书馆藏民国裘氏刻《医药丛书》本影印",另"卷四据中国中医研究院图书馆藏本配补","卷五据中国科学院图书馆藏民国二十五年铅印本配补"。经笔者考察,其版本并不能简单地说是裘氏刻《医药丛书》本。

首先,续修四库本《吴鞠通先生医案》,共五卷。卷一为暑温、伏暑、湿温、中燥、疟、冬温、伤寒诸案;卷二为中风、瘛疭、肝风、肝厥、胁痛、肝痈、癫狂、虚劳、吐血、衄血、便血、肿胀、单腹胀、腹胀、滞下、积聚、淋浊、泄泻诸案;卷三为头痛、胃痛、脾胃、噎食、呕吐、反胃、哕、咳嗽、肺痈、失音、水气、寒湿、痹、痰饮诸案;卷四为疝瘕、胎前、产后、阴吹、交肠、调经、带下、脏燥妇科诸案,及痉、瘛疭、食积、飧泄、咳嗽、暑温、伏暑儿科诸案;卷五为肺痈、喉痹、疟、伤寒、中燥、痉、瘛疭、食积、飧泄、咳嗽、头痛、胃痛、脾胃诸案。金月笙五卷本的目录,卷一为风温、温疫;卷二为暑温、伏暑、湿温、冬温;卷三为中风、少阳瘛疭、肝风、肝厥、胁痛、肝痈、癫狂、虚劳、吐血、便血、肿胀、单腹胀、滞下、积聚、淋浊、泄泻;卷四为痘症、噎、呕吐、反胃、哕、失音、水气、寒湿、痹、风淫、痰饮;卷五为肺痈、喉痹、疟、伤寒、中燥、痉、瘛疭、食积、飧泄、咳嗽、头痛、胃痛、脾胃。可见,续修四库本《吴鞠通先生医案》虽卷数与金月笙五卷本相同，但前四卷之目录与其完全不同，仅第五卷目录与其相同。续修四库本《吴鞠通先生医案》前四卷之目录实与裘吉生《医药丛书》所收四卷本相同。

其次，续修四库本《吴鞠通先生医案》其前四卷之版式与第五卷明显不同，如图1、2所示。续修四库本《吴鞠通先生医案》前四卷每卷正文前题有"后学高德僧汝贤重录，裘吉生庆元校刊"，第五卷则无。又，续修四库本《吴鞠通先生医案》第四卷卷末题有"吴鞠通先生医案卷四终"，前三卷卷末则未题类似卷终字句，表明卷四末实为一书之终，其后之卷五自然系它书配补。笔者于浙江省图书馆孤山馆舍调研古籍版本时，曾见杭州有益山房刊行之金氏五卷本《吴鞠通先生医案》，其卷五书影如图3所示，与图2书影相较，内容一致。又见《医药丛书》所收四卷本《吴鞠通先生医案》，其卷一书影如图4所示，与图1书影相较，两者一致。

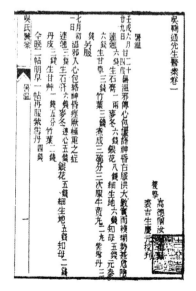

图1 续修四库本《吴鞠通先生医案》
卷一书影

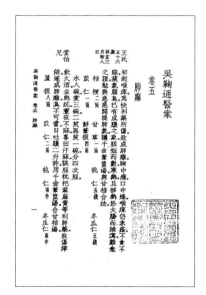

图2 续修四库本《吴鞠通先生医案》
卷五书影

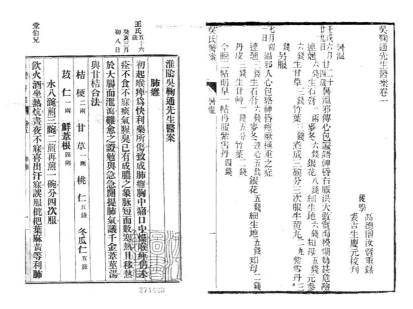

图3　杭州有益山房金氏五卷本　　　　图4　《医药丛书》所收四卷本
《吴鞠通先生医案》卷五书影　　　　《吴鞠通先生医案》卷一书影

　　综合以上所论，续修四库《吴鞠通先生医案》五卷本之版本，前四卷为裘吉生《医药丛书》所收之版本，第五卷为金月笙五卷本中的第五卷。《续修四库全书》在描述《吴鞠通先生医案》的版本情况时，当更加准确和详细。

《简易普济良方》作者、内容及版本考释

本文系笔者整理校注《简易普济良方》时所作（该书已由中国中医药出版社于2015年出版）。该书大陆仅存一版本，无他本可资对校，因此若仅就底本简单整理亦无不可。但考虑到中医本草、方书类古籍的编纂，多有引用或层积其前历代本草、方书著作的特点，遂决定使用他校的方法进行整理。通过研究发现，《简易普济良方》的大部分内容主要是对《证类本草》的重新辑编，可与《证类本草》相校读；卷五所附"痈疽神妙灸经"，是在元代胡元庆撰、明代薛己校补的《痈疽神秘灸经》基础上加以按评而成，可资校读。因此做了大量的他校工作，虽费时费力，但却发现了彭用光在编集《简易普济良方》时所出现的许多错误，这无疑是很有价值的。读者可参阅笔者校注本的详细校注，不再一一赘述。通过这项工作，笔者想强调的是，中医古籍整理绝不是简单的文字比对工作。一本高水平古籍校注著作的出版，一定离不开对中医学术发展史的熟悉与把握。

《简易普济良方》六卷，明代彭用光编集，约成书于明嘉靖四十年

（1561）。彭用光，生卒年不详，约为明弘治末年至明嘉靖年间^①，明代庐陵（今江西吉安）人，颇长于医，尤精脉理。

清陈梦雷《古今图书集成医部全录》卷五百十六载："按《江西通志》，彭用光，庐陵人，善太素脉，言多奇验。所著有《体仁汇编》，医术家多循守之。"^②《体仁汇编》现存主要版本为明嘉靖二十八年（1549）体仁堂刻本，该刻本共五卷，卷一、卷二为"太素运气脉诀"，卷三为"叔和脉诀"，卷四为"十二经络脏腑病情药性"，卷五为"试效要方并论"。日本丹波元胤《医籍考》载："《太素原始脉诀》一卷，存。"^③惜国内未见。清代周学海《读医随笔》卷二列"太素约旨"一篇，周氏认为"彭用光书繁杂无绪，兹撮其要，撰为此篇，以备诊家一法"^④。另著有《原幼心法》三卷，现存主要版本为上海中医药大学图书馆所藏馀秘谢氏永耀楼抄本，《中医古籍珍稀抄本精选》丛书曾据此整理出版。据该抄本字体来看为两人所抄，但不知抄录者为何人，因文中多处直用"彭

① 王忠云《彭用光生平及主要著作考略》，《江西中医药》1992年第23卷第6期，16页。
② 陈梦雷等编《古今图书集成医部全录》（第十二册），北京：人民卫生出版社，1962年，374页。
③ 丹波元胤《医籍考》，北京：学苑出版社，2007年，137页。
④ 周学海《读医随笔》，王新华点注，南京：江苏科学技术出版社，1983年，96页。

用光曰""用光按"等字样，而行文中又有"余曰""愚按"等说，根据古人的行文习惯，可见本书是抄者在抄录彭用光原书后，又加上自己的见解而成①。明代殷仲春《医藏书目》载其《续伤寒蕴要全书》四卷、《简易便览眼目方》四卷②，皆已亡佚。

《简易普济良方》辑旧方分门而成，虽少有发明，但其删繁就简，分门别类，重为汇编，颇易于病者之检索。且书中疗病以单味药为主，其中不乏常见草药之应用，灸治亦以单穴为多，惟取其便廉与简易，易于普济，便于贫困患者之自救，实用价值很强。原书共六卷，后缺其卷一，书贾挖改卷六为卷一，遂成五卷。卷一列百病门、治蛊毒门、诸恶毒门、卒死门、治养兽禽门、兽虫伤门、蛇伤门、博物门、合诸香门、务勤门、修真门、仕宦门、处族门、处家门、处邻门、养亲门，卷二列中风门、诸风门、伤寒门、辟瘟疫门、风湿门、痰门、咳嗽门、吐逆门、霍乱门、疟门、脾胃门、热门、气门、血门、癫痫门、鬼疰门、诸疸门、病羸门、虚损门、遗精门、男人种子门、治汗门、消渴门、戒夜饮门，卷三列读书门、省油烛门、开愚门、不睡门、阴阳易门、噎门、肿门、淋门、肠风门、痔疮门、大小便门、泄泻门、痢门、醒酒门、诸物宜食门、戒误服药门、五味门、诸米门、诸酒门、救荒门，卷四列妇人门、胎产门、乳门、女人孕子门、小儿门、安老门、阴骘门，卷五列瘰疬门、饮食门、劳门、狐腋门、骨鲠门、误吞物门、瘿瘤门、诸疮门、灭瘢门、金疮门、瘴气门、折伤门、癣疮门，共80门。内容所涉广泛，不囿于医，除养生、本草、内、外、妇、儿、针灸等医学诸科外，又及仕宦、处族、处家、处邻、养亲、读书、治养兽禽等日常生活要紧之事。其中与医学相关的大部分内容主要是对《证类本草》的重新辑编，可与《证类本草》相校读。另，卷五又附"痈疽神妙灸经"，载手太阴肺经图痈疽并灸穴图、手阳明大肠经痈疽并灸穴图、足太阴脾经痈疽并灸穴图、足阳明胃经痈疽灸穴图、手厥阴心包络经痈疽并灸穴

---

① 彭用光《原幼心法》，王海丽点校，上海：上海科学技术出版社，2004年。
② 殷仲春《医藏书目》，上海：群联出版社，1955年，29、62页。

图、手少阴心经痈疽灸穴图、手太阳小肠经痈疽并灸穴图、足厥阴肝经
痈疽并灸穴图、足少阳胆经痈疽并灸穴图、定肘尖穴图、足少阴肾经痈
疽并灸穴图、足太阳膀胱经痈疽并灸穴图、骑竹马图、任脉图、督脉图、
九发图共16图，并述诸经痈疽之状及灸治之法，图文并茂，易于操作。
该"痈疽神妙灸经"是彭用光在元代胡元庆撰、明代薛已校补的《痈疽
神秘灸经》基础上加以按评而成。《痈疽神秘灸经》现存主要版本为中国
医学科学院图书馆所藏日本享保十四年（1729）铁研斋刻本，可资校读。

关于本书之著录，《嘉业堂藏书志》载："《简易普济良方》六卷。
明刻本。明彭用光编集。用光，庐陵人，辑旧方分门纂辑，本名《简易
便贫方》，南阳胡恺易其名曰《普济》。嘉靖辛酉跋于吉安。前有费增
序。"[1]《藏园群书经眼录》载："《简易普济良方》六卷。庐陵彭用光编
辑。明嘉靖四十二年太平府知府费增校刊本，十行二十字。有序。钤
有'查氏映山珍藏图籍印'、'赐砚堂图书印'。"[2]赐砚堂图书印及查氏映
山珍藏图籍印皆为清代藏书家查莹的藏书印。《明代版刻综录》引《国
立南京图书馆善本书草目》载："《简易普济
良方》六卷。彭用光编。明嘉靖四十二年费增
刊。"台湾国家图书馆藏有该书，六卷，明嘉
靖四十二年（1563）太平知府费增刊本，序
署"嘉靖四十二年七月望日直隶太平府知府
费增顿首谨识"，跋署"嘉靖辛酉南阳胡恺
书"，有"吴兴刘氏嘉业堂藏书记"朱文长方
印、"国立中央图书馆考藏"朱文方印。该本框
18.6cm×12.6cm，半页10行，行20字，注文
小字双行夹注，左右双栏，版心白口，单白鱼
尾，上方记书名。该版本很可能就是《国立南
京图书馆善本书草目》所著录者，解放后被国

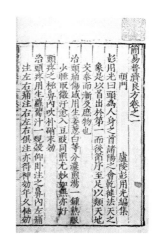

图5 台湾国家图书馆藏《简易
普济良方》书影

---

① 缪荃孙等撰《嘉业堂藏书志》，吴格整理点校，上海：复旦大学出版社，1997年，414页。
② 傅增湘《藏园群书经眼录》，北京：中华书局，1983年，593页。

民政府带至台湾。又，《历代珍稀版本经眼图录》载："《简易普济良方》十卷。明彭用光撰。明嘉靖四十二年（公元一五六三年刻本）。白棉纸。原书影板框尺寸高一八七毫米，广一二八毫米。半页十行，行二十字。白口，单线鱼尾，左右双栏。叙文署'嘉靖十二年（公元一五六三年）七月望日直隶太平知府曹增顿首谨叙'。钤'赐砚堂图书印'及'查氏映山珍藏图籍印'等印。"①但作者吴希贤未曾详细说明其经眼之始末与该版本的所藏之地。因吴先生已去世，无从求证，诚为遗憾。按书前丁瑜所作序文，谓该书"书影所据原书，均来源于私人藏书家多年沉埋之旧籍；或仅见于藏书

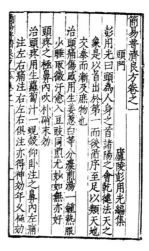

图6 《历代珍稀版本经眼图录》
所载《简易普济良方》书影

目录，世人难得一窥之珍本"，猜测吴先生所见该版本或许藏于私人之手，故未见其他书目著录。又，比对《历代珍稀版本经眼图录》所附的《简易普济良方》书影与台湾国家图书馆古籍影像检索系统所提供的卷端书影，发现两者版式完全一致，应为同一版本。但《历代珍稀版本经眼图录》错把六卷著录为十卷，把"费增"误作"曹增"。

上述明嘉靖四十二年（1563）费增校刊本在大陆已不见，《中国中医古籍总目》未曾著录。仅著录明嘉靖四十年辛酉（1561）南阳胡愦刻本，藏于中国中医科学院图书馆，1994年中医古籍出版社曾对其进行影印出版。是本缺卷一，挖改卷六为卷一，实为五卷。前有嘉靖辛酉岁夏六月胡愦序。板框尺寸为18.8cm×13.2cm，半页10行，行20字，注文小字双行夹注，左右双栏，版心白口，单白鱼尾，上方记书名。

① 吴希贤《历代珍稀版本经眼图录》，北京：中国书店，2003年，494-495页。

本草

药从何来：对中药理论构建的思考

中药是中医最为重要的标签之一，中药店里浓郁的药香、装中药的一个个药匣子、称量中药配伍方子的整个过程等等，都给人很强烈的感官冲击，让人不由觉得这就是中国人一以贯之的传统和文化。说它是传统，是因为取材自然之物以入药的理念是中国人一直秉承的天人整体观；说它是文化，是因为它渗入了中国人对生命、疾病和治疗的独特文化理念。

中药理论的最终形成不是一蹴而就的，也不是某种单一因素所促成的结果。不是单纯用"神农尝百草"，亲口品尝，或取象比类，以意求之，就能简单说明的。而是在漫长的历史过程中，经由多种因素共同作用而形成的。本文要探讨的重点便是解析这诸多因素，去了解中药身上所独有的诸多标签是如何形成的。

一、尝百草与以意求之

中药是中医的基本治疗手段之一，自然界的植物、矿物、动物等皆可作为中药来使用。在众多的中药中，又以植物药为多，所以古人又称中药为本草，讲述中药的古籍也多以本草为名。说起中药是从何而来的，或者说古人是如何发现植物等自然界之物的药用价值的，好多人会想起《淮南子》中所讲的神农尝百草，一日而遇七十毒。但神农尝百草的最初目的恐怕不是寻找药物，而是在寻找食物。因为在食不果腹的远古时期，日常饮食尚不能解决，又谈何寻找药物。一日而遇七十毒，正是在辨别植物是否可食的过程中所遭遇的中毒反应。

从人类认识活动的发展轨迹来看，不难想象对中药的认识必然经历了由被动向主动的转变。详言之，远古时期先民首先需要解决的是从大自然中寻求食物以维持生存，相比于捕获动物的困难而言，采撷植物的根、茎、皮、果实等显得方便而简单。在这个漫长的搜寻过程中，食以果腹的最简单的愿望并不会使先民趋利避害，在获得可食之物的同时，必然也会遭受到不可食之物带来的机体不良反应。但是，随着这种遭遇不良反应经验的逐渐积累，使主动地寻求可食之物以趋利避害成为可能。

因文献的缺如，我们无法直接地了解到远古时期的情况，但后世一些文献中却有部分隐约的记载。例如，西汉陆贾《新语·道基》中载：

"民人食肉饮血，衣皮毛；至于神农，以为行虫走兽，难以养民，乃求可食之物，尝百草之实，察酸苦之味，教人食五谷。"①西汉刘安《淮南子·修务训》中云："古者，民茹草饮水，采树木之实，食蠃蛖之肉，时多疾病毒伤之害，于是神农乃始教民播植五谷，相土地宜燥湿肥硗高下，尝百草之滋味，水泉之甘苦，令民知所辟就。当此之时，一日而遇七十毒。"②古人有崇圣依托之风，正如《淮南子·修务训》中所言："世俗之人，多尊古而贱今，故为道者必托之于神农、黄帝而后能入说。"③这些文献中所讲的神农，实际上便是上古先民的代名词。

长期的实践经验与逐渐形成的趋利避害的择食原则，使先民拥有了日趋相对固定的食物谱。药食同源，先民在长期食用某种食物时，或许会发现它对身体某种疾病的治疗效果。但这种效果，远远没有能给机体带来相对强烈反应的动植物明显。因此，先民在寻求食物过程中发现的使机体产生不良反应的动植物，并不一定是完全被先民抛弃，而是或许会因为某些毒物在带来不良反应的同时也产生某种治疗效果，而被保留下来。例如，可以利用引起下泻不良反应的毒物来治疗便秘。而且，逐渐成为有别于"食"的独特的"药"，正如《淮南子·主术训》所云："天下之物，莫凶于鸡毒（笔者按：即附子之毒），然而良医汇而藏之，有所用也。"④也正是因为毒与药在中药形成之初的密切关联性，《尚书·说命篇》云："若药弗瞑眩，厥疾弗瘳。"⑤瞑眩，是指服用某些中药治疗疾病时，在取得治疗效果的同时，也会伴随出现一些不良反应。

综上可知，药物逐渐从食物中脱离出来并形成相对独立系统的过程，必然是多方面因素共同作用的结果，但偏性较大、作用相对较强烈，甚至是给机体带来不良反应的一类药物，无疑促进和加速了这个进程。从这个角度讲，药即毒，中药之所以能够治疗疾病，正是因为其不具备日

① 陆贾《新语》，王利器校释，北京：中华书局，1986年，10页。
② 张双棣《淮南子校释》，北京：北京大学出版社，1997年，1939页。
③ 张双棣《淮南子校释》，2008页。
④ 张双棣《淮南子校释》，954页。
⑤ 李民，王健《尚书译注》，上海：上海古籍出版社，2004年，170页。

常食物所拥有的相对平和、稳定的性质。这种理念一直延续在后代的文献中，《史记·留候世家》中云："忠言逆耳利于行，毒药苦口利于病。"[1] 治病之药为毒药，药即毒。中医文献中也有类似的认识，例如，《素问·异法方宜论篇第十二》云："其病生于内，其治宜毒药。"王冰注曰："辟邪安正，惟毒乃能，以其能然，故通称谓之毒药也。"[2]《素问·移精变气论篇第十三》云："今世治病，毒药治其内，针石治其外。"[3]明代张景岳在其《类经》中云："毒药者，总括药饵而言，凡能除病者，皆可称为毒药。"[4]

当中药逐渐从食物中脱离出来作为治病之用，人们会更加意识到自然界的植物、动物和矿物等是可以用来治病的，所以会更加主动地、积极地去寻找治病之物，经过漫长的实践和不断总结，人们会逐渐认识到具体中药的治疗作用，在患有某种疾病时会主动使用某种或几种中药进行治疗。

那么古人是如何去寻找的？难道都是尝出来的？中医理论的形成有两种重要方式，一是实践，一是推理。中药也是如此。早期对中药功效的认识肯定是通过亲口品尝等实践方式而获得的，但当实践经验经过漫长时间的积累到达一定程度后，古人会自然而然地去思考一系列问题，比如，中药的生长环境、形态、颜色、气味等和它的功效之间有何联系？是不是具有类似生长环境、形态、颜色和气味的其他中药也有类似的功效呢？这实际上是一种并不复杂的联想和类比。

一旦形成这种类比思维后，当古人面对未知的中药时，会根据已有的对其他中药的认识来预判它的功效，有了预判之后再通过实践去检验它是否真的具有这种功效，目的性更强了。如果推理所作的预判与实践相符，那么就可以将其功效确定下来而加以应用；如果不相符，就会随着实践而被慢慢抛弃不用了。可以说，中药的发现与应用就是这样一个

---

[1] 司马迁《史记》，北京：中华书局，1959年，2037页。

[2] 王冰《黄帝内经素问》，北京：人民卫生出版社，1963年，81页。

[3] 王冰《黄帝内经素问》，82页。

[4] 张介宾《类经》，北京：中国中医药出版社，1997年，157页。

大浪淘沙的过程。我们决不能说以意求之的类比推理预判百发百中，完全正确，只能说这些预判中与实践相符的被留了下来，不相符的都被逐渐淘汰了。所以，我们决不能把这种以意求之的思维作为认识中药的终极思维，认为所有中药的功效都是由此而判定的，而应该客观地评价它在认识中药过程中所起到的极其重要的预判作用，以及它与实践的暗合和矛盾。

举例来讲，金汁是明清医家经常用的治疗温病的中药，是将大便装入瓷瓶内埋于地下待化成汁后使用。一说是用棕皮棉纸，上铺黄土，淋粪滤汁，入瓷器内埋土中，待一年有余，清若泉水全无秽气时取出使用。我想大概不会有人主动去品尝大便的味道，即使是寻找治疗温病的清热解毒药，也不会漫无目的到去品尝大便。比较合理的解释是，古人对小便、大便、金汁等功效的定义源于我刚刚讲过的以意取之而获得的预判。具体说来，许多清热解毒的中药往往都是黄颜色的，例如大家经常见的连翘和金银花，大便色黄，所以可能也具有类似的功能。另外，大便从后阴而出，加工金汁时需要埋于至阴之地下，而且往往是历寒冬腊月而成，所有这些因素都决定了它与阴相类似，具有阴寒之气，热者寒之，所以应该可以用来清热解毒。经过这种推论，似乎金汁具有清热解毒的功效是理所当然，但它还必须经过临床实践的应用才能最终确定这种推论是否与实际相符。对金汁所作的推论恰巧与实践相合，所以才会被广泛应用。如若不然，早就被抛弃了。

再如，望月沙是中医学用以明目的一味药，名字很有意境，但是知道它实际上就是兔子屎时则不免会有些失望。与金汁相似，古人对兔子屎功效的判断也是源于推理，在古人看来，嫦娥与玉兔居于月宫之中，月色明亮，兔肝、兔粪等皆禀月亮至阴之精气，人之目盲犹如夜之无月，夜得月色清辉则明，人目得阴精滋养则明。当然了，对望月沙功效的类比判断同样需要临床实践的检验，只有用之有效，才能流传下来。遗憾的是，好多人在讲中药时片面渲染以意求之的类比思维在判断中药功效过程中的作用，对临床实践对推论预判的检验作用避而不谈，很容易让人感觉中医太过玄虚和不严谨。

二、阐释中药的方法

无论是尝百草还是以意求之，仅仅认识了中药的功效和它治疗什么病，还是远远不够的。它还必须与中医理论相结合才能成为中医学的一部分，才可以在中医理论的指导下用来治病。我们发现其他民族也往往有应用天然药物的经验，但是应用方式和对它功效的分析，却与中医学有着很大的差异，大家可以比较一下中国其他少数民族医学与中医对草药认识的不同。形成这种差异的根本原因正是不同医学体系有着不同的诠释理论和方法。

中医学主要应用四气五味、归经等理论来阐释中药发挥功效的内在机制。四气，即寒、热、温、凉。五味，即酸、苦、甘、辛、咸。《神农本草经》中已经明确提出了，"药有酸、咸、甘、苦、辛五味，又有寒、热、温、凉四气"[①]。归经是金元医家才广泛提出和应用的，用来说明中药功效对脏腑的选择性，也就是说明为什么吃了中药后会对特定的脏腑产生功效，而对其他脏腑的作用较小。

那么，中药的四气五味、归经是否完全是品尝出来的呢？答案也是否定的。如果说五味尚能用味觉来分辨，但本草文献中对好多中药五味的标识往往是兼具数味，这恐怕不是单凭味觉就能分辨出来的。大家喝中药时也会有体验，用味觉能感受到的似乎大多数药都发苦，更何况还有许多中药的五味压根儿与用嘴尝到的味道不一样。至于中药的寒热温凉以及喝了以后会归哪些经络和脏腑，则更是难以通过品尝而直接获得的。

其实古代医家对此也有所反思，最有代表性的当属元代医家王履，在其《医经溯洄集》的"神农尝百草论"中，他对《淮南子》中神农尝百草日遇七十毒的记载进行了质疑。例如，神农若果是圣人，那么就不必亲尝药物而判定其有毒无毒；神农所遇之毒必是小毒，若是大毒则死而不可解；神农一人不可能俱备众疾，并通过试药而判断具体药物之功

---

① 《神农本草经》，顾观光辑，北京：人民卫生出版社，1955年，18页。

效，古人对中药功效的判定必定还有其他方法；中药之味或可通过品尝而知，但其气、其性、其归经、其畏恶反忌等，是不能通过品尝而知的，"且味固可以尝而知，其气、其性、其行经主治及畏恶反忌之类，亦可以尝而知乎"①？

所以说，对中药药性功效的判定，这其中固然有亲身实践的因素，但若完全凭品尝则难以对每味中药进行如此细致的标识，它在一定程度上得益于思维加工和理论推导。

比如，某中药若能治疗热性疾病则具有寒、凉之气，能治疗大热之病则具有寒性，能治疗热势不甚剧烈的则是凉性；某中药若能治疗寒性疾病则具有温、热之气，能治疗大寒之病则具有热性，能治疗微寒之病则具有温性。

五味的判定也是如此，《素问·脏气法时论篇第二十二》中讲："辛酸甘苦咸，各有所利，或散或收，或缓或急，或坚或耎。"②具有发散作用的中药往往是辛味的，具有收涩作用的中药往往是酸味的，具有缓急作用的中药往往是甘味的，具有泄热坚阴作用的中药往往是苦味的，具有软坚散结作用的中药往往是咸味的。再者，五味酸、苦、甘、辛、咸与五脏肝、心、脾、肺、肾相对应，入肝的多酸味，入心的多苦味，入脾的多甘味，入肺的多辛味，入肾的多咸味。

就中药的归经来说，也是密切结合疾病的脏腑失常来判定的，中医学依据脏腑辨证把身体失常归于相关的脏腑，如果服用中药后能治疗某种病证，那么该中药便可以归入与该病证密切相关的脏腑。例如，外感表证与肺密切相关，能够解表发汗的中药多能入肺经；消渴病与肺脾肾三脏失常密切相关，所以能够治疗消渴病的中药多入肺、脾、肾经。

上述中医基本理论对中药药性的分析作用是很强大的，借助于它的作用，许多新出现的物品也被贴上传统的中药标签而融入到这个体系之中。例如，许多带有羌、胡、番字号的中药，以及香料等，都属于舶来

① 王履《医经溯洄集》，南京：江苏科学技术出版社，1985年，1页。
② 山东中医学院，河北医学院《黄帝内经素问校释》，北京：人民卫生出版社，1982年，326页。

96

品，由外域而传入中国，中医学很快就能借助中医理论对它们的功效进行加工，从而标识其四气、五味、归经等，俨然转变为地道的中药而使用。

即使是到了离今不远的近代，中医学还在进行这种改造。例如，近代医家张锡纯在其《医学衷中参西录》中借助中医理论来分析了部分流行于当时社会的西药，他擅长将西药阿司匹林与中药石膏等配伍应用。阿司匹林既然能解热镇痛，这与中医的发汗解表很相似，基于这种关联和类比，张锡纯认为它性凉而能散，同时估计考虑到阿司匹林为乙酰水杨酸，而认为其味酸，从而将其定义为酸凉解肌之药。

中医学的这种包容性特征，也正是中国传统文化的重要特征之一。例如，佛教等外来文化进入中国后很快便被传统文化所同化，可以说，中国的佛教已非佛教的本来面目。即使是西医学进入中国后，也受传统文化思维方式的影响，甚至是中医学理论的影响，而作了一些调整，以易于被中国人所接受。西医与中医的影响实际上是相互的，但是我们以往经常将注意力放在西医学对中医学的影响上，而没有看看西医学的中国本土化历程，这是一个很有意思的研究话题。例如，好多老百姓有每年打吊瓶用西药通血管的说法，说是能够预防心脑血管意外，暂不评价其是否恰当，单说其理念，明显是受到了中医活血化瘀理论的影响。

解释中药的理论有很多，但很难找到一种完全普适的理论可以用来解释中药的全部问题。之所以如此，是因为我们还未曾破解有关中药的所有密码，还没有找到解释中药作用机制的终极理论，我们现在所应用的解释理论仅仅能解释某一部分问题，仅仅能说明中药的某些片段，有其可解释之处，也同时有其无法解释的地方。除了上述四气五味、归经等主流和正统方法，中医学还部分应用我们上面讲过的取象比类等方法，通过观察中药的生长环境、生长及采收季节、颜色、气味、形态等来说明它得以产生功效的原因。正因为此，清代医家徐灵胎在其《神农本草经百种录》中感叹道："药之用，或取其气，或取其味，或取其色，或取其形，或取其质，或取其性情，或取其所生之时，或取其所成之地，各以其所偏胜而即资之疗疾，故能补偏救弊，调和脏腑。深求其理，可自得之。"①

清代医家张志聪在其《侣山堂类辩》"药性形名论"中列举了具体中药来说明这个问题，其云："如黄连、白芷、青黛、玄参之类，以色而命名也；甘草、苦参、酸枣、细辛之类，以味而命名也；寒水石、腽肭脐、火硝、香薷之类，以气而命名；桑皮、橘核、杏仁、苏子之类，以体而命名也；夏枯草、款冬花、长春、秋葵之类，因时而命名也；防风、续断、决明、益智之类，以功能而命名也；钩藤、兜铃、狗脊、乌头之类，以形象而命名也。命名之义，不能枚举，施于治道，各有功用。如五气分走五脏，五味逆治五行，皮以治皮，节以治骨，核以治丸，松节、杉节及草根之多坚节者，皆能治骨。荔核、橘核之类，治睾丸。子能明目，藤蔓者治筋脉，肉者补血肉，各从其类也。"②中药的命名客观反映了古人认知中药的多个角度，李时珍《本草纲目》中的"释名"项也多有论述。

再举几个例子，例如，被中国人尊奉到很高位置，具有大补元气功效的人参，之所以具有如此高的价值，在很大程度上是因为人参的外观与人形相似，正如清代医家徐大椿所言："人参得天地精英纯粹之气以生，与人之气体相似，故于人身无所不补。非若他药有偏长而治病各有其能也。"③又如，治疗咳嗽的常用药款冬花，古人认为凡花皆轻清上达，所以能入肺，该花发于冬令，虽雪积冰坚，而其花独艳，所以性温，但禀寒冬之气，所以温而不燥而带阴润之气，所以既可以用于治疗寒性咳嗽，又可佐用其他中药而治疗各种咳嗽。再如，中医学常应用阿胶来补血，阿胶是用驴皮制成的，古人认为它为血肉有情之品，与人体相宜，清代医家徐灵胎《神农本草经百种录》中谓："凡皮皆能补脾，脾为后天生血之本而统血，故又为补血药中之圣品。"古人认为制作阿胶所用之水以山东东阿镇阿井之水为最佳，徐灵胎解释道："阿井为济水之伏流，济之源为沇水，自沇水以至于阿井，伏见不常。……阿井在陶邱北

---

① 徐大椿《神农本草经百种录》，北京：人民卫生出版社，1956年，18页。
② 张志聪《侣山堂类辩》，王新华点注，南京：江苏科学技术出版社，1982年，72-73页。
③ 徐大椿《神农本草经百种录》，26-27页。

三百里，泉虽流而不上泛，尤为伏脉中之静而沉者，过此则其水皆上泛成川，且与他泉水乱而不纯矣。故阿井之水，较其旁诸水重十之一二不等。人之血脉，宜伏而不宜见，宜沉而不宜浮。以之成胶，真止血调经之上药也。"[1]对阿井伏流之水的认识源于古代地理之学，伏流之水的性质与人之血脉相类似，所以需要用其加工制胶更易入血。

这些取象比类的阐释也许在现代人看来似乎没什么科学道理可讲，但它却与传统文化的思维方式相吻合，是古人认知事物的重要方式之一。它的确存在很多漏洞，也的确仅能解释一部分中药的性效，但它对中药性效的预判一旦与临床实践相符，便成为了一种合理的存在而延续下来。

中药经过中医理论的加工和阐释后，不但能使它的功效获得理论的支撑，更重要的是中药可以与阴阳五行学说、五脏系统、经络系统、气血津液、治则治法等中医基本理论进行对话和融合成一个体系了，也就是我们常说的中医学理、法、方、药体系。

以最常见的风寒感冒为例简单说明一下，正常情况下肺主气司呼吸，外合皮毛，外在风寒之邪由皮毛而侵袭人体，在表之卫气与邪气抗争则发热恶寒，若影响到肺气之宣发和肃降，则可见咳嗽。治疗时应该祛散风寒，选用八法之汗法，可选用性温味辛之解表药，性温则能散寒，味辛则能发散，如麻黄、桂枝。对于肺气上逆之咳嗽，可选用性温味苦之止咳药，性温能驱寒，味苦能降泻，如杏仁。麻黄、桂枝、杏仁合在一起，再加上能调和诸药的甘草，正是《伤寒论》中治疗外感风寒的经典方麻黄汤。生理、病理、治疗环环相扣，中药的融入显得非常自然和协调。

遗憾的是，好多人并不知晓上面所讲的道理，不知道古人对中药药性的认识在很大程度上得益于上述多种方式的推理，而试图单纯通过现代药理研究去寻找与中药药性相对应的标识物，比如检测到某种成分就可以定义为寒性，检测到某种成分便可以定义为辛味，检测到某种成分

---

① 徐大椿《神农本草经百种录》，55—56页。

就可以定义为归肺经，等等，这恐怕是很难实现的。中药的药性必然有一定的物质基础与其相对应，现代药理研究便是基于此，但是物质与药性的对应性不是药性得以形成的唯一渊源，还需要综合考虑古人依据中药表现出的功效并结合中医基本理论对其所作的反向推断，以及依据中药的自然性状对其所作的类比和推理。

三、医学与人文的双重塑造

中医学植根于传统文化的沃土，吸收和借鉴传统文化思想用来架构对人体生理病理现象的观察以及医疗实践经验，形成了独特的医学人文理论体系。换言之，中医学理论中既有医学自然科学知识，又有人文思想的渗透。传统中药学理论亦不例外。古代医家对中药性味及功效的论述，既有前述中医学基本理论对临床实践经验的总结和加工，又有不同时期主流文化思潮的修饰和加工。

以《神农本草经》为例，该书把365种中药分为上、中、下三品，上品120种，无毒，主养生，轻身益气，不老延年，多服久服不伤人；中品120种，有的无毒，有的有毒，无毒者可养生，有毒者可治病；下品125味，有毒，主治病，不可久服。365种中药的数目本身便是传统文化天人合一思想的渗透。《神农本草经》所谈的上品药"主养命"，能"轻身益气，不老延年"，中品药"主养性"，这些术语也是道家方士所常用的。

《神农本草经》中把丹砂、云母、玉泉、石钟乳、矾石等列为上品，认为服用它们能够"通神明不老""轻身延年""不老神仙""安五脏""轻身不老增年"，这种阐释很明显受到了流行于当时社会的服食丹药以求长生思想的影响。这些金石类中药非但不是没有毒性，而是毒性很大，久服会让人中毒。至于《神农本草经》记载的服用这些中药后会轻身、通神明、耐寒暑，我个人的观点是，都是一种慢性中毒反应的表现，而非真有这种疗效。轻身、不老神仙，似乎是中毒后精神恍惚的表现，是一种飘飘然的自我感觉和幻想而已，而非真实疗效。魏晋时期有服食五石散等丹药之社会风气，服用这些金石药后会使热毒积聚于内，躁热难耐，脱衣裸奔是经常之事，甚则寒冬之时还需卧冰之上以解热，不明其理的人还将其作为一种展现魏晋风度的洒脱不羁之行，实则是一种中毒反应后的不自主表现。

再如，宋代之后受理学思想影响，医家开始寻找人体生命之本原所在，将命门作为人身之太极以与理学之太极相比拟。受这种文化思潮影响，明代命门学说医家将许多中药的归经定义为无形之命门，认为服用它们后会补益人身本原，而激发其他脏腑。从表面上看，这种文化包装推动了新的中药药性理论的产生，但实则没有带来质的飞跃，本书之后的篇章中对其还有专门论述。

除了这种直接的文化加工，前述取象比类等传统文化思维对中药性效的判断和阐释，也是一种相对间接的文化加工。其实不单中药如此，整个中医理论体系的构建，在很大程度也得益于传统文化思维方式对医疗实践经验的加工和重塑。仰观天象，俯察地理，将外在时空的自然规律与人体生理病理以及治疗紧密结合在一起。无论是时空之理与人体生命活动的比拟，还是中药自然性状与中药药性和功效之间的类比，皆是一种朴素的传统思维，是古人试图解释自身与外在自然诸多复杂现象所作的尝试，它虽然可以解释一些复杂问题的局部，但并不能阐释一切。因此，当我们面对古代医家的论述时，尤其需要注意这一点，尊重传统并不意味着是要尽信古人。清代张志聪曾在其《本草崇原》"羊踯躅花"条中云："闹羊花羊食之则死，缘此花有毒故也，谓同气相感而受毒，此说似属蛇足，不必参究至此。"[1]张志聪认为羊食用闹羊花后死亡，并不是因为羊与闹羊花两者"同气相感"，而是闹羊花本身就有毒。古人并非像我们想象的那样保守和墨守成规，他们也一直在反思他们之前的古人，这种态度依然值得今天的我们去保持和发扬，这应该也是中医现代化所应有的一种基本态度。

综合以上所论，传统中药理论的形成是医疗实践、传统文化思维

---

① 张志聪《本草崇原》，刘小平点校，北京：中国中医药出版社，1992年，125页。

与哲学等多种因素共同作用的结果。正因如此，认识中药理论时，首先，需要明辨各种因素在中药理论发展的不同阶段所起到的先后与主辅作用；其次，需要很清晰地认识到古人阐释中药性效的多种理论，在很大程度上依然停留在"假说"的阶段，每种假说都有其适用范围与局限性，但古人对其却鲜有明确的界定。而且，古人已有的假说也不足以解释中药得以发挥效用的全部，诚如清代医家徐灵胎所言："药之治病，有可解者，有不可解者。"[1]只有充分认识到中药理论形成过程中的诸多细节并加以客观评价，中药理论的现代研究才会更加稳妥。

---

① 徐灵胎《医学源流论》，刘洋校注，北京：中国中医药出版社，2008年，43页。

性效之间：本草传统的构建与嬗变

　　中医用药以草类药居多，以草为本，因此古代中医以"本草"概称药物，药物典籍多以本草命名。近代以来，西学东渐，又常以国医国药、中药等称谓，以示与西药之区别。应用天然植物、动物、矿物等治疗疾病，不是中医的独创，不同地域、民族的医学都很常见。但应用的方式，以及解释药物与功效之间因果关系的方式，却常有很大的差别。

　　就中医学而言，传统的阐释理论主要有四气（寒热温凉）、五味（酸苦甘辛咸）、归经（即药物归属于十二经脉中的某一经或几经）。另外，还有依据药物的颜色、形状、质地、生长环境等自然属性，与人体某部位结构或功能的相似性，或者是与疾病外在表现的某种关联性，解释药物功效产生的原因，今天的中医学基础理论将其概括为"取象比类"，即根据事物所展现外在征象的相似性，判断事物之间的关联性。四气、五味、归经一直沿用到今天，从高等中医院校教材，到国家颁布的《中华人民共和国药典》，都是将其作为中药的基本属性，概称为"药性"。但对于取象比类，却是受近代以来中医科学化思潮的影响，将这种原始思维特色浓郁的阐释方式从本草理论中移除，尽管它曾经是古代本草典籍中极为常见的说理方式。

与取象比类所依据的药物颜色、形状、质地等自然属性相比，四气、五味、归经并不一定是一种客观自然属性的表达。四气，寒、热、温、凉，往往是以《黄帝内经》为代表的中医基本理论范式形成之后，中医学开始以阴阳来判断和界定疾病的属性，疾病的寒热属性一旦确定，那么原本治疗该疾病有效的药物，便随之可以界定寒热属性，正所谓治寒以热、治热以寒。阴阳可以再分阴阳，疾病的寒热属性也可以再分为寒与凉、热与温，中药的四气与之一一对应。五味，酸、苦、甘、辛、咸，单凭味觉是难界定某一中药的五味属性的，而且一药兼数味的现象也极其普遍，不同本草著作对同一药物五味属性的认识也常有不同。实际上，中药五味的界定，主要标准并不在亲口品尝，而是中医学依据五行学说将脏腑、五味等做了一一对应，某种疾病与某一个或几个脏腑相关，那么治疗该疾病的药物自然对应某种味或几种味。归经也是如此，无非是一种药物的作用靶点理论，它比五味更加直接，某种药物能治疗与某脏腑相关的某种疾病，那么用药后会进入对应的脏腑。正如明代贾所学《药品化义》中所言，药物的体（燥、润、轻、重、滑、腻、干）、色（青、红、黄、白、黑、紫、苍）等自然属性，"乃天地产物生成之法象"，而性（寒、热、温、凉、清、浊、平）、能（升、降、浮、沉、定、走、破）等对药物性能的描述，则需要"藉医人格物推测之义理，而后区别以印生成"[1]，因此，"当验其体，观其色，臭其气，嚼其味，是定法也。然有不能臭其气，嚼其味者，须煎汁尝之。惟辨此四者为先，而后推其形，察其性，原其能，定其力，则凡厚薄、清浊、缓急、躁静、平和、酷锐之性，及走经主治之义，无余蕴矣"[2]，验、观、嗅、嚼、尝是实践，推、察、原、定则是推理。

因此，药性与功效相比较而言，功效是一种相对客观的陈述，应用某药的确可以缓解或治愈某种疾病，但药性则不完全是一种客观自然属性的描

---

① 贾所学《药品化义》，李延昰补订，王小岗、郑玲校注，北京：中医古籍出版社，2012年，19页。

② 贾所学《药品化义》，19页。

述，像四气、五味、归经理论，固然有客观基础，但更多的则是古人发明的用以解释药物功效产生机理的多种工具或假说。不能把四气、五味、归经，与药物的颜色、形状、质地、气味等混为一谈，而这恰恰是以往本草理论研究中经常忽视的基础性问题。很多国家基金项目试图通过实验来寻找标识中药四气、五味、归经属性的物质成分，很明显是缺乏对本草学传统理论的一些基本认识。基于此，本文从本草学的奠基之作《神农本草经》开始，一直到近代中西医汇通理论的形成，大致梳理一下古人对本草性与效的认识，尤其是通过对其中几个关键转折点的分析，来说明本草传统的构建与嬗变。

一、本草传统的构建：据效而用与以性释效

先民在寻找食物的过程中，偶然发现某些药物的治疗作用，如此零散经验的漫长积累，才有可能在患病时主动寻求某种药物进行治疗，"神农尝百草"便是对这个实践过程的概括。在这个过程中，药物与食物逐渐分离，且最容易被首先当做药物来使用的，应该是寻求食物过程中所遭遇的给身体带来剧烈反应的一些药物，如如《淮南子·主术训》所云："天下之物，莫凶于鸡毒（笔者按：即附子之毒），然而良医汇而藏之，有所用也。"[1]而且，大汗、呕吐、泻下等剧烈反应，也极有可能促进了后来中医学汗、吐、下等基本治法的形成。此时期，药物的使用规则直接从生活实践中来，是典型的据效而用。时至今日，这种口耳相传的药物使用经验，依然很普遍地见于乡村生活中。没有医学理论的指导，更没有药物的药性分析，而仅仅是某病便可去采某药的对应模式。

医疗实践经验的积累，尚需要梳理、概括和升华，才能形成理论。中医学所依据的便是流行于两汉时期的阴阳五行学说、精气学说等，来完成这种构建，形成了以《黄帝内经》为代表的基本理论范式。可以说，汉代是中医学的经典时代。成书于东汉时期的《神农本草经》，被后世医家奉为本草经典。"神农"二字，不仅是托古，还极有可能是代

---

① 张双棣《淮南子校释》，北京：北京大学出版社，1997年，954页。

表了当时本草理论的某一个学派，廖育群曾将《神农本草经》与魏晋时期《吴普本草》所引八家本草之说进行了比较，也证实了这种推断[1]。《神农本草经》被奉为本草经典，或许与其他学派本草著作的散佚有一定关系。就今天能见到的文献而言，我们可以说，最晚到汉代，伴随着中医学理论体系的初步构建，中医学开始尝试分析药物功效产生的原因，试图以药性解释功效，并逐渐打破某病寻某药的单一模式，探索药物与药物组方搭配治病的方式。

《神农本草经》的"序录"中虽已明确提出"药有酸咸甘苦辛五味，又有寒热温凉四气，及有毒无毒"[2]，但未将其称为"药性"。而是在药物的剂型加工选择时，指出"药性有宜丸者，宜散者，宜水煮者，宜酒渍者，宜膏煎者，亦有一物兼宜者，亦有不可入汤酒者，并随药性，不得违越"[3]，从中药加工炮制理论来看，性味、毒性、质地等都是剂型的重要影响因素，所以，《神农本草经》中的"药性"所指，除了四气、五味、毒性等，应当还包括其自然属性。《神农本草经》记载药物的基本格式，先说明五味、四气，后列主治病症，最后列异名及生长环境。以罗列药效为主，药性描述很简单。而且，"序录"中还讲："疗寒以热药，疗热以寒药。饮食不消，以吐下药。鬼疰蛊毒，以毒药。痈肿疮瘤，以疮药。风湿，以风湿药。各随其所宜。"[4]也是以药效作为选择药物的直接标准，而不是将药性作为主要标准。《序录》的最后，则直接罗列了《神农本草经》药物所治疗的主要病症，"大病之主，有中风伤寒，寒热温疟，中恶霍乱，大腹水肿，肠澼下痢，大小便不通，奔豚上气，咳逆呕吐，黄疸消渴，留饮癖食，坚积癥瘕，惊邪，癫痫，鬼疰，喉痹齿痛，耳聋目盲，金创踒折，痈肿恶疮，痔瘘瘿瘤，男子五劳七伤，虚乏羸瘦，女子带下崩中，血闭阴蚀，虫蛇蛊毒所伤，此大略宗兆"[5]。

---

① 廖育群《重构秦汉医学图像》，上海：上海交通大学出版社，2012年，202-210页。

②《神农本草经》，顾观光辑，北京：人民卫生出版社，1955年，18页。

③《神农本草经》，第18页。

④《神农本草经》，第19页。

⑤《神农本草经》，19-20页。

　　尽管《黄帝内经》中已经确立了以药性作为治病选药标准的原则，如"肝苦急，急食甘以缓之"、"心苦缓，急食酸以收之"、"脾苦湿，急食苦以燥之"、"肺苦气上逆，急食苦以泄之"、"肾苦燥，急食辛以润之"①，但《神农本草经》并未采用。不独如此，载录《黄帝内经》的《汉书·艺文志》，将方技之学分为医经、经方、房中和神仙，其中"经方者，本草石之寒温，量疾病之浅深，假药味之滋，因气感之宜，辨五苦六辛，致水火之齐，以通闭结，反之于平"②，也是以药性为组方治病的主要原则。《黄帝内经》中药物之间的搭配原则，也以药性的配伍为主，如治疗肝病的组方原则是"肝欲散，急食辛以散之，用辛补之，酸泻之"③，但《神农本草经》"序录"中提出的却是七情和合（单行、相须、相使、相畏、相恶、相反、相杀）的原则，与《黄帝内经》也不同。

　　另外，与后世本草著作相比，《神农本草经》对具体药物五味的记载也很简单，绝大多数仅标酸、苦、甘、辛、咸其中之一。重要的是，若单纯依据所标之味，并不能很好地解释味与效之间的因果关系。所以，后世医家在注释《神农本草经》时经常会增加五味属性，甚至是改易原书对五味的记载，以方便解释药性与功效之间的对应关系。例如，《神农本草经》载术（未分苍术、白术）"味苦温，主风寒湿痹"，清代医家徐大椿注释时便补充其"兼辛散，故能除邪"④，因为五味中辛能发散，如此便能解释它的功效了。这就表明《神农本草经》记载药物的主体内容是功效，并未试图在药性与功效之间确立某种因果关系，也未曾为了解释药物的功效而对其五味、四气属性进行修饰，以实现理论之间的自洽。

　　我们还可以《神农本草经》的药物分类方法为例进行说明。《神农本草经》采用的是上、中、下三品分类法，与后世本草著作依据药物自

① 王冰《黄帝内经素问》，北京：人民卫生出版社，1963年，141-142页。
② 班固《汉书艺文志》，颜师古注，北京：商务印书馆，1955年，70页。
③ 王冰《黄帝内经素问》，143页。
④ 徐大椿《神农本草经百种录》，北京：人民卫生出版社，1956年，29页。

然属性而厘分为草部、木部、兽部等明显不同。上品药能养命、轻身益气、不老延年，中品药能养性、遏病、补虚羸，下品药能治病、除寒热邪气、破积聚、愈疾，这很明显是按照功效进行分类。而且，受当时道教方术思想影响，上品药中的许多矿物药被界定为无毒能养生的药，当功效成为主要诉求时，有毒、无毒的药性便因之而灵活界定。

综上所论，两汉之时，依据阴阳五行学说建构起来的四气、五味等理论，虽早已成为《黄帝内经》中医基本理论范式的组成部分，在《神农本草经》的"序录"中也被作为本草学的基本理论，并将其用以标示具体的药物，但却未被作为应用药物时的主要依据，据效而用依然是最主要的标准。但是，尽管《神农本草经》依然有浓郁的早期医学应用药物的特色，即据效而用，但以性释效却会不可避免地成为本草学日后发展的基本趋势。因为，理、法、方、药是一个完整的体系，本草的使用必然依赖中医理论的指导，既然阴阳、四气、五味等已经成为《黄帝内经》的基本理论，那么必然会渗透到本草学中，成为应用本草的指导。

《神农本草经》之后，本草著作的发展，从形式上来看，层层叠加，如卷心菜一般，居于最内核的是《神农本草经》，从内向外，是历代的官修或私撰的本草和方书。以宋代的《重修政和经史证类备急本草》为例，每味药物先列《神农本草经》原文，为阴刻白字，其后列《本草经集注》《药性论》《日华子本草》《图经本草》《唐本草》《本草衍义》等历代本草对该药药性、产地、功效、采集、炮制等内容的记载，以及《外台秘要》《千金方》《肘后方》等隋唐方书中对该药的应用。而且，《神农本草经》之后的历代本草对药性或有补充，或有更改，对功效则通常只是补充，这就说明随着对药物功效认识的扩大，药性也需要随之增加，如此方能更好地解释和对应功效。简言之，正是为了以性释效，所以药性才会随着功效的增益而改变。

与四气、五味等药性理论相比，归经理论的形成较晚，来自金代医家张元素《洁古珍珠囊》中的引经报使理论，李时珍《本草纲目》中对其有引载①。张元素仅是在十二经之下分别列有一种或几种药物归于该经，后世医家又不断补充和发挥，渐渐演变为每一种药物都入归一经或几经。归经理论的形成，并不是依据以身试药，而是为了更好地解释药物与功效之间的对应关系，而发明的一种假说。中医学发展至宋金元时，早已构建起其非常自洽的理、法、方、药系统。某种药物能够治疗某种病症，那么自然会与解释这种病症得以产生的阴阳、五行、脏腑、经络等理论相对应。所以，我们可以发现，《本草纲目》张元素"五脏五味补泻"在引用《黄帝内经》对脏腑病变宜用何味补泻的论述外，又附上了相应的药物作为举例说明。例如，在《黄帝内经》"肝苦急，急食甘以缓之"后加小字注文"甘草"②。这说明，《神农本草经》之后，本草学发展的一个重要特征，便是药性与功效的结合度越来越高，且以性释效更加广泛。

即使是面对新的外来药物，只要它的疗效一经确认，那么便会用对应的四气、五味、归经等药性理论来标识它。历史上这样的外来药物很多，尤其是香药，经常很快便被纳入中医体系，性味、归经、主治一如本土药物。五代时李珣撰有《海药本草》，记载了大量外来药物，从中可得一窥。直至近代，这种思维方式依然延续，近代医家张锡纯便在其《医学衷中参西录》中对当时传入中国的阿司匹林等40余种西药，进行了分析，大多都会使用中医的术语来表述西药的作用机理。例如，他认为阿司匹林"味酸性凉，最善达表"，而中药石膏"清热之力虽大，而发表之力稍轻"，所以临证时喜欢将石膏与西药阿司匹林并用，"使内郁之热由表解散"③。

中国古代的本草学著作，实际上是在博物学④传统指导下撰写而成的，在《证类本草》《本草纲目》这些大型综合性本草著作中有集中体

---

① 李时珍《本草纲目》，北京：人民卫生出版社，2004年第2版，91-92页。
② 李时珍《本草纲目》，77页。
③ 张锡纯《医学衷中参西录》，河北新医大学修订，1974年第2版，292页。
④ 吴国盛建议用"自然志"的称谓，更能凸显中国传统。吴国盛《什么是科学》，广州：广东人民出版社，2016年，216-225页。

现。除此之外，本草学发展至明清时期，还出现了另外一种现象，就是大量本草注释著作的出现，如《神农本草经疏》《本草汇言》《药品化义》《本经疏证》《本草备要》《本草从新》《本经逢原》《本草求真》《神农本草经百种录》等。与综合性本草著作相比，这类本草著作的重点不是博物学传统的记述，而是为了诠释经典，即以药性理论为基础，结合《黄帝内经》《伤寒论》《金匮要略》等中医经典，来解读《神农本草经》等对药物功效的记载。如缪希雍《神农本草经疏》"自序"中所讲，《神农本草经》"言其然而不言其所以然"，因此需要"据经以疏义，缘义以致用"①。可以说，正是因为这些注释性本草著作的出现，才更加直白地凸显了以性释效在中国古代本草诠释系统中的核心地位。

二、本草传统的补充与反思：以性类效与性难释效

上文已述，先民对药物功效的认识，来源于日积月累的亲身实践。药物的早期使用历史，是典型的据效而用。而后才逐渐开始使用四气、五味、归经以及取象比类等博物学传统，来阐释药物功效得以产生的机理，即以性释效。更为重要的是，当以性释效成为中国古代本草诠释系统的核心时，古代医家对药物功效的判断就不再像先人那样单纯依靠"尝百草"而来。具有类似药性的药物，如气味、颜色、质地、形状、生长环境等，它们的功效是否相类似呢？这是一种并不复杂的推理。而且，这种取类比象的思维方式，在中医学中的应用也极其普遍。当这种推理一旦发生，便会对未知药物的功效有一个大致预判。若预判与实际应用时又能相符，那么便会临证使用。若不相符，要么被直接抛弃，要么仅仅成为综合性本草著作的一段文字记载而已，并没有多大的实用价值。明白了这个道理，当看到《本草纲目》所收药物范围几乎无所不包时，便不会抓住这一点不放，片面地以为古人什么都吃，而妄加批判。

元代医家王履便在其《医经溯洄集》中专列"神农尝百草论"，对此

---

① 缪希雍《神农本草经疏》，夏魁周、赵瑗校注，北京：中国中医药出版社，1997年，3页。

问题进行了反思：

　　夫神农立极之大圣也，闵生民之不能以无疾，故察夫物性之可以愈疾者，以贻后人，固不待乎物物必尝而始知也。苟待乎物物必尝而始知，则不足谓之生知之圣也；以生知之圣言之，则虽不尝亦可知也。设使其所知，果有待乎必尝，则愈疾之功，非疾不能以知之，其神农众疾俱备，而历试之乎？况污秽之药不可尝者，其亦尝乎？且味固可以尝而知，其气、其性、其行经主治及畏恶反忌之类，亦可以尝而知乎？苟尝其所可尝，而不尝其所不可尝，不可尝者既可知，而可尝者，亦不必待乎尝之而后知矣。谓其不尝不可也，谓其悉尝亦不可也。[①]

　　王氏的诸多质问，都指向一个核心问题，单纯靠尝是不足以认知中药的。他以污秽之药作了一个极端的举例说明。从常理而论，人们即使再漫无目的地大范围寻找治病之药，也不会去品尝大小便。明清医家治疗温病常用的金汁，虽是由大便加工而成，但需要入瓷器内埋土中，待一年有余，清若泉水、全无秽气时取出使用。这说明，人的本能是排斥粪便的污秽之性的。将其作为药物使用，不是漫无边际寻找的结果，而是先基于大小便与热病之间的关联，即大小便从二阴而出，其性属阴寒，热病需要"热者寒之"，从而预判二便具有清热之功效，实践验证时又恰与预判相符，便当做药物使用，但需要炮制加工去其污秽。其他如五灵脂（复齿鼯鼠的干燥粪便）、望月砂（野兔的干燥粪便）等入药，也是类似的思维方式，基于动物生活习性与疾病之间的某种类比，形成预判，进而验证。因此，实践并不是古人认识药效的唯一方式，推理也非常关键。

　　另以医案为例说明，近代医家范文甫治黄振声失眠案：

　　苦不寐，百药不能治，召余处方。以川百合3克，紫苏9克，二味煎服，三帖而安。问曰：此不治不寐而见效，出于何本？余曰：我常种百合花，见其朝开暮合。又种紫苏，见其叶朝仰而暮垂。取其意而用之，

---

① 王履《医经溯洄集》，南京：江苏科学技术出版社，1985年，1页。

不意其得效之速也。^①

"不意其得效之速"，说明医生起初并不知百合、紫苏有治失眠之功效。但因患者曾遍求诸医，"百药不能治"，无奈中只能另辟蹊径，尝试他法。"取其意而用之"，便是依据药物自然属性推测其功效，没想到预判与实践相符。这种性与效之间的类比，不具有普适性，朝开暮合、朝仰暮垂的东西很多，但不一定都具有治疗失眠的功效。从本案范氏之言来看，他以为应用此两药治失眠是他的发明。其实，清代医家张志聪《侣山堂类辩》中便已论此二药之性效，其云："庭前植百合、紫苏各数茎，见百合花昼开夜合，紫苏叶朝挺暮垂，因悟草木之性，感天地阴阳之气而为开阖也。"^②但未论二药治失眠。其后清代医家陈修园《医学实在易》"不寐证"中引张志聪之论，并将百合、紫苏治疗失眠^③。20世纪80年代，浙江省中医药研究所、浙江省宁波市中医学会整理范文甫医案时，在该案按语中简单评论其"恐无科学根据"，很明显是没有把握古人认识中药性效的方式。

中医学依据药性并不足以完全解释中药功效产生的机理，或者说，药性理论依然停留在"假说"的阶段，仅仅可以解释药效形成的部分机理。无论是四气、五味、归经，还是色、质、形等自然属性，都仅能解释一部分因果关系。而且，这些药性理论，他们各自的适用范围是什么，哪种条件该选用哪种药性理论来解释功效，古人也没有清楚的表述和界定。清代医家徐大椿《神农本草经百种录》中云："药之用，或取其气，或取其味，或取其色，或取其形，或取其质，或取其性情，或取其所生之时，或取其所成之地，各以其所偏胜而即资之疗疾，故能补偏救弊，调和脏腑。深求其理，可自得之。"^④这八个"或"字，正表明了阐释药物功用的药性理论有多种，且应用何种理论解释何种问题，也

① 浙江省中医药研究所，浙江省宁波市中医学会《范文甫专辑》，北京：人民卫生出版社，1986年，130页。
② 张志聪《侣山堂类辩》，王新华点注，南京：江苏科学技术出版社，1982年，91-92页。
③ 陈修园《医学实在易》，林朗晖校注，福州：福建科学技术出版社，1982年，102-103页。
④ 徐大椿《神农本草经百种录》，18页。

没有定论。所以，我们可以看到明清本草注释著作在阐释某一药物的多种功效时，几乎是各种药性理论一起使用。而且，不同医家也许会采用不同的药性理论，来解释药物的同一功效。换言之，性与效之间没有固定的对应关系，随意性很大。例如，同样生长在寒冷环境的药物，古人既可以说该药禀阴寒之气，其性寒凉，可以清热。又会说另一药在阴寒环境下都能生长，其性必热，故可以散寒。也就是说，性与效的关联偏于表象关系，很难总结出普遍规律，只能是具体药物具体分析。不仅是本草，中医理论整体上也呈现出这种特点。依据某一理论确立的治疗方案，也许根本无法重复。

不仅是很难确定性与效之间的对应阐释模式，现有的药性理论还经常无法解释药物的全部功效。清代徐大椿《医学源流论》中云："药之治病，有可解者，有不可解者。"的确一语中的，直指问题的关键。他举例说："如性热能治寒，性燥能治湿，芳香则通气，滋润则生津，此可解者也。如同一发散也，而桂枝则散太阳之邪，柴胡则散少阳之邪；同一滋阴也，而麦冬则滋肺之阴，生地则滋肾之阴；同一解毒也，而雄黄则解蛇虫之毒，甘草则解饮食之毒，已有不可尽解者。"[1]其《神农本草经百种录》中亦以菟丝子为例进行了说明，《神农本草经》载该药有"汁去面皯"之功效，徐大椿注释曰："凡药性有专长，此在可解不可解之间，虽圣人亦必试验而后知之。如菟丝之去面皯，亦其一端也。以其辛散耶，则辛散之药甚多；以其滑泽耶，则滑泽之物亦甚多，何以他药皆不能去而独菟丝能之？"徐大椿的疑问，正说明了性难释效，现有的药性理论还无法解释中药的全部功效。他进而解释道："盖物之生，各得天地一偏之气，故其性自有相制之理。但显于形质气味者，可以推测而知，其深藏于性中者，不可以常理求也。"[2]言外之意，若想进一步阐释这些不好理解的功效，还有待于新的药性理论来完成。

另外，民间的许多单验方，基本上来自世代的口耳相传，老百姓

① 徐大椿《医学源流论》，刘洋校注，北京：中国中医药出版社，2008年，43页。

② 徐大椿《神农本草经百种录》，30–31页。

只知其用，某病寻求某物即可，不会去深究药性。而且，这些用药经验，许多并不载见于历代本草，也不好用现行的药性理论解释。徐大椿举例曰："至如鳖甲之消痞块，使君子之杀蛔虫，赤小豆之消肤肿，薏仁生服不眠，熟服多眠，白鹤花之不腐肉而腐骨，则尤不可解者。此乃药性之专长，即所谓单方秘方也。"①解释云："古人有单方及秘方，往往以一二种药治一病而得奇中。及视其方，皆不若经方之必有经络奇偶配合之道，而效反神速者，皆得其药之专能也。药中如此者极多，可以类推。"②

无论是从古代本草的注释文本，还是从整个古代中医理论诠释传统来看，徐大椿的反思与论述都极为可贵，正是因为他认识到了中医理论在解释医疗实践经验时的不足，才没有生硬地以性释效，尽管单纯从文字层面在性与效之间建立起某种联系并不是难事。《四库全书总目提要》因之评价道："大椿所作《药性专长论》曰：'药之治病有可解者，有不可解者'，其说最为圆通。"③明清时期的本草注释著作很多，但流于文字游戏的很多。也正因如此，表面上的自洽往往阻碍了反思与创新的可能。影响古代本草理论嬗变的主要力量，并非来自中医理论自身，而是近代以来西医学的冲击。

三、本草传统的近现代嬗变：药效凸显与药性淡化

近代以来，西方科学几乎冲击到了传统中国的各个层面。就中医学而言，最明显的便是在科学化思潮下，中西医学汇通，对传统中医进行了科学化改造，并逐渐成为中医药从业群体共同遵循的原则和方法，影响至今。

1923年12月，胡适在《科学与人生观》序文中讲："这三十年来，

---

① 徐大椿《医学源流论》，43页。
② 徐大椿《神农本草经百种录》，30-31页。
③ 李经纬、孙学成《四库全书总目提要医家类及续编》，上海：上海科学技术出版社，1992年，28页。

有一个名词在国内几乎做到了无上尊严的地位；无论懂与不懂的人，无论守旧和维新的人，都不敢公然对他表示轻视或戏侮的态度。那个名词就是'科学'。这样几乎全国一致的崇信，究竟有无价值，那是另一问题。我们至少可以说，自从中国讲变法维新以来，没有一个自命为新人物的人敢公然毁谤'科学'的。"①1932年，中国科学化运动协会正式成立，随后在京、宁、沪、汉、津等地成立了一批分会，并创办《科学的中国》作为会刊，积极倡导和组织中国科学化运动，提出了"科学社会化，社会科学化"的目标，宗旨是："研究及介绍世界科学之应用，并根据科学原理，阐扬中国固有文化，以致力于中国社会之科学化。"科学化运动所遵循的三大原则，其中一条便是"对于过去之知识及资料，用分类、归纳、注释、阐明、发挥种种方法，加以整理，使之合乎现代之用"②。

中医科学化是中医界对科学化思潮的借鉴，是中国科学化思潮在中医药学领域中的渗透和体现。国内医学界最迟到1928年已明确提出"医学科学化"的口号③。例如，1928年陆渊雷便曾在《中国医学月刊》撰文《改造中医之商榷》论述其中医科学化思想，认为"中医不欲自存则已，苟欲自存，舍取用科学，别无途径"④。中医科学化思潮对近代中医药学的发展影响很大，曾一度作为改造传统中医药学知识体系的重要方法，而得到广泛认可。例如，1931年8月31日国民政府核准备案的《中央国医馆组织章程》的第一条便是："本馆以采用科学方式整理中国医药，改善疗病及制药方法为宗旨。"⑤

中医科学化的核心思想是，中医的疗效是确定的，但是理论不完善甚至是错误的，因此，有待于用科学的方法进行梳理和解释。陆渊雷

---

① 胡适《反省与尝试——胡适集》，朱文华编选，上海：上海文艺出版社，1998年，41页。
② 彭光华《中国科学化运动协会的创建、活动及其历史地位》，《中国科技史料》1992年第13卷第1期，60-69页。
③ 邓铁涛《中医近代史》，广州：广东高等教育出版社，1999年，76页。
④ 陆渊雷《陆渊雷医书二种》，福州：福建科学技术出版社，2008年，226页。
⑤ 梁峻《中国中医考试史论》，北京：中医古籍出版社，2004年，368页。

在其《生理补正》绪言中讲："国医所以欲科学化，并非逐潮流、趋时髦也。国医有实效，而科学是实理。天下无不合实理之实效，而国医之理论乃不合实理。"所以，他认为在学习中医古代典籍时要以方药之书为要，而不可执泥于中医理论之书，其《整理中医学说刍议》文中讲："当以《伤寒论》《金匮要略》《肘后方》《千金方》《外台秘要》《本草经》《名医别录》等方书、药书为主要科目，不当以《素问》《灵枢》《八十一难》等议论之书为主要科目。当根据科学，以解释医理、药理。国医之胜于西医者，在治疗，不在理论。《素》《灵》《八十一难》等理论之书，多出于古人之悬揣，不合生理、解剖、病理。时医不察，尊奉之，以为医学之根柢，自招物议，引起废止中医之危机，此大不智也。"①

1933年4月，中央国医馆公布《中央国医馆整理国医药学术标准大纲》，整理标准有五条，"甲、以我国固有之医药学说，择其确有精义者，用科学方式解释之；乙、其方术确有实效而理论欠明者，则采用近世学理以证明之；丙、凡属确有实效之方术，为我国成法所固有，而为近世学理所无者，则特加保存而发挥之；丁、其方术无实效，而其理论又不合科学方式者，则删弃之；戊、凡近世确有实效之方术，为我国固有成法所无者，则采用补充之。"该大纲首次采用近代自然科学学科分类方式，把中医药学科分为基础学科与应用学科两大类，初步确立了这两大学科下属各门科目的内涵与外延。药物学（即本草学），属于基础学科之一，大纲中规定如下：

药物学　药物一科，即古之本草，其内容宜参照近世药物学通例，分总论、各论二篇。总论，如讨论药物之一般通则或禁忌配合等。其各论中宜仿药质分类法，每述一种药，须别列子目，如异名、产地、形态、性质、功效、成分、用量、禁忌、附录等，以清眉目。[说明]：考近世药物分类有脏器分类法、药质分类法等，我国本草亦不外是，如分

---

① 陆渊雷《陆渊雷医书二种》，99—100页。

经用药法、药剂分类法等是。①

　　大纲中明确提出要按照西医药物学的框架来重新筛选、架构中医学的本草学，"仿药质分类法"即按照药理学的思路分类药物，但若完全按照药物的化学成分来分类本草，不仅短时间内难以实现，而且也很难容纳传统本草典籍对药物性效的记载。所以，近代中医的仿药质分类法，更多的是一种表面形式的借鉴，即西医药物学的架构模式，实际上要突出是以功效来分类药物，而不是完全药理学的研究路数。例如，郭受天为南京国医传习所编写的中医讲义《病理学正科讲义》，其中讲："考近世西医，药质分类法，亦分药物为解热剂、变质剂、杀菌剂、驱虫剂、发汗剂、祛痰剂、利尿剂、催吐剂、通下剂、麻醉剂、兴奋剂、强壮剂、清凉剂、刺戟剂、收敛剂、缓和剂等十六类，故颇与十剂之法相仿。"②认为西医的分类法与中医传统的补、重、轻、宣、通、泄、滑、涩、湿、燥等十剂分类法相似。尽管郭氏未曾注意的是，中医的十剂分类是针对方剂功效而言，而非某一中药的功效。但凸显功效在本草体系中的核心位置，借以实现传统本草的科学化，即使仅是形式上的科学化，却已成为近代中医努力的方向。即使如近代名医秦伯未所编《药物学讲义》，每味药物仅列气味、归经、主治、用量等几项，理论层面几乎未参考西医，但依然按照西医药物学的分类理念，凸显功效，将中药分为发散药、利尿药、泻下药、涌吐药、补益药、收敛药、化痰药、驱虫药、理气药、理血药、温热药、寒凉药12类。

　　近代医家以功效分类本草的思路，深刻影响了现行中药学体系的构建。1956年底，卫生部委托南京中医学院在编写中医进修和西学中的教学讲义的基础上，试编《中医学概论》，"把祖国医学遗产作比较全面的概括的介绍，以供西医学院校作为中医课程的参考教材之用"③，为了西医学习中医的需要，自然会沿用近代医家便已开始的西医药物学分类方式。该教材的第十一章"药物"部分，将药物分为解表药、涌吐药、止

---

① 中央国医馆秘书处《中央国医馆整理国医药学术标准大纲》，《国医公报》1933年第1卷第6期，1—3页。
② 郭受天《病理学正科讲义》，陈永崇整理.北京：学苑出版社，2014年，22页。
③ 南京中医学院《中医学概论·序》，北京：人民卫生出版社，1958年，1页。

吐药、泻下药、利尿逐水药、祛风湿药、祛寒药、清热药、治咳化痰药、调气药、理血药、补养药、芳香开窍药、安神镇惊药、固涩药、消化药、驱虫药、外用药18类①。同时期各中医院校编写的《中药学》讲义，皆是类似分类思路。因为具体分类时"凡一药有数种功用者，则归类以主要功用为根据"②，但因对部分中药哪种功效应当作为主要功用的认识不同，所以会对门类有所调整和增删。因此，同一药物在不同的教材讲义中有可能归属于不同的门类。20世纪70年代后，高等中医院校《中药学》教材，又陆续以原植物（或动物、矿物）的中文名、拉丁学名和药用部分说明药物来源，在选摘历代本草文献记载之外，附上药理研究等现代研究成果，这种体例沿用至今。

如果说近代医家以功效分类本草，是为了实现传统本草学形式上的科学化，那么20世纪50年代后以《中药学》教材为标志的新的中药学范式，则有从内容上将功效作为中药学主体的趋势。例如，1978年成都中医学院等编写的全国高等医药院校试用教材《中药学》，编写说明中明确指出"功效和应用是本书介绍的重点"③。也许是这种表述淡化了药性是传统本草理论特色的缘故，1984年成都中医学院凌一揆等编写高等医药院校教材《中药学》（中医界俗称"第三版"教材）时，编写说明改为"药物的性能、功效和应用，是各论的重点内容"④。尽管表述有所调整，但教材的实质内容，尤其是具体药物的内容，并无实质性变化。

很显然，古代本草以药物自然属性为主的分类方式，近代以后被逐渐抛弃。因为要突出功效，"一种药物，因入药部份不同而功用相异者，则亦按其功用，分别归类"⑤，古代本草中渗透的博物学传统，也因之一

---

① 2016年出版的全国中医药行业高等教育"十三五"规划教材《中药学》将中药分为解表药、清热药、泻下药、祛风湿药、化湿药、利水渗湿药、温里药、行气药、消食药、驱虫药、止血药、活血化瘀药、化痰药、止咳平喘药、安神药、平抑肝阳药、息风止痉药、开窍药、补虚药、收涩药、涌吐药、攻毒杀虫止痒药、拔毒化腐生肌药23类。

② 南京中医学院，江苏省中医研究所《中药学·凡例》，北京：人民卫生出版社，1959年。

③ 成都中医学院等《中药学·编写说明》，上海：上海科学技术出版社，1978年。

④ 凌一揆《中药学》，上海：上海科学技术出版社，1984年。

⑤ 南京中医学院，江苏省中医研究所《中药学·凡例》。

并消失。在这个重新建构起来的中药学体系中，药效的凸显使药性流于一种形式上的附庸和点缀，高等中医院校《中药学》教学、学习、考核各个环节的重点，变成了对功效的讲解和记忆。

结 语

中医学使用本草的原则，并不存在历史分期明确、泾渭分明的据效而用和据性而用，也不能简单地说古代本草学是据性而用，而近代以来则是据效而用。依据药物自然属性，在博物学传统思维方式的指导下，无论是以药性来阐释功效，还是以药性来预判新药的功效，这的确都是古代中医本草学的特色。但是，功效是药物得以称为药物的根本，药性理论也仅是阐释功效产生机理的一种假说，存在许多局限，也是不争的事实。

近代以来，西医学在中国获得日趋广泛而深入的影响，传统中医也因之获得了反思自我的机遇。近代医家所进行的中西医汇通、中医科学化等努力，不仅使中医面对"废止中医"思潮时能够获得跻身当时卫生系统的可能，也孕育了传统中医理论发展与创新的可能。中西医学毕竟属于不同的医学体系，它们之间的汇通与结合并非易事，某些汇通可能还会与中医传统有较大差别。但我们不能因为中医古代传统的改变，而片面认为中西医汇通与中医科学化阻碍了中医的传承和发展。

就本草理论而言，不能简单地因为近代医家以西医药物学为形式参考，突出了药效分类，就认为近代中医范式是失败的。《神农本草经》的三品分类法，同样是据效而分，为何还被奉为经典？所以，问题的关键，不是外在形式的分类，而是就具体药物而言，我们如何能够用中医的思维来分析问题，这才是保持中医特色至为重要的。中医的发展离不开具体的社会环境，站在今天来反思本草理论的构建与嬗变，绝不是要复古，而是通过学术史的梳理，明晰了历史，才可以在将来借助多学科研究的视野审视传统，阐明药性理论的具体内涵与适用范围，更加客观地评价药性理论的优劣，并进一步思考如何弥补传统药性理论的短板，如何使今天的中医现代化研究更加合乎中医自身的规律，而不是成为一种附庸。

谨慎应用中药药象学理论

《中国中医药报》曾先后刊登了甘肃中医学院梁永林、朱向东、李兰珍等诸位老师的《试谈中药药象学研究的必要性》（2006年9月15日第7版）《中药药象学研究的可行性》（2007年4月30日第7版）二篇文章，认为应以"药象"来概括说明中药的功用及其应用规律。我个人以为，中药药象学研究确有必要，但更要明白其可用范围和尺度，要摒弃其中的机械成分，探讨中药药象理论与现行主流药性理论相互补充的"度"。

现行的主流中药理论是以药物的性味、归经、功用为主要框架而构建的，此框架虽相对明晰、易于类别，但存在的问题也不少。例如，为什么同样性味归经的药物却具有不同的功用，甚至是相差很大？或者是功能类似的中药其性味归经相差却很大。清代医家徐灵胎曾感言："药之治病，有可解者，有不可解者。如性热能治寒，性燥能治湿，芳香则通气，滋润则生津，此可解者也。同一发散也，桂枝则散太阳之邪，柴胡则散少阳之邪；同一滋阴也，而麦冬则滋肺之阴，生地则滋肾之阴。"① "又同一热药，而附子之热，与干姜之热，迥乎不同。同一寒药，而石膏之寒，与黄连之寒，迥乎不同。一或误用，祸害立至。"②其他医家亦多有阐发，在此不一一引述。可见在目前的中药主流理论中，性味归经与中药的功用不具有特殊的、相对固定的对应关系，使中药理论目前难以一种理论来囊括全部。

《医学源流论》中曾讲："盖古人用药之法，并不专取其寒热、温凉、补泻之性也。或取其气，或取其味，或取其色，或取其形，或取其所生之方，或取嗜好之偏。"③可见，古人曾认识到单纯的中药性味理论在阐释中药功用，及其应用规律时的局限性，也曾想通过借助分析药物的天然气味、形态、颜色、生长等自然物象，来补充说明主流的中药性味理论，这也就是现在我们大家常说的中药药象理论。中药药象学的思维方法与取象比类相似，是一种朴素原始的类比法，是根据被研究对象与已知对象表现于外的特征在某些方面的相似或相同，从而认为两者在其他方面也有可能相似或类同。

---

① 徐灵胎《医学源流论》，刘洋校注，北京：中国中医药出版社，2008年，43页。

② 徐灵胎《医学源流论》，34页。

③ 徐灵胎《医学源流论》，34页。

中药药象学的实质无非两个方面，一是把药物表现于外的"象"，通过阴阳五行等思维模式工具进行比类，从而判定其可能具有某种功用。例如，朱砂色赤，依五行归心，从而具有宁心安神之用。二是，不通过阴阳五行等思维模式工具的逻辑加工，单在天人相应的观念指导下，依自然界之理而判定某种药物可能具有某种功用，把"象"即药物的外部特征，作为药物具有某种功用的依据或原理。某种药物与人体某一部分形状、颜色相同，部位、功能相似，便具有某种功用。例如，牛膝其节如膝故能治膝胫之疾、续断多筋而续绝伤、杜仲多筋坚韧能坚筋骨、伸筋草似筋而能舒筋通络、穿山甲打洞而具有通络之效，还有我们老百姓常说的"吃哪补哪"，等等。

仔细揣摩便可见，此两者的随意性较大，尤其是后者，在此理论指导下的中药功用阐释亦不乏荒谬之说，使中药药象学的应用范围相对来讲要窄的多。《中药药象学研究的可行性》一文中曾介绍了近代名医范文甫的两则医案，一是治疗不寐，用百合花因其朝开暮合，用紫苏因其叶朝仰暮垂，取其意而用之，本书之前文章中已有详载。一是治疗秋温大热，因其时而用荷叶上之露水。诚然是妙案，但读罢拍案叫绝的同时，我们不免要思考，朝开暮合、朝仰暮垂的药物不仅有百合和紫苏，这种用药的方法究竟有没有普遍性？或者说，何时应该取象用药，何时不能机械地取象用药，我们并没有一个基本的准则。

因此说，中药药象学充其量是目前主流中药理论的一个补充。如果不明此理，想以其一统中药理论而大谈取象比类的用药模式，实在是过犹不及，在临床实际应用中亦难以落到实处。时下越来越多的学者都认识到了取象比类这种朴素类比法存在的局限，通过各种方法来弥补修正。以五行为例，相对于古代的论述，我们把其应用范围缩小了很多，这并非是一种倒退，而是我们更加科学地来审视中医学思维模式工具应用范围的体现。张岱年在其《中国哲学大纲》中论述"天人合一"时就曾批判董仲舒讲："天人相类是一种牵强附会的思想，认为天人在形体性质上皆相似。……天人相类非即天人相通。"①意义便在于此。

再者，更重要的是，如果试图以药象用中药的自然表象来阐释中药的性味功用等问题，那么必须要明白药物的自然物象，诸如气味、形态、颜色、生长环境等因素，与中药的性味功用之间并不存在普遍的因果关系。例如，并不是所有的红色药物都补心，并不是所有的柔软有汁的药物都是润药；再如，对于中药的"气味"，中医学讲的是"五味"酸苦甘辛咸，如果根据中药的自然物象，单纯依据能嗅到或者是能尝到的滋味为标准，来断定中药的酸苦甘辛咸，则大错特错。且不说一味中药其气味，往往是酸苦甘辛咸五者之中的两者甚或两者以上兼而有之，单纯依据感官难于全面把握。即使是单一的五味中的一味，单纯依据口鼻感官所做出的判断，也常与本草典籍的记载不同。与五味理论相类似，中药的"四气"寒热温凉，也很难由感官做出准确判断。

因此，中药性味理论的建立，不是大家想象中完全依"尝百草"而定。比较合乎逻辑的解释似乎应该是，通过应用某种药物在长期积累其用药经验的基础上，依据已有的阴阳五行等中医基础理论工具，反推它的性味、归经等。明代医家缪希雍曾云："夫物之生也，必禀乎天。其成也，必资乎地。天布令，主发生，寒热温凉，四时之气行焉，阳也；地凝质，主成物，酸苦辛咸甘淡，五行之味滋焉，阴也。"②从一定角度表明了中药性味理论，是在天人合一思想的指导下，依据中医理论进行推论而得。可以试想，如果真的是依据自然物象气味而定，那么中药的气味就不可能局限于酸苦甘辛咸五者了。

既然如此，那么传统中药理论体系是如何在药物诸多自然物象的基础上，加以取舍，而作为判定中药性味功用准则的呢？更进一步讲，我们现在面对传统的中药理论体系，面对古人已经确定的某某中药的性味归经与功用，用之临床亦多有效，似乎每个人都不用去怀疑和反思。那么，时下我们要创新完善中药体系，当我们自己要给新药定义性味归经

---

① 张岱年《中国哲学大纲》，北京：商务印书馆，2015年，287页。
② 缪希雍《神农本草经疏》，郑金生校注，北京：中医古籍出版社，2002年，1页。

功用之类时，我们怎样才能把握古人的思维呢？怎样才能从药物的诸多自然物象中加以取舍呢？

因此，中药药象学研究的确有其必要性，但更要明白其可应用的范围和尺度，要摒弃其中的机械成分，探讨中药药象理论与现行主流中药理论相互补充的"度"，这才是研究的必要前提和基础。

中药用药思维的研究思路与重点内容探析

对中药的研究，除了现代药理学的思路与方法之外，还需要基于中医学自身的特色来设计研究方案。诸如中医学应用中药的理念和思维，认识中药药性与功效关联性的方式等问题，都不是单纯依靠自然科学研究就能解决的。而这些问题又恰恰是认知和把握中医药自身特色的关键之处。因此，对本草理论构建与嬗变的学术史梳理，对中药用药思维的解读等，也应该被作为中药现代化研究的重要选题。换言之，中医药的现代研究方式应该更加多样化，应多些对自身特色的考量，少些对其他学科的模仿，不应该完全走现代科学研究的路子。本文仅以中药用药思维为例，说明日后开展系统研究的思路与重点内容。

中药用药思维是中医学认识、分析和处理中药相关问题的过程与形式，是指导中医学药性理论体系得以构建的宏观准则。中药用药思维体现在中药使用的诸多细节之中，从对中药药性的判定和功效的解读，到中药与身体体质、疾病病理关联性的阐发，从依据证候特征性来选择中

125

药，到不同中药的组方使用，都显现着中药用药思维的独特性和创造性。可以说，中医学与其他医学相比较而显现出的治疗独特性，在很大程度上是因为用药思维的不同而形成的。研究思维方式要比获取某种具体的知识更为具有方法论意义。因此，从思维研究的角度来宏观地呈现中医用药的多元思维，对于了解中药药性理论体系的独特性，全面解析中医学辨证论治体系的精华所在，以及解析中西医学之间的差异性，具有重要的实际意义。

一、既往研究述评

中医学领域中的思维研究从20世纪80年代末、90年代初便已陆续开展，近五年来，中医学原创思维研究逐渐兴起。中药用药思维作为中医学原创性思维研究的一部分，理应得到相应的重视，但实际上关于中药用药思维的针对性系统研究则很少。

既往研究主要是围绕药象思维而展开的。关于象思维，王永炎等认为，象是研究者将借助感官获得的客体在自然状态下的表象、征象、法式，与其既往的学识经验相结合所产生的关于客体的实体要素、属性和关系的综合概括[1]。象思维就是以事物的各种外在表现为依据，充分借用观察者已有的知识经验，通过广泛联系，旁征博引，体悟事物的内在本质或变化规律的思维方法。中医的辨证过程乃至中医理论的形成集中体现了象思维的全部过程，认真研究中国古代的象思维对于正确理解和研究中医药学具有重要意义[2]。王琦将象数思维作为中医理论思维的核心和主体[3]。张宗明将意象思维作为中医思维的主导[4]。刘长林认为中医学是依

---

① 王永炎，刘保延，张启明《中医临床疗效评价的关键科技问题——香山科学会议第 368 次学术讨论会综述》，《北京中医药大学学报》2010年第33卷第12期，799页。

② 王永炎，张启明《象思维与中医辨证的相关性》，《自然杂志》2011年第33卷第3期，133-136页。

③ 王琦《中医原创思维的路向》，《中华中医药杂志》2012年第27卷第11期，2877页。

④ 张宗明《奇迹、问题与反思——中医方法论研究》，上海：上海中医药大学出版社，2004年，101页。

"观物取象"和"立象尽意"的原则形成的人身科学，主要是意象思维的产物。中医学无论在生理病理还是在临床治疗上，着重把人身看作一个自然之象的流程。这也就决定了中医学必定以自然地生活着的人为认识对象，而属于象科学①。

对于以药象来认知中药药性和功效，唐仕欢等认为中药药性理论的建立，一方面离不开古人对生命现象、药物性味的实践体察，另一方面深深受到中国传统象思维的影响和制约。在对中药药性认识过程中，历代医家通过取象比类的方式，以象为工具，根据药物外在之象，与天地自然之象，如四气、五味、升降浮沉等加以关联，将中药的共同特征和属性进行标志、归类，从而达到认识和应用中药的目的②。梁永林等认为中药药象是以中药的自然物象形态、质地、部位、颜色、气味、习性、生长环境等为本，运用象思维以药物表现于外的形象、征象为依据，通过动态整体联系，来探究药物内在本质和运动变化规律，阐述药物作用机理的一门学科。中药的传统作用原理也都是运用象思维的产物，并且直接指导中药功效的发掘③。

笔者认为中药药象学研究的确有其必要性，但更要明白其可应用的范围和尺度，要摈弃其中的机械成分、探讨中药药象理论与现行主流中药理论相互补充的"度"，这才是研究的必要④。上述研究不同程度上片面地强调药象思维在中药用药思维体系中的位置，夸大取象比类对于中药药性理论体系构建的影响，忽略了全面考察和研究中药用药多元思维体系的诸多构成要素。基于此，本文重点探讨中药用药思维研究应秉承的理念及其研究重点。

---

① 刘长林《中国象科学观》，北京：社会科学文献出版社，2008年，814页。

② 唐仕欢，黄璐明，杨洪军《论象思维对中药药性形成的影响》，《中医杂志》2009年第50卷第6期，487页。

③ 梁永林，刘稼，吴玉泓《中药"药象"的理论基础》，《甘肃中医》2009年第22卷第1期，3页。

④ 刘鹏《谨慎应用中药药象学理论》，《中国中医药报》2007年8月30日。

二、研究思路

中药药性理论的形成既源于对中药本身自然属性的考察，又有在结合特定体质与具体疾病证候来应用中药过程中的经验总结和升华。因此，基于"中药-体质-证候"三者之间的关联性，可以实现对中药多元用药思维的全面揭示。

这就需要从中药的自然属性出发，密切结合"中药-体质-证候"三者之间的关联性，基于历代中医文献，特别是与中药关系最为密切的本草、方书类文献，以及直接记载和体现历代医家应用中药思维过程的医案、医话类文献，利用中医文献学、思维科学、信息学等多学科的研究方法，来梳理和总结历代医家在综合考虑中药自然属性、依据体质的差异性与证候的特殊性而选择和使用中药的过程中，所展现的多元用药思维。

三、研究重点

据性用药思维

据性用药思维，即中医学依据中药自身属性来标识药性和使用中药的思维。中药药性理论是在特定的历史条件和文化背景下形成的，传统中医学对中药药性的界定，在很大程度上得益于传统文化共性思维与中医学原创性思维，对中药形状、颜色、气味、生长时间与环境等诸多自然属性信息的加工和重塑。这种认知中药的思维是古人阐发具体中药药性与其功效关联性的重要指导，是有针对性地选择中药和组合中药的前提和基础。

研究据性用药思维需要在梳理传统文化思维与中医学原创性思维的基础上，重点研究它们在中药领域中的渗透和发展，阐明据性用药思维的内涵、适用范围与应用方法，以及对于全面解读中医多元用药思维的基础性意义。

依质用药思维

依质用药思维，即中医学依据个体体质差异性选择中药的思维。中医学的特色之一便是依据患者的体质而制定个性化的治疗方案，从治则治法的选择，到具体的选药组方，都要充分考虑患者的差异，将宏观的辨病论治与灵活个性的辨证论治结合起来。

研究依质用药思维需要在梳理总结体质分型和常见各型体质特点的基础上，分析中药干预调节体质的宏观原则和准则，重点说明依质用药在不同类型疾病和疾病不同阶段的介入时间、介入方式和介入程度，阐明依质用药思维的内涵、适用范围与应用方法。

因证用药思维

因证用药思维，即中医学依据疾病具体证候的特征性病机来选择中药的思维。中医学通过八纲辨证、病性辨证、脏腑辨证、经络辨证、六经辨证、卫气营血辨证、三焦辨证等辨证方法来分析具体疾病的病因病机与证候特点，将疾病的不同阶段概括为不同的证型，随之确定相应的治疗原则和方法，再处以方药进行治疗。

研究因证用药思维需要在分析中医学各种辨证方法的基础上，说明各种常见证候的病机特点以及据此所拟定的针对性治疗原则与方法，研究中药药性如何与证候的特征性病机相符，如何体现相应的治疗原则与方法，最终阐明因证用药思维的内涵、具体内容、适用范围与应用方法。

中医学在辨证施治过程中多元用药思维的配合应用原则与规律

中医学使用中药治疗疾病是多种思维共同作用的过程，因此需要在上述研究内容的基础上总结各种用药思维配合应用的原则，说明当面对不同的疾病，或同一疾病的不同阶段时，应该如何依据疾病矛盾的主次来考虑用药思维的主次与配合，以最终确定如何筛选中药和组合中药以成方，体现"中药-体质-证候"之间的关联性。

中药"毒"的内涵解析

有毒与无毒，是中药的重要药性之一。但是古代本草典籍中对中药有毒与无毒的标注，并不等同于药物的不良反应。换言之，古代本草"毒"的内涵远不是不良反应所能概括的。即使就狭义的、能带来不良反应的有毒中药而言，古人也未曾将其弃而不用，许多疗效显著的药物都是有毒中药。历代中医积累了大量使用有毒中药的经验，早在《伤寒杂病论》中便已有多首使用有毒中药的经方。可以说，中医学对毒药的使用，历史悠久，特色明显。正因如此，对有毒中药的研究越来越得到关注和重视，以下两篇文章是笔者参加国家973项目"确有疗效的有毒中药科学应用关键问题的基础研究"文献部分子课题时所作，较为全面地梳理了中药毒的内涵。

毒是中药性效理论体系的重要组成部分，但中药"毒"的内涵却绝非"毒害"二字所能概括。比如，《素问·异法方宜论篇第十二》云："其病生于内，其治宜毒药。"王冰注曰："辟邪安正，惟毒乃能，以其能然，故通称谓之毒药也。"[1]这是以毒药来统称中药，药即毒，中药之所以能够治疗疾病，正是因为其不具备日常食物所拥有的相对平和、稳定的性质。除了这种广义内涵，历代医家对中药"毒"狭义内涵的认识也是多层次的。概括而言，主要包括以下三个方面。

一、"毒"为对中药偏性的概括

《说文解字》载："毒，厚也。害人之艸，往往而生。"[2]气味厚，实际上是在表达一种偏性。反言之，气味平淡之品不能用"厚"来定义。中医学也延续和借鉴了这种认识，历代医家多有论述，例如：

明代缪希雍《神农本草经疏》"原本药性气味生成指归"中云："气之毒者必热，味之毒者必辛。"[3]明代张景岳《类经·五脏病气法时》中云："药以治病，因毒为能，所谓毒者，以气味之有偏也。"[4]清代徐大

---

① 王冰《黄帝内经素问》，北京：人民卫生出版社，1963年，81页。

② 许慎《说文解字》，北京：中华书局，1963年，15页。

③ 缪希雍《神农本草经疏》，郑金生校注，北京：中医古籍出版社，2002年，2页。

④ 张介宾《类经》，北京：中国中医药出版社，1997年，210页。

椿《神农本草经百种录》中云："凡有毒之药，皆得五行刚暴偏杂之性以成。"[1]在其《医学源流论》"热药误人最烈论"中又云："盖热性之药，往往有毒。"[2]清代薛雪在其《医经原旨》中注释《黄帝内经素问》"毒药攻邪"一句时云："药以治病，因毒为能。所谓毒者，以气味之有偏也。"[3]

就具体药物而言，缪希雍《神农本草经疏》谓附子"全禀地中火土燥烈之气，而兼得乎天之热气，故其气味皆大辛大热，微兼甘苦，而有大毒"[4]。清代张志聪《本草崇原》"附子"条中云："附子禀雄壮之质，具温热之性，故有大毒。《本经》下品之药，大毒、有毒者居多，《素问》所谓毒药攻邪也。"[5]药物攻邪必须具有偏性，以偏纠偏。清代陈修园《神农本草经读》"附子"中云："凡物性之偏处则毒，偏而至无可加处则大毒。因大毒二字，知附子之温为至极，辛为至极也。"[6]清代杨时泰《本草述钩元》中谓巴豆："生于盛夏六阳之令，而成于秋金之月，禀火性之急速及坚金之刚猛，故性有大毒。"[7]

二、"毒"为对中药药力峻厉之概括

"毒"用指中药药力之峻厉，实际上是对药即毒、毒为药性之偏的进一步引申和拓展。详言之，药即毒的表述厘清了食药之间的差异，用"毒"来标识药物相对食物而言所具有的更为强烈的治疗效果。毒为药性之偏，性味有所偏则必有所厚，中药治病是以药物之偏性来纠正和调节机体生理失常所致之偏，性味有所偏厚则其药力一般要强于性味之平淡者。

① 徐大椿《神农本草经百种录》，北京：人民卫生出版社，1956年，79页。

② 徐大椿《医学源流论》，万方整理，北京：人民卫生出版社，2007年，49页。

③ 薛雪《医经原旨》，洪丕谟、姜玉珍点校，上海：上海中医学院出版社，1992年，252页。

④ 缪希雍《神农本草经疏》，372页。

⑤ 张志聪《本草崇原》，刘小平点校，北京：中国中医药出版社，1992年，108页。

⑥ 陈修园《神农本草经读》，北京：人民卫生出版社，1959年，45页。

⑦ 杨时泰《本草述钩元》，上海：科技卫生出版社，1958年，508页。

早在《黄帝内经》中已有这种认识，如《素问·五常政大论篇第七十》云："大毒治病，十去其六；常毒治病，十去其七；小毒治病，十去其八；无毒治病，十去其九。"①大毒之药，其药力最为峻厉，故疾病十去其六时，就当停药，以免损伤机体之正气。常毒之药，药力稍逊，疾病十去其七时当停药。小毒之药次之，十去其八时停药以固护正气。无毒之品，药力最弱，疾病十去其九可停药。分别以大毒、常毒、小毒、无毒来标识药物药力之强弱。

类似论述还散见于其他历史时期的医著中，例如，金代李东垣《珍珠囊补遗·用药法》中云："然有大毒之疾，又须用大毒之药以劫之。"②明代陈嘉谟《本草蒙筌》中云："有无毒治病之缓方者，盖药无毒，则攻自缓也。……有药毒治病之急方者，盖药有毒，攻击自速，服后上涌下泻，夺其病之大势者是也。"③明代张景岳《类经》中云："毒药，为药之峻利者。"④清代章楠《灵素节注类编》中云："毒者，峻猛之谓，非鸩毒也。"⑤

三、"毒"为对中药不良反应的概括

《神农本草经》"序录"中云："若用毒药疗病，先起如黍粟，病去即止，不去倍之，不去十之，取去为度。"⑥"先起如黍粟"便是服药后机体出现的不良反应。因此，"有毒宜制，可用相畏相杀者"⑦，在应用有毒中药时为了避免不良反应的出现，以尽可能发挥有毒中药的治疗效果，需要通过多样灵活的配伍形式。相比于毒即药、毒为药性之偏、毒为中药

① 山东中医学院，河北医学院《黄帝内经素问校释》，北京：人民卫生出版社，1982年，1015页。
② 李东垣《珍珠囊遗药性赋》，上海：上海科学技术出版社，1986年，22页。
③ 陈嘉谟《本草蒙筌》，北京：人民卫生出版社，1988年，11页。
④ 张介宾《类经》，37页。
⑤ 章楠《灵素节注类编》，方春阳、孙芝斋点校，杭州：浙江科学出版社，1986年，391页。
⑥《神农本草经》，顾观光辑，北京：人民卫生出版社，1955年，18-19页。
⑦《神农本草经》，19页。

峻厉之力而言，用毒来指称某些中药作用于人体后而出现的不良反应，亦即与治疗目的无关的反应，正是其狭义内涵。

"毒"的这种狭义内涵起源很早，在"神农尝百草，一日而遇七十毒"所展现的古代先民寻找可食之物的过程中，某些能够使机体产生不良反应的动植物最容易被认识，先民也最容易逐渐形成对它们的避忌及使用经验。随着这种使用经验的逐渐积累，毒即药、毒为药性之偏、毒为某些中药之峻厉药力等内涵逐渐清晰起来。因此，这些内涵的形成与毒的这种狭义内涵有着密切的联系。不但如此，先民在寻找食物裹腹的过程中，认识到了自然界某些动植物对人体的危害作用，并称之为"毒"，而后逐渐把这种认识扩大化，以简单朴素的类比思维把某些致病迅速、发病急骤、机体损害大的病因也称之为"毒"。

《神农本草经》以降，历代医家对"毒"的这种狭义内涵有着更直接和深入的表述。例如，隋代巢元方《诸病源候论》中云："凡药物云有毒及大毒者，皆能变乱，于人为害，亦能杀人。"①毒即害，能变乱人体，甚则杀人。又如，宋代《太平圣惠方》卷第三十九"解诸药毒诸方"中云："凡药毒及中一切毒，皆能变乱，于人为害，亦杀人。"②"毒"在"药毒"的基础上，其内涵进一步扩大，一切毒皆能害人。是篇还详细论述了中毒后不良反应的主要表现，其云："若毒重者，令人咽喉肿强，而眼睛疼痛，鼻干，手脚沉重，常呕吐，唇口习习，腹里热闷，颜色乍青乍赤，经久则难疗。其轻者，乃身体习习而痹，心胸涌涌然而吐，或利无度是也。"③再如，清代徐灵胎在其《神农本草经百种录》"石蜜"条中云："正则和平，邪则有毒。毒者，败正伤生之谓。"④

需要说明的是，传统中医学对中药"毒即害"的认识，除了考察药物单独应用时出现的不良反应外，还大量结合具体病证及配伍应用方法来言其毒性。前者集中体现在大量本草类著作中，以大毒、小毒、微毒

① 巢元方《诸病源候论》，黄作阵点校，沈阳：辽宁科学技术出版社，1997年，125页。
② 王怀隐等编《太平圣惠方》（上），北京：人民卫生出版社，1958年，1179页。
③ 王怀隐等编《太平圣惠方》（上），1179页。
④ 徐大椿《神农本草经百种录》，北京：人民卫生出版社，1956年，79页。

等来标识其毒害作用之强弱；后者则散见于诸多临床各科著述、医案医话类文献中，对药物毒害作用的措述也与"性-证-效"紧密相连，对"毒"的界定与本草类著作相比也显得更为灵活和宽泛。但是，当患者体质、病证、药物使用规范与否等诸多因素掺杂在一起，来描述中药的毒害作用时，所出现的不良反应是否就是药物本身的"毒"所致，还需要具体情况具体分析，难以有统一的界定标准，这是中药理论的特色，也是其难点。

机体后产生的比较直观的、急性的、剧烈的反应易于把握，但是对于服药后机体产生的慢性变化，以及少量用药无明显变化，但累积用药会出现不良反应的药物，经常忽视而少有记载。再如，传统中医学在强调诊疗个性化的同时，也经常把个体出现的、不具普遍意义的过敏反应，也归咎于中药之毒。因此，我们现在对有毒中药的界定，或者说符合哪几项条件就能把某些中药定义为有毒中药，其标准的制定既要参考古代中医文献的记载，又要充分借鉴现代毒理学研究的理论。只有两者充分结合，才能在保持传统的同时，又最大限度地保证其准确性和合理性。具体而言，对有毒中药的界定，需要把握以下几个原则和注意事项：

（1）凡是能使机体出现不良反应的中药均可称之为有毒中药。古代文献对中药毒性的记载，是基于中药进入人体后所表现于外的反应而进行判断的，影响因素很多，比如机体的体质类型等。因此，对有毒中药的界定，需要排除其中因个体体质因素而出现的不具普遍意义的个案。

（2）古代中医文献中记载的直观的中药中毒反应，如半夏刺激黏膜等，易于发现和界定。对于非直观中毒反应的记载，则略显不足，正如晋代《小品方》卷第十一"述用本草药性"中所言："味合则成毒，未必即杀人即病也，皆经久乃害耳。唯见朝食至暮无害，便谓书记非实，甚可哀。"①因此，对于有毒中药的界定，不能仅仅依靠古代中医文献的记载，尤其是对于会出现非直观中毒反应的中药，应充分参考和借鉴现代毒理学的论述。

（3）古代医家对有毒中药概念的界定具有广泛性和相对性。广泛性是指，凡药皆有毒，或者说皆可有毒；相对性，是指对于同一药物而言，"有毒"与"无毒"的界线也不是绝对的，而是相对的。古代中医文献除了以有毒、无毒、大毒、小毒等相对模糊的表述来谈论中药的毒性，大部分是结合具体的病证及用药规范与否来谈论中药的毒性，在这种语境中所述药物之毒性，既有本有之毒性，也有应用不当、药证不符等情况下而产生的不良反应。

---

① 陈延之《小品方》，高文铸辑校，北京：中国中医药出版社，1995年，241页。

历代医家对其论述颇多，例如，清代医家喻昌《寓意草》"先议病后用药"中所云："其于《周礼》令医人采毒药以供医事之旨，及历代帝王恐《本草》为未备，而博采增益之意，不大刺谬乎？欲破此惑，无如议病精详，病经议明，则有是病即有是药，病千变药亦千变，且勿论造化生心之妙，即某病之以某药为良，某药为劫者，至是始有定名。若不论病，则药之良毒善恶，何从定之哉？可见药性所谓良毒善恶，与病体所谓良毒善恶不同也。而不知者，必欲执药性为去取，何其陋耶。"①认为若不论病，则无法谈中药之良毒。再如，金代张子和《儒门事亲》"推原补法利害非轻说十七"中云："凡药皆毒也，非止大毒、小毒谓之毒，虽甘草、苦参，不可不谓之毒，久服必有偏胜。"②元代忽思慧《饮膳正要·卷二·食物中毒》中云："诸物品类，有根性本毒者，有无毒而食物成毒者，有杂合相畏、相恶、相反成毒者，人不戒慎而食之，致伤腑脏，乱肠胃之气，或轻或重，各随其毒而为害，随毒而解之。"③由这段论述我们可以发现，"毒"既可以是药物天生所具有的秉性，也可是因与其他药物配合失宜而产生的不良反应。

因此，某些中药单独合理应用时没有出现不良反应，但与其他药物相配伍，而出现不良反应的，不应称之为有毒中药。某些中药合理应用时没有出现不良反应，但因药证不符而出现不良反应的，不应称之为有毒中药。

但是，这并不表明古代中医文献所记载的大量因配伍、应用不当而出现的"毒"没有研究价值，对这些文献的解读有助于我们更加合理地使用中药，也宜于促使我们反其意而用之，去思考如何通过合理的炮制、配伍等来用毒、减毒、控毒。

（4）历代医家积累了丰富的辨证用药经验，某些有毒中药经过合理配伍或治疗某些病证时，可能不会出现不良反应，但不能依据古代文献中对这些情况的记载而判定它为无毒。例如，清代医家冯兆张《冯氏锦囊秘录》"附子"条中云："善用兵者天下无弱卒，善用药者天下无毒

① 喻昌《寓意草》，北京：中国中医药出版社，2008年，1-2页。
② 张从正《儒门事亲》，刘更生点校，天津：天津科学技术出版社，1999年，57页。
③ 忽思慧《饮膳正要》，黄斌校注，北京：中国书店，1993年，53页。

李零[①]、杨念群[②]、董少新[③]、李建民[④]、余新忠[⑤]、高晞[⑥]、于赓哲[⑦]、梁其姿[⑧]、蒋竹山[⑨]等。在研究过程中，多学科学者的合作也日趋明显，例如，HISTOIRE DU CORPS（《身体的历史》）便是由法国各领域学者合著的经典著作，在从文艺复兴一直到20世纪的身体史叙写中，着重阐发了文化、政治和社会的合力对身体产生的深远影响[⑩]。

既往中医学身体观研究主要是以中医文献典籍中的身体描述为基础，分析其中的社会文化内涵，尝试展现中国传统医学与文化的特质，并说明特定时期的社会变化。例如，蔡璧名通过《黄帝内经素问》对身体的阐发，补充和丰富了诸子思想对身体的论述[⑪]；李建民以脉学为切入点，通过中医学对身体结构与功能的阐释，探讨了中国文化自身各个系统的套叠，以及系统之间的互动[⑫]；栗山茂久通过医学中的身体，阐析了古代中国、希腊两大文化的身体的表现性[⑬]；皮国立以近代医家唐宗海建立的中西医汇通身体诠释法

---

① 李零《中国方术正考》，北京：中华书局，2006年。

② 杨念群《再造"病人"——中西医冲突下的空间政治（1832-1985）》，北京：中国人民大学出版社，2006年。

③ 董少新《形神之间——早期西洋医学入华史稿》，上海：上海古籍出版社，2008年。

④ 李建民《生命史学——从医疗看中国历史》，上海：复旦大学出版社，2008年。

⑤ 余新忠《清代江南的瘟疫与社会——一项医疗社会史的研究》，北京：中国人民大学出版社，2003年。余新忠《清以来的疾病、医疗和卫生——以社会文化史为视角的探索》，北京：生活·读书·新知三联书店，2009年。

⑥ 高晞《德贞传——一个英国传教士与晚清医学近代化》，上海：复旦大学出版社，2009年。

⑦ 于赓哲《唐代疾病、医疗史初探》，北京：中国社会科学出版社，2011年。

⑧ 梁其姿《麻风——一种疾病的医疗社会史》，北京：商务印书馆，2013年。

⑨ 蒋竹山《人参帝国——清代人参的生产、消费与医疗》，杭州：浙江大学出版社，2015年。

⑩ 乔治·维加埃罗，阿兰·科尔班，让-雅克·库尔第纳主编《身体的历史》（全三卷），上海：华东师范大学出版社，2013年。

⑪ 蔡璧名《身体与自然——以〈黄帝内经素问〉为中心论古代思想传统中的身体观》，台北：国立台湾大学出版委员会，1997年。

⑫ 李建民《发现古脉——中国古典医学与数术身体观》，北京：社会科学文献出版社，2007年。

⑬ 栗山茂久《身体的语言——古希腊医学和中医之比较》，陈信宏、张轩辞译，上海：上海书店出版社，2009年。

为切入点，展现了近代中国社会的思想转型①。

两性身体观，特别是女性身体观，也是以往中医学身体观研究的重点。影响最大的是费侠莉，将医学史、性别研究和文化建构的身体作为三个主题，阐明了医学的多元性、折中性，以及医学与仪式和宗教信仰之间的微妙关系。该书虽以女性身体为主要研究对象，但并不局限于女性本身，而是经常从男女两性的复杂社会关系中来认识女性的社会性别和身体的独特性②。其他比较有代表性的如：李贞德主要以《医心方》中的文献为基础，从女性的生育文化着手，探讨了在宋代妇科确立之前，女性和医疗之间的各种关系③；李贞德主编的《性别、身体与医疗》④，共收入9篇从性别角度探讨医疗史与身体史的文章，其中李建民《督脉与中国早期养生实践》探讨了中国早期医家、方士如何通过房中论述而形成一套以督脉为中心的男性身体观，李贞德《汉唐之间求子医方试探——兼论妇科滥觞与性别论述》由5到7世纪的求子药方分析了产育如何成为医者认识女性身体的基础，吴一立《鬼胎、假妊娠与中国古典妇科中的医疗不确定性》认为对于鬼胎定义上的改变是明清时期性别规范变迁中的一部分。方燕以宋代女性为对象，从婚育、身体、疾病等方面对巫术行为与仪式进行了深入分析⑤。范家伟探讨了唐代前期对女性健康体态的描述，分析了唐人欣赏女性身体肥白的社会文化心理⑥。

中医学界对身体观研究的关注，直接来自历史学界的影响。虽然尚属起步阶段，关注度还远远不够，问题意识也有待增强，但受益于医学专业训练，对身体文本的深入医学解读是其特长。例如，李磊主要分析了《黄帝内

① 皮国立《近代中医的身体观与思想转型——唐宗海与中西医汇通时代》，北京：生活·读书·新知三联书店，2008年。

② 费侠莉《繁盛之阴——中国医学史中的性（960—1665）》，甄橙主译，南京：江苏人民出版社，2006年。

③ 李贞德《女人的中国医疗史——汉唐之间的健康照顾与性别》，台北：三民书局股份有限公司，2008年。

④ 李贞德主编《性别、身体与医疗》，北京：中华书局，2012年。

⑤ 方燕《巫文化视域下的宋代女性——立足于女性生育、疾病的考察》，北京：中华书局，2008年。

⑥ 范家伟《从〈千金方〉论唐代前期女性身体观》，荣新江主编《唐研究》（第8卷），北京：北京大学出版社，2002年。

经》的身体范式、特征、渊源与现实困境[1]；笔者出版了中国内地中医学身体观研究的第一部专著《中医学身体观解读》[2]，选取了能够集中体现中医学术演变和传统文化思维特点的肾与命门，作为研究的切入点，结合具体的社会历史背景，集中分析了不同时期的主流文化思潮在中医学身体理论构建过程中的作用，展现了中医学身体观自身的发展与演变。

以上是近几年中医学身体观研究的概况，虽是医疗社会史研究的重要选题，但部分读者对此了解不多，故简要陈述如上，方便大家更好理解本专题的几篇文章。

身体是医学研究的基本对象。医学的发展与进步，就是不断发现与解释身体奥妙，不断认识自我生命复杂机制的过程。通过了解医家对身体的结构与功能进行观察、探索、阐释的整个过程，便能清晰地发现医学理论体系形成发展的脉络与细节。

一、中医学身体观的内涵

身体观就是对于身体的认识和看法。身体的内涵，远非肉体所能概括。在不同的文化背景中，都并非是简单的解剖学所见脏腑组织器官的总和。尤其是在中国传统文化中，身体常常渗透进了中国人以身体为视角对于生命乃至整个传统文化的理解。简言之，身体成为了古人理解传统文化生命观、宇宙观的一个重要载体。

在中国传统文化中，"身体"与"观"两者往往是渗透交织在一起的，"身体"中渗透着传统文化的"观念"，"观念"又在反向重塑和巩固"身体"的内涵。可以说，身体并非是静止的，其中夹杂着生命个体对自身与宇宙的体验，以及不同社会文化观念对身体的塑造和改造。身体总是随着社会文化背景的演变而呈现出变动的内涵。因此，我们很难

---

[1] 李磊《〈黄帝内经〉的身体观研究》，硕士学位论文，长春中医药大学，2010 年。
[2] 刘鹏《中医学身体观解读》，南京：东南大学出版社，2013年。

单纯地从文献论述中去剥离"身体"与"观念"各自清晰完整的内涵和外延，如果为了表述的方便而简单地从"身体观"中去区分"身体"与"观"，我们可以把"形神统一的生命躯体"作为"身体"的论述基点，把围绕这个基点所产生的生命观、宇宙观统称为基于"身体"基础而产生的"观"。

中医学身体观，是中医学对人体生命的综合认识。"身体"作为医学立论的基础和最终落脚点，与传统文化中儒家、道家等其他领域的身体观相比较，传统的中医学身体观更加注重对"形神统一生命体"本身的关注，即更加注重对构成生命躯体各基本要素的关注，如脏腑、形体官窍、精、气、血、津液等等。传统文化其他领域的身体观往往把个体生命的身体作为一个既定的、无须详尽阐发的整体，在此基础上重点论述个体生命与自然、社会间的关系，个体生命间的关系，以及处理各种关系的原则和方法。或者说，对观念的论述要远远大于对身体本身的讨论。医学则把对身体的讨论作为基础，在讨论的过程中既借鉴和体现了传统文化各领域所共有的一般身体观，又在一定程度上或多或少影响了传统文化一般身体观的内涵与发展。或言之，中医学身体观的内容既包括中医学所特有的对身体生命本身的认识，如脏腑学说、精气血津液学说等等，又包括对传统文化一般身体观的理解和融入，如对身体社会属性、自然属性的论述等等。而且，传统中医学对身体的理解与诠释，又影响了整个传统文化对身体的理解，在一定程度上形成了整个传统文化对身体结构及功能理解的基础。例如，《二程遗书》中云："医者言手足痿痹为不仁，此言最善名状仁者，以天地万物为一体，莫非己也。认得为己，何所不至？若不有诸己，自不与己相干。如手足不仁，气已不贯，皆不属己。故博施济众，乃圣之功用。"[1]以中医学对身体手足之感受来探讨理学中"仁"之内涵以及人与天地万物之关系。

---

[1] 程颢，程颐《二程遗书 二程外书》，上海：上海古籍出版社，1992年，17页。

二、中医学身体观的特点

天人相应，贵在和合：时空的身体

中国传统文化长于对各种关系的阐发，天人关系、人与人的关系等等，是传统文化不同侧面所论述的重点。而且在阐发这种关系时，中国传统文化擅长以身体喻事，或者说，中国传统文化在一定程度上是一种身体哲学。

生命个体处于宇宙时空之中，身体亦成为宇宙时空的一部分。中国古代的创世神话中有一种类型是盘古身体的各部分形成了宇宙中的万物，可见早在远古人类的思维中，人的身体便与宇宙相类。葛兆光把这种中国古代思维称作"同源同构互感"[①]。正是源于这种思维，透过身体以洞悉和表达宇宙时空的演变，成为了传统文化身体观的一个重要特征。例如，《二程外书》有云："世之人务穷天地万物之理，不知反之一身，五脏、六腑、毛发、筋骨之所存，鲜或知之。善学者，取诸身而已，自一身以观天地。"[②]

这种特征在中医学身体观中亦有鲜明的体现。中医学把个体生命放置于时空运转之中，密切关注时空变化对身体的影响。未病则注重不同时空环境中的顺时因地养生，已病则关注不同时间地域对身体的影响而制定个性化明显的治疗方案。中医学的这种身体观特征，我们可以称之为"时空的身体观"。尤其是在身体内的脏腑中，这种特点尤为明显。近代医家恽铁樵亦因此把中医脏腑称之为"四时的五脏"，其云："故《内经》之五脏，非血肉的五脏，乃四时的五脏。不明此理，则触处荆棘，《内经》无一语可通矣。"[③]所以说，源于时空观念而建构的五脏的部分特征，决定了五脏恰如是一种功能模型，着重于阐发身体对应于时空流变而产生的各种变化。

中医学身体观的这种特点是中医学身体观的最基本特点之一。正是

---

① 葛兆光《众妙之门——北极与太一、道、太极》，《中国文化》1990年第3期，61页。

② 程颢，程颐《二程遗书 二程外书》，46页。

③ 恽铁樵《群经见智录》，张家玮点校，福州：福建科学技术出版社，2005年，35页。

围绕这种时空化的身体，围绕时间和空间所呈现出的变动不居，个体生命才被赋予了极强的变易性与仪式性，规律性与可预测性。

天道周行，如环无端：循环的身体

中国传统文化语境中的身体常常是类比于天地"大宇宙"的"小宇宙"，宇宙的运行变化规律在人的身体中有着鲜明的比拟。这一点在传统中医理论体系中非常明显。

在古人的宇宙观中，日月星辰等天体作环周循环运动。"天道环周"思想是古人对自然界和人类社会发展变化规律所作的概括，指出这种发展变化是一种周流不息的环周运动。类比于人体，正常的生命现象中也应该存在类似的环周运行规律。例如，《灵枢·经水第十二》云："凡此五脏六腑十二经水者，外有源泉而内有所禀，此皆内外相贯，如环无端，人经亦然。"[1]经络系统中十二经脉的经气流注从手太阴肺经开始，依次流注至足厥阴肝经，再传至手太阴肺经，首尾相接，如环无端。就五脏而言，依五行相生而形成的五脏相生理论，亦是一种环周式的资生和促进。

再如，气血津液的运行也是一种非常明显的环周运动。以气之运行为例，《灵枢·脉度第十七》有云："气之不得无行也，如水之流，如日月之行不休，故阴脉荣其脏，阳脉荣其腑，如环之无端，莫知其纪，终而复始。其流溢之气，内溉脏腑，外濡腠理。"[2]气运行不息，如环无端，终而复始。

体用兼备，重在释用：功能的身体

传统中医学对身体的观察既关注身体各部脏腑组织的形态，更注重对其功能的阐发，可谓体用兼备，但更重在阐释其用。诚然在中医学的发展过程中，解剖学意义上的形体观察在中医学理论的构建过程中，逐

---

[1] 河北医学院《灵枢经校释》(上册)，北京：人民卫生出版社，1982年，292页。
[2] 河北医学院《灵枢经校释》(上册)，348页。

渐处于次要的边缘位置，甚至中医学中许多对身体功能的阐发丝毫不是建立在解剖的基础上，但若据此而否定解剖在中医学身体观构建过程中的地位，无疑是不符合客观实际的。

但有意思的是，解剖所见的身体在中医学理论中所占的位置越来越小。例如，宋代《宾退录》中记载"王莽诛翟义之党，使太医尚方与巧屠共刳剥之，量度五脏，以竹筳导其脉，知所终始，云可以治病，然其说今不传"①。比对王莽解剖之事与《黄帝内经》，便可知中医经脉理论得以构建的关键性因素并非解剖。若是源于解剖，则不可能直至王莽时依然把血管错以为是经脉。王莽的所作并非是医学实践精神之驱使，而是类似于古代常见的戮尸惩罚。这与《吕氏春秋》所记载的商纣王"截涉者胫而视其髓，杀梅伯而遗文王其醢"，"剖孕妇而观其化，杀比干而视其心"②的行径相似。

推之于脏腑，亦是如此。例如，《礼记正义》载："郑驳之云：《月令》祭四时之位，及其五藏之上下次之耳。冬位在后而肾在下，夏位在前而肺在上，春位小前故祭先脾，秋位小却故祭先肝。肾也、脾也，俱在鬲下。肺也、心也、肝也，俱在鬲上。祭者必三，故有先后焉，不得同五行之气，今医疾之法，以肝为木，心为火，脾为土，肺为金，肾为水，则有瘳也。若反其术，不死为剧。如郑此言，五行所主，则从《今文尚书》之说，不同许慎之义。"③祭祀所用之牺牲与解剖密切有关，中医不取此种五行脏腑分类，亦说明了中医对脏腑的关注重点不在于解剖，而在于对功能联系的表述。至清代，王清任在《医林改错》中依然认为《素问》所载脏腑之重量、长度等，"其言仿佛是真，其实脏腑未见"④。可见《黄帝内经》以降所论脏腑之形态，很多时候是一种基于功能而作的推测，而非解剖。

与解剖所见的"身体"大相迥异的是，对身体功能的阐发成为了中

---

① 赵与时《宾退录》，上海：上海古籍出版社，1983年，43-44页。

② 高诱注《吕氏春秋》，上海：上海书店出版社，1986年，301-302页。

③ 郑玄注，孔颖达疏《礼记正义》，龚抗云整理，北京：北京大学出版社，1999年，453页。

④ 王清任《医林改错》，陕西省中医研究院注释. 北京：人民卫生出版社，1985年，9页。

医学身体观的主流。以中医脏腑为例，传统中医所言五脏的功能，常常是现在我们解剖学意义上几个脏腑组织器官共同表现出来的功能状态。

内外相系，各部相连：联系的身体

上文已叙，中医学理论体系中的身体是时空的身体、循环的身体、功能的身体。时空身体所表达的是身体与时间空间的密切相关性，循环的身体所表述的是在天人相应的基础上依据天道运行规律而确定的身体内部运行规律，功能的身体所强调的是中医学对身体的关注重点在于身体各部协调所表达出的整体功能效应。简言之，以上所述中医学身体观的三种特点都是在表达身体与相关联的事物之间的密切联系，或者是身体内部的诸多联系。时空的身体、循环的身体表达的是身体与宇宙时空之间的密切联系，而功能的身体表达的是身体各部之间的密切联系，我们可以"内外相系，各部相连"概括这种身体内外的联系，称之为"联系的身体"。可以说，联系的身体是对以上时空的身体、循环的身体、功能的身体的概括。

任何医学都不可能把身体各部作为孤立的研究对象。即使相对孤立的身体各部的单独研究，最终也要放置于身体的整体环境中进行综合研究，考虑身体各部分之间的互相影响与协同作用机制。现代医学的发展也越来越把这种研究趋势推向细致。所以说，我们一直将"整体观念"作为中医学的特色是不准确的，强调人自身是一个整体，不是中医学所特有的。只能说，中医学建构与认识身体整体性的方式方法是有别于其他医学的，是中医学的特色。这种特色集中体现在把身体所表现的整体正常生命功能与病理反应变化划分为几个大的类别，以高度凝练的符号化术语加以概括。

在概括身体所表现的整体生理功能时，中医学确立了以五脏为核心的藏象学说，把身体从外在形体官窍直至体内脏器所表现出的一系列功能归属于五脏，五脏亦因此具有明显的符号意义。也正因如此，若不明白中医学表达身体联系的方式，试图把某一整体所呈现出来的某种功能定位到单一的脏器上，是很难诠释五脏内涵的发生原理的。但同时需要注意的是，五脏的符号化意义并不是要否定五脏的客观物质属性，并非是说中医学的五脏完全是哲学思辨的产物。中医学的五脏必定对应着一定的身体物质结构基础，只不过是说这种对应并非是简单地一一对应于现代医学所讲的内脏器官，而常常是对应于几种器官或组织。这一点是需要中医学身体观现代研究审慎处理的。

在概括身体所呈现出的综合病理反应变化时，中医学亦常应用五脏五行"符号"，把病因病机归于五行之生克制化异常，五脏五行俨然成为一种临床辨证的模板，使诸多复杂的身体变化变得条理化和规律化。这样的符号还有很多，例如，中医学常用六经来概括身体的异常改变，六经经络说、六经气化说……，都似乎很难用单一的定义来诠释六经的内涵。实际上，六经就是概括身体变化的一种工具，这种身体变化必然对应着一定的身体实体器官组织，但中医学身体观不把关注的重点放在这里，而放在用相对简单规律的符号来概括和解释这种复杂纷繁的变化。这也是中医学身体观视野中的"功能的身体"所决定的，既然对生命机制的阐发重功能而轻形质，那对身体功能异常的阐释也必然注重对诸多联系失常的阐发，而轻于对身体形质异常的追问。

身体、医学与文化：对中医学身体观研究意义的探析

身体是医学研究的基本对象。一切医学问题的提出、解决与应用，都是围绕身体而展开的。医学的发展与进步，就是不断发现与解释身体奥妙，不断认识自我生命复杂机制的过程。所以说，如果我们能够了解医家对身体进行观察、探索、阐释的整个过程，便能清晰地发现医学理论体系形成发展的脉络与细节。同时我们又必须看到，身体的内涵绝非等同于肉体和精神的组合，它还渗透进了人们对生命本身乃至整个宇宙时空的理解。正是因为这个原因，同样的身体在不同的文化背景中，常常拥有不同的内涵与表达方式。因此，全面了解不同文化背景中人们对于身体的理解，往往是认识不同文化核心理念的关键，也是理解医学理论得以形成其各自特色的关键。正因如此，全面解析身体与医学、文化互动关系的身体观研究，越来受到医学、人文社会科学等诸多领域学者的关注。本文就中医学身体观研究的意义，谈一下自己的理解。

一、基础意义：全面理解中医理论内涵的需要

中医学体系的有效传承是中医学能够获得长足发展的重要保证。新中国成立以来，以高等中医教育的蓬勃发展为标志，中医现代教育为中医发展输送了一批批中医人才。可时至今日，大家依然在呼唤真正中医人才的出现，依然在担忧中医学的未来走向和发展。影响中医学现代发展的因素固然有很多，但最基础的还是要首先保证我们现在所传承的中医理论体系能全面概括和反映传统中医理论的内涵。失去了这种保证，便不能苛求高等中医教育培养出具备优良传统中医思维的中医人才以担负起发展中医的重任。可以说，有效的传承本身就是一种发展。

遗憾的是，受整体社会文化氛围的影响，现行中医理论体系在筛选与诠释古代文献以建构现行中医理论体系时，常存在误读的情况。这种理解的偏差之所以发生，往往是在西医学理论框架下溯源的需要、价值的追认和意义的强调。正如梁其姿所讲："如今的所谓'传统'中医对身体构造、病因解释、药物分析、治疗原则等的了解，基本上已异于19世纪以前的传统，而更接近西方生物医学。这样的一个现代中医知识体系到底在哪个意义上仍保留传统的精粹？它在'现代化'或'西化'的过程中所牺牲的部分今天是否仍为大部分医者所了解？"[1]如果连传统中医学的精粹都不能得到有效的传承，中医学未来发展的境况可想而知。所以，通过对传统文献的梳理以全面总结和阐释传统中医理论体系，对当今中医学的传承发展而言，显得尤为重要和紧迫。

身体作为医学研究的根本对象，与其他研究领域视野中的身体相比较，更能直接地综合反映身体的内外结构与动态功能变化。而且，就传统中医理论体系的构建而言，"任何令现代人感到陌生的概念，包括气、阴阳、感应、心包、三焦、命门等，都有其身体经验的基础"[2]。因此，透

---

[1] 梁其姿《医疗史与中国"现代性"问题》，余新忠主编《清以来的疾病、医疗和卫生——以社会文化史为视角的探索》，北京：生活·读书·新知三联书店，2009年，7页。

[2] 李建民《发现古脉——中国古典医学与数术身体观》，北京：社会科学文献出版社，2007年，276页。

过对身体的研究，透过古代医家的身体观，以了解传统中医理论的建构方式与内涵，既是必由的基础之路，又是一种捷径。详言之，就是要把身体置于具体的社会历史文化背景中，解析参与中医学身体构建的诸多要素。分析这些要素是如何对身体所显现出的整体表现进行筛选、分类与加工，并使之概念化、理论化、系统化的。还要了解在传统中医理论现代化或西化过程中，以西医为框架对传统中医理论所进行的筛选和曲解，恢复已遗失的传统精华。只有如此解析传统中医理论体系的架构，才能真正地做到辨章学术、考镜源流，为中医学的相关研究奠定坚实的基础。这是中医学身体观研究最根本、最重要的基础性意义。

二、现实意义：中医现代化研究的基础

回望近现代中医现代化的历史，需要反思的问题还有很多，"过去以政治、舆论力量催生的'中西医汇通'的中医'现代化'过程渗进不少意识形态与民族意识，在何种程度上成功地催生一个名副其实的结合着西方科学的新中医体系？还是只是制造了一个为了迎合科学化的诉求而牺牲了传统知识核心的拼凑体？"[1]类似的疑问仍值得具备中西医学知识背景的专家作系统的探讨。没有了对传统中医文献的认真梳理，在不明了自身的前提下便急于借助现代技术来阐释和理解传统中医，常常没有很好的研究切入点，传统与现代的结合也经常是一种机械的拼凑，很难有实质性的突破。因此，立足于古代中医文献的基础性研究，诸如传统中医学身体观的研究，依然是中医现代化研究的前提和基础。这也是中医学身体观研究最终要实现的现实意义。

传统医学视野中的身体几乎涉及了中医理论体系中的所有实质性问题，比如，身体的内外结构与功能变化是中医学脏腑学说、经络学说、精气血津液学说等讨论的重点；身体与自然、社会的密切联系不但在病因学说中有直接的体现，而且几乎渗透到了中医理论的每个细节，"人与

---

① 梁其姿《医疗史与中国"现代性"问题》，7页。

天地相参"成为基本的论述基调。从这层意义上讲，中医学的现代研究必须要首先明白传统中医学理论体系中身体的内涵和构建方式，只有弄清楚了中医学中身体的建构有哪些是基于生命活动的事实本身，有哪些仅仅是基于传统文化的类比诠释，两者又是如何渗透影响的，才能明白应该借鉴哪种现代科技方法，使传统中医理论以更合乎时代特点的话语系统被现代人所接受，以及不同研究方法的适用范围和局限性。然后才能选择传统与现代科技相结合的切入点和突破点。

例如，黄龙祥以经络学说的现代研究为例，探讨了古代经络学说进入现代实验室之前必须要通过的基础研究。认为一种假说或理论一般由两种不同的成分构成：一种是"描述部分"，它提供事实或规律的客观素材；另一种是"说明部分"，是对前者的理论说明。我们常说传统中医理论有"文化哲学的外壳"，主要指后一种要素。显然，对于哲学的成分是无法进行实证研究的，因此古代经络学说在进入现代实验室之前必须进行的第一道也是最困难的一道工序，就是分离出构成该学说的两种要素，去掉其中没有客观含义的纯粹的理论说明，保留经验事实或规律等客观素材[①]。

三、拓展意义：思想史研究的一个切入点

随着思想史研究的不断自我深入和反思，新的理念与方法不断把思想史研究引入新的视野，研究思路一直在拓宽，对传统中医学的研究也被逐步引入思想史研究的广阔领域。例如，匡亚明主编的《中国思想家评传丛书》便把中医学与文、史、哲、经、教、农、工等各学科放在一起，通过展现各学科代表性人物的思想，以微见著、由具体到一般地勾勒出不同历史时期中国传统思想文化的总体面貌。程千帆对这种研究观念予以高度评价，"不能不说是一种创新和突破，其本身也便具有了方

---

① 黄龙祥《古代经络学说进入现代实验室前必须过"五关"》，《科技导报》2002年第2期，23-24页。

法论意义。这个意义就在于，对哲学家思想的研究与对其他领域和学科中具有一定思想体系的杰出人物的思想的研究并重"[①]。再如，葛兆光认为，"在追溯知识的过程中，思想史可以拓展自己的视野，在更广泛地文献与资料中得到解释思想史的资源。其实这不需要更多的论证和解释，只要思想史家稍稍关注那些知识的生成历史，就可以得到相当多的启发。从医方、药物学、养生术和经脉针灸之说中可以分析古代中国人关于'人'的观念。"[②]

可见，从传统中医学的角度来认识古代思想史对于生命本身以及天人关系的阐发，越来越被思想史研究所注重。从这层意义上讲，身体观研究作为中医学研究的重点，由身体所体现的时空性、功能性、联系性来了解古代的社会文化思潮，是中医学身体观的一个重要拓展意义。而且，就中医学理论体系本身的建构而言，对生命功能活动和临床经验事实进行理论架构的工具，往往都是同时期在主流思想文化思潮中占据核心位置的学说。因此，透过中医学身体观的构建，我们不但可以看到医学理论本身的发展演变，亦可以洞察整个社会思想的一般状况与不同时期的微妙变化。例如，透过肾与命门，我们既可以了解诸如数术、房中、神仙等当时社会思潮的概况和具体细节，又可以通过中医学身体观讨论重点由肾向命门的转变以了解主流思想史的演变[③]。可以说，中医学身体观的研究是思想史研究一个很好的切入点。

而且，就中国传统文化的身体观研究而言，中医学身体观研究亦是其中不可或缺的重要组成部分。因研究落脚点的差异，传统文化其他领域的身体观研究往往是借身体以喻事，最终还是要借由身体以阐发主流文化思想，而中医学的身体观研究则因为医学本身的特性，对身体的阐发更为直接和深入。所以说，中医学身体观研究可以为整个思想史视野中的身体观研究提供很好的补充和诠释，正如周与沉所讲："在大、小

① 南京大学中国思想家研究中心编著《中国思想家评传丛书·总目提要》. 南京：南京大学出版社，1999年，1页。

② 葛兆光《中国思想史·导论·思想史的写法》，上海：复旦大学出版社，2001年，32页。

③ 刘鹏《中医学身体观解读》，南京：东南大学出版社，2013年，195-201，220-227页。

宇宙互动的医家视域中，身体的运营、养护诸问题，确有非常现实的意义。通过阐释医籍以勘察古人身体认知，是中国身体观研究的一条通衢。……身体的研究本来就需要民间知识和信仰的支持，医家传统更是非常重要的参照系和资源库。"①

综合以上所述，中医学身体观研究对"身体-医学-文化"关联性的阐发，既是新时期传承、研究和发展传统中医学理论的需要，又是对思想史研究视野的拓展和内容的补充。

---

① 周与沉《身体：思想与修行——以中国经典为中心的跨文化关照》，北京：中国社会科学出版社，2005年，30页。

古代中医学对身体的认知和厘分

在中国古人的认识中，身体的结构、功能与外在时空是紧密联系在一起的，既有肉体的，也有情感的，既有自身的，又有外在的，身体如此庞杂，理解起来确非易事。为了认识上的方便，中医学对这复杂的身体进行了厘分，将表面上看起来相对零散的身体各部分联系起来，依据其相关性的紧密程度，划分为几个大系统，进而通过各系统间的关联来阐发身体呈现于外的纷繁功能变化，使之变得条理，再将外界自然、社会相关的事物和现象与这些系统联系起来，如此便形成了一个有机的身体，一个可以被掌控和解释的身体。

身体的厘分并非是一成不变的，在中医学发展的不同历史时期，受当时社会文化背景的影响，往往会采用不同的方法来厘分身体，采用当时流行的文化思想来诠释这种厘分后的身体。回顾中医学的发展历史，后世出土的汉代之前的古医籍对身体的描述还是略显零散而不成系统，以汉代《黄帝内经》的集结成书为范式，中医学对身体有了较为系统和成熟的厘分，并作为一种经典而成为后世医家认知中医之范式，其间至明清时虽稍有变化，但本质上未曾改变。近代以来，在整个社会崇尚西学的文化背景中，受西医学的影响，近代医家对传统的身体厘分进行了改造，在古代医家所论身体的基础上，参照西医学知识重新架构，形成了新的身体理论，一直影响至今。本文要重点论述的便是古代中医学对身体的厘分，近代时期的相关论述另见他文。

古代中医学对身体的厘分方法可概括为以下几个方面：

一、实践观察之上的大胆推理

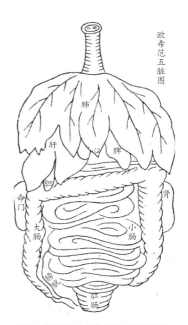

图7 《循经考穴编》所载"欧希范五脏图"

医学的实践观察大致包括对身体生理结构与功能的观察，以及发生疾病时对身体异常表现的观察。观察身体的生理结构最直接的方式便是解剖，好多人认为中医学不存在解剖，这种说法是不准确的，我们翻看《黄帝内经》可以很容易发现书中对部分脏器位置及形态的大致解剖描述。而且，翻阅历代诸多脏腑图也可以看到，古人对脏腑位置的判断是大致准确的。对心、肾、胃、肠、膀胱等脏腑形态的描绘与解剖所见的粗略形态相比较，也是大致相同的。从图7的"欧希范五脏图"①我们可以很明显地

---

① 宋仁宗庆历年间，广西地方官府处死欧希范等五十六名反叛者，对死者进行了解剖，宜州推官吴简与医生、画工观察了这些尸体的内脏器官，并由画工宋景描绘成图谱，名《欧希范五脏图》。原图已佚，明代《循经考穴编》载有《欧希范五脏图》一幅，日本医家梶原性全《顿医抄》和《万安方》也收入了一幅《欧希范五脏图》。又，宋徽宗崇宁年间，处决反叛者，李夷行对尸体内脏进行了观察，其后杨介根据李夷行的观察，绘制成《存真图》此图已佚，部分图像及文字说明存于元代孙焕重刻的《玄门脉诀内照图》中。这两种图像成为宋代以后医学著作中脏腑图的基础。

看到这一点。这就说明，古人对身体的观察是基于一定的解剖基础的。这种解剖或源于宰割动物时的有意观察，或源于像古文献所记载的对反叛者戮尸时有意无意的观察。

但是这种粗略的解剖还不足以了解身体每一局部的结构与功能，更何况解剖也逐渐被主流传统文化所不容许。所以，若要通过解剖在了解身体各局部结构功能的基础上，再将各局部整合为一个整体，然后再将整体有机地厘分为几个密切相关的大系统，是几乎不可能的。这就需要在粗略解剖的基础上，基于有限的事实进行大胆的推理。例如，某些脏器具有相类似的结构特点，推断它们可能具有相类似的功能，比如胃、大小肠等中空脏器可能具有传导的功用，心肝脾肺肾等实质性脏器可能具有贮藏人体精华物质的功用，那么具有类似结构与功能的器官组织便可归属于一类。又如，某些器官组织尽管结构不甚相同，但解剖位置相近，或通过其他组织相连，从而推断它们之间可能会相互配合以完成人体的某项生理活动，可以归为一个系统，肝与胆、脾与胃、肾与膀胱都是如此。但是这种推理的随意性很大，所以中医学所表述的脏器功能往往与基于解剖的西医学有着很大的差别。例如，脾胃相近相连，饮食物入胃在人体或动物解剖是不难观察到的，所以古人推断脾应该与胃共同参与饮食物消化，但在西医学中脾是免疫系统中的重要器官，与消化无涉。

除了上述生理观察，对疾病的切身感受也加深了古人对身体的理解。正常状态下的身体功能变化或许很难让人体会到身体各部的联系，但患病时身体不同部位的不舒服则很容易让人们把这些部位联系起来，认为它们从属于一个系统，身体也因此有了厘分。而且，这种联系时常突破身体各部在位置上必须相近相连的束缚，身体上下、左右、内外皆可联系在一起。例如，心绞痛时心胸部位的疼痛可沿上肢内侧向小指端放射，那么这些部位就可以联系在一起。中医学经络学说对身体的厘分便是如此，相关之部位归为一系，以某某经命名之。同时，疾病也让古人感受到外界的某个地域、某个季节、某种气候容易导致某种疾病的形成，容易对身体的哪些部位带来不快，这样就逐渐把身体外时空的某些事物也归属于身体厘分后的某个系统之中，身体的内涵便拓宽了。除了这些外在因素，身体的情绪波动也容易引发身体的改变，例如，老百姓俗语中的"吓得你屁滚尿流"，说明惊恐与和前后阴相关，进而可将惊恐这种心理变化归属于肾和前后阴这个系统，如此一来，肉体便与心灵结合在一起，身体的内涵更加丰富了。

二、传统文化思想的类分和诠释

单纯依靠上述的实践观察和推理是难以最终完成身体的系统厘分的，我们若仅凭此来试图解读古代医家对身体的论述，虽有可通之处，但也会屡屡碰壁。这是因为，中医学对身体的厘分还借鉴了传统文化思想工具的加工，例如阴阳学说和五行学说。阴阳可以将身体结构和功能大致厘分为对立统一的两个方面，然后阴阳之中又可再分阴阳。以十二经脉系统对身体的厘分为例，古人首先将经脉用阴阳厘分为二，即阳经和阴经，根据经脉循行主要部位有手足之差异，将阳经再分为手阳经和足阳经，阴经再分为手阴经和足阴经，然后阴阳三分可分为阳明、少阳、太阳、太阴、厥阴、少阴，二六一十二，即手阳明、手少阳、手太阳、足阳明、足少阳、足太阳、手太阴、手厥阴、手少阴、足太阴、足厥阴、足少阴，十二条经脉沟通全身各部将身体重组厘分为十二个部分。与阴阳相比较，五行学说则更加多维，因此中医学主要应用的是五行学说对身体进行厘分，通过五行把身体分为五个大的系统，通过五行的生克来解释系统间和谐相处而呈现出的身体正常功能变化，并把外在时空中的相关事物和现象根据其特点相应地归属于这五个系统之中。除了单一地应用五行学说和阴阳学说，中医学还将两者结合起来厘分身体，十二经脉系统的最终形成便是如此，前述阴阳厘分的手足十二经只有与五行厘分的五脏系统相结合方能真正实现"内属脏腑、外络肢节"。

需要说明的是，当解剖观察所获得的粗略身体知识与传统文化相结合所形成的这种脏腑知识，作为《黄帝内经》的主体而历代流传时，我们很容易发现，之后诸多脏腑图的绘制，实际上是根据粗略的解剖观察首先绘制出脏腑的大致位置，然后又根据《黄帝内经》对脏腑功能及其

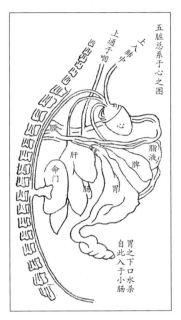

图8 《循经考穴编》所载"五脏总系于
心之图"

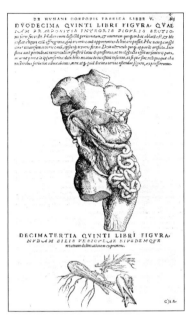

图9 《人体构造》中的解剖图

脏腑间联系的阐发，进一步以图像的形式来表述这些经典理论。这也是为什么传统中医脏腑图旁边常注以经典原文阐释的原因所在。例如，《灵枢·五癃津液别第三十六》云："五脏六腑，心为之主。"明代医家张景岳注曰："心为脏腑之主，故五脏之系皆入于心。"①我们从人身正面、侧面脏腑图中能够看到古人在心与其余四脏之间以线相连，如《循经考穴编》更直接载有"五脏总系于心之图"，这实际上是对心为五脏六腑之主的图像表达。

如果我们再继续把视野聚焦于西医解剖学以作为对比，便很容易发现中西医学描绘身体时的巨大差异。图9为近代解剖学奠基人维萨里1543年出版的《人体构造》中的解剖图，很明显，西医学是描绘真实的解剖所见，是一种透视画法，而我们之前所说的传统中医学则是重点展

① 张介宾《类经》(附《类经图翼》《类经附翼》). 北京：中国中医药出版社，1997年，248页。

现人体的功能动态性，而非呈现人的肉体属性。

三、中国传统文化特定背景中一些相对特殊的体验身体的方式

中医学对身体的关注，秉承了中国传统文化的理念，即轻解剖重功能，关注的重点在于活着的身体，在他们看来，对身体所展现于外的动态功能变化的关注和分析，要远远胜于尸体解剖。在中国传统文化中，身体并不是静止的肌肉骨骼的堆积，而是"形"与"气"的结合，气依附于形而存在，形依赖于气而灵动，古人又特别注重对"气"的论述，通过各种方式养一身浩然之气。同时，"气"显于外的综合表现，又是判断身体正常与否的重要标志，时至今日我们依然会用真有"精气神儿"来形容一个人的良好状态。也正因为此，中国古人强调通过各种方法来养身体之气，行气、导引之法也因之成为古人养生的重要方法，遍见于历代养生典籍之中。在《汉书·艺文志》中与人体生命密切相关的方技之学被分为四类：医经、经方、房中、神仙，1973年在长沙马王堆汉墓出土的古籍也印证了这一点。有意思的是，马王堆出土的房中、神仙类著作，其内容要远比所出土的医经、经方类著作成熟得多。这些医经、经方类著作与其后的《黄帝内经》相比较，内容更显古朴和原始，例如，五脏尚未与五行配属，未见十二脉系统，而是十一脉系统，且尚未与脏腑相络属。房中、神仙与医经、经方同属于方技之学，它们应该拥有相类似的知识背景和体验身体的方式，或许正是这些知识和方式促使中医学由相对原始的状态转变到以《黄帝内经》为代表的经典理论体系。至于房中与神仙之学体验身体的方式，最重要的便是调动各种感官以"内求"的方式来了解身体所展现出的动态变化。在古人看来，既然生命是生生不息的，那么认识它的最好方式便是反躬体认。

所谓"内求"，并非是指凭空想象身体的结构和功能，而是指依托于一定的技术（或言"功法"），使身体内气的各种变化更易于被人体所察觉和感知，从而可以进一步透过这种被感知的气的变化，来加深对身体

内部结构和功能的理解①。当然了，这种理解绝非是凭空想象，它必须建立在对内在脏器粗略认识的基础上，这些认识主要来源于前面我们所讲过的解剖等实践观察、推理等。借助内求这种方式，传统中医学形成了特色十足的身体理论，在脏腑学说、经络学说中均有所体现。例如，明代医家李时珍在其《奇经八脉考》中云："然内景隧道，惟返观者能照察之，其言必不谬也。"②中医学所讲的经络并不是神经、血管等解剖所能看得到摸得着的有形之物，仅从肉体入手，难以寻见，唯有鲜活的生命才能体会到。古人体会经络的传统方法有很多，比如传统武术、气功等，关键在于激发体会体内之气按经络的规律循行来达到某种目的。再如，古代不少医家也观察到了这种现象，通过"内求"方式所获得的对身体的体验，来阐释脏腑间的关系。例如，清代医家石寿棠云："肺一呼一吸，与腰间肾气息息相通，经故曰肾上连肺。"③对肾上联于肺的阐释，便是借助呼吸吐纳行气过程中所体验到的肺与肾之间的联系，若单纯依靠解剖是难以实现的。遗憾的是，关于气、内求、经络、气功、传统武术等话题，在现代社会经常沦为被批判的对象，究其根本还是受文化断层的影响。

通过以上三种方式的共同作用，中医学把表面上似乎关联性不大的身体各部分联系起来，并进一步厘分为相依共存、密切相关的诸多系统，如此一来，纷繁的生命变化也通过系统的厘分而变得系统有序。尽管这些方式在今天看来多少带有一些随意性，但在当时的社会文化背景下，没有这种相对朴素但又不失宏观的视野，那么便很难架构和解释身体的诸多变化。面对这些厘分身体的方式，我们无须刻意拔高其中所蕴含的朴素系统论思想，试图以此来说明自己多么先进，也无须面对西医学认知身体的方式而感到自卑。因为中医学受诸多限制所形成的认知和厘分身体的方法，却也在一定程度上使它更适于鲜活的生命。从这个角度讲，上述中医学认知和厘分身体的方法，是一种"活解剖""气的解剖"，而不是"尸体解剖""肉体解剖"。

---

① 刘鹏《中医学身体观解读》，南京：东南大学出版社，2013年，71页。
② 李时珍《濒湖脉学 奇经八脉考 脉诀考证》，北京：人民卫生出版社，1956年，82页。
③ 石寿棠《医原》，王新华点注，南京：江苏科学技术出版社，1983年，8页。

艰难再构：近代中医学身体观的形成

中医学身体观的形成、发展与嬗变，是医疗实践、社会思想和民众文化等共同作用的结果。透过身体，我们不但可以了解中医学理论的内涵，以及中医学有别于其他医学的独特性所在，而且还可以成为了解不同时期社会文化变迁的重要窗口。

中医学身体观并不是一成不变的，从汉代身体观经典模式的初步形成，一直到近代新的身体观模式的构建，无论是对身体秩序性的规定，还是对身体与外在时空关联性的确认；无论是对身体本原的探讨，还是对两性身体观差异性的阐发，都呈现出与时俱变的特点。透过这些变化，既可以洞悉中医学自身的发展，也可以了解不同时期与之密切相关的社会文化和思想转型。对它的历史研究，尤为适合在医疗社会文化史的视野下开展。

以《黄帝内经》的集结成书为标志，传统中医学身体观经典模式得以形成，成为后世医家认知身体的基础和标准。但中医学身体观并不是一成不变的，近代时期受西学东渐思潮的影响，近代医家汇通中西医学对传统中医学身体观进行了改造，形成了新的身体观，对近现代社会具有重要影响。

误读与汇通：传统中医学身体观的失语

一、传统文化宇宙观的坍塌与中医学身体观的改变

在中国传统文化中，宇宙时空所呈现出来的规律，被作为终极原则和规律，成为了一切事物和现象和谐存在于宇宙之中，所必须依赖和遵循的基本准则。这种规律，以及信奉和遵守规律的思维，一直延续在古人的思维中，未曾间断，亦未曾被怀疑和否定过。西方文化的传入，不仅开拓了国人的视野，它所传递的宇宙时空知识在震撼国人的同时，也在一步步改变着国人对宇宙时空的传统理解。从震撼、不解、质疑，到接纳、学习、吸收，中国人的传统宇宙时空观慢慢失去了其从前所拥有的权威性，依据这种权威性的宇宙之理而建构的中国传统文化中的许多学科知识体系，也因之面临了极大的挑战，传统中医学亦不例外。例如，清代医家王宏翰便接受了由南怀仁所传入的西方天文学知识，认为天地之形俱为圆圜，古人所谓天圆地方是不正确的。并在其《医学原始》中依据西方宇宙模式绘制了新的"天形地体图"。西方宇宙时空观

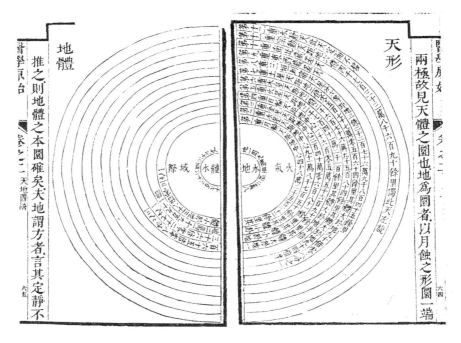

图10 《医学原始》所载天形地体图

念对中国传统的冲击已经渗入到医学这样的细节之中，西学对中国传统文化影响之细致与深入，由此可见一斑。

　　传统中医学中的身体理论，既有基于对生命现象的真实观察和客观描述，又有借助身体知识来表达天人同构、相类、和合的比附。而且，传统中医学经常采用体验身体功能，来模拟和描述宇宙时空的动态变化。当传统的宇宙时空观念在西学面前逐渐失去其表达空间时，对赖之以建立的传统中医学而言，也常常失去了表达其自身传统理论内涵的空间，面临被误读的窘势。被奉为根本规则的宇宙时空观念慢慢坍塌，中医学的身体理论也面临更大的误读和冲击。

　　以阴阳五行学说为例，当阴阳五行等宇宙观模式对身体知识的架构和诠释，一旦被认为是一种盲目的随意比附，那就意味着我们再也不会像古人一样体会到身体建构模式所表达的重点。李建民讲："不仅是气、阴阳、五行、感应等概念有了变化，连支撑上述建构范畴的宇宙观也崩解了。或者说，由于数术式的宇宙观的崩溃，而致使我们感受这些概念的身体经验也产生了变化。"①对传统文化缺乏全面合理的评价，对阴阳五行的盲目排斥，使得传统中医学的身体知识，也因为阴阳五行说的没落而被否定。

例如，余云岫《灵素商兑》中云："阴阳五行之说，其根本恍惚无凭若此，由是而变本加厉，配以脏腑，应以色味，部以干支，丽以年月，辖以时节，植以星象，穿作附会，愈支离而不可究诘。本质先拔，虽繁枝茂叶，皆幻象耳。乌足与论议哉？一切不复置辨。"②阴阳五行本身就是一种架构与诠释理论的工具，余氏谓其"根本恍惚无凭"，很明显没有把握传统中医学应用阴阳五行学说，是为了对诸多复杂的生命现象进行概括、分类和归纳，使之更为系统化和理论化。诚然，传统中医学中的身体与外界时空事物和现象的对应，存在很多实用价值不大的比附。但若据此而否定阴阳五行学说所反映的中医学对身体功能的阐发，谓其"皆幻象耳"，则根本没有理解中医学身体观的特点。

二、西医学的冲击与中医学身体观的嬗变

除了中西文化碰撞中，传统宇宙时空观地位的改变而导致的中医学身体观改变。单就医学技术本身而言，西医学尤其是西医解剖学，对中医学身体观的冲击无疑更为直接和剧烈。

西医学知识传入中国，最初是作为传教的附属物而一并进入的。西医解剖学以相对独立的形式传入中国，则以明末清初由邓玉函翻译、毕拱辰润定的《泰西人身说概》和由罗雅谷、龙华民、邓玉函合译的《人身图说》两书的成书为标志。后又有康熙皇帝学习西方解剖学知识时，由巴多明的解剖学讲稿而译成的满文版《钦定格体全录》。虽然西医解剖学在明末清初便已传入中国，但直至清中后期，中国学者方有大量的评判和回应，如俞正燮的《书〈人身图说〉后》、王学权《重庆堂随笔》

---

① 李建民《发现古脉——中国古典医学与数术身体观》，北京：社会科学文献出版社，2007年，276页。

② 余云岫《灵素商兑》，周鸿飞点校，北京：学苑出版社，2007年，10页。

"论解剖"等。可以说，西医解剖学知识对传统中医学身体理论的影响，虽始于明末，而真正的冲击却发生在清末。面对冲击，所采取的回应也有截然不同的两种方式。

第一种方式是固守传统，而又以传统中医学身体理论来否定西医学的身体解剖知识。例如，俞正燮在其《癸巳类稿》中收"书《人身图说》后"一文，文中有曰：

此书在中国二百年矣，未有能读之者。今求其指归，则中土人肺六叶，彼土四叶；中土人肝七叶，彼土三叶；中土人心七窍，彼土四窍；中土人睾丸二，彼土睾丸四；中土人肠二，彼土肠六；中土人肝生左，肺生右，肝系在心系左，彼土心系在肝系左；中土人心带五系，彼土心有大耳二，小耳十一，则所谓四窍者，又有二大孔，十一小孔。""惜藏府经络，事非众晓，藏府不同，故立教不同，其人好传教，欲中土人学之。不知中国人自有藏府经络，其能信天主教者，必中国藏府不全之人，得此等千百，于西洋教何益？[①]

俞正燮看到西医解剖学著作《人身图说》与传统中医学对身体脏腑描述之间的差异后，并没有分析两种医学身体理论差异的根本原因，在于观察重点和视角的不同，而是认为中西方之人"禀赋不同，亦不足怪"，"中国人自有藏府经络"。进而更加猛烈地否定西方宗教，抨击信奉天主教者，"必中国藏府不全之人"。

这种错误认识，随着西医解剖学知识在中国的逐步深入，在晚清便遭到了批判。例如，《重庆堂随笔》"论解剖"中载胡琨"书《人身图说》后"一文，便对俞正燮之观点进行了批判，以睾丸为例，其中有云：

今按《图说》论睾丸篇，明言其数二，不言四也，且书中论睾丸经络最多，无一语可附会及四睾者，惟言睾丸有小体，岂因此而误耶？然前注中已明言，是转折之络，似睾丸底分之小体，则小体乃激发络，非丸也。又图中绘睾丸，作两囊状，分于左右，两囊宜有四丸，岂因此而误耶？然所绘是丸非囊。欲其经络分明，故离绘之，分于左右，非二囊

---

① 俞正燮《癸巳类稿》，北京：商务印书馆，1957年，545—547页。

而四丸也。①

胡琨认为中西之人身体构造并无差别，俞氏所论是没有理解西医解剖学所描绘的身体知识而形成的错误论断。

西医解剖学以其更加形象、直观的描述，越来越被更多的中国人所接受和肯定。上述第一种方式也逐渐湮没在下文要讨论的第二种方式之中。

第二种方式，就是在说明传统中医学也有解剖学的基础上，又以西医解剖学知识为框架和标准，把传统中医学理论中能与之相关的身体知识，比附于其中。例如，《盛世危言》中云：

考中国上古，医有俞跗，治病不以汤液，割皮解肌，湔浣肠胃，漱涤五脏，练精易形，如此其神也。《列子》言扁鹊之治鲁公扈、赵齐婴也，饮以毒酒，顷刻迷死，乃剖胸探心，互为易置，投以神药，既寤如初。《抱朴子》言张仲景之为医，尝穿胸而纳赤饼。《后汉书》言华佗精于方药，病结内，针药所不及者，先与以酒服麻沸散，即醉无所觉，因剖破腹背，抽割积聚。若在肠胃，则断截、湔洗，除去疾秽，既而缝合，傅以神膏，四五日疮愈，一月之间平复矣。他若仓公解颅而理脑，徐子才剖跟而得蛤。如此之类，不胜枚举，实为西医剖割之祖。如论脏腑部位，即知有剖腹验看之事，特其学失传耳。②

面对西学的冲击，在彼时国人的思维中，肯定了传统中医学也有解剖学，便说明了自身的科学性和先进性。但因"其学失传"，所以就需要以西医解剖知识来筛选和诠释传统中医学中的身体知识了。由此可以想象，中西医学碰撞过程中，中医学身体观的改变并不是源于中医学自身解剖知识的深入，而往往是在参考西医解剖学著作的基础上，对传统中医学中与之相类似的身体理论进行了重新加工，使之更接近于西医学所要表达的内涵。至于重新加工后的身体理论是否还延续和保留了它们原本的实质和内涵，则是医家常常忽略不谈的。

① 王学权《重庆堂随笔》，施仁潮，蔡定芳点注，南京：江苏科学技术出版社，1986年，116-117页。
② 郑观应《盛世危言》，辛俊玲评注，北京：华夏出版社，2002年，166页。

　　以肾为例，受西医解剖生理学对肾、膀胱、尿液之间关系阐发的影响，近代医家剥离了肾主水的文化内涵和本来意义，以及基于肾主水与膀胱藏津而确定的脏腑表里关系，把肾主水之内涵等同于肾主尿液，把肾与膀胱相合的原因表述为两者在尿液生成排泄过程中而发生的联系。例如，唐容川在其《中西汇通医经精义》中云：

　　西医云：水入于胃，散走膜膈，胃之四面全有微丝管出水，水入膜膈，走肝膈，入肾系。肾主沥溺，由肾系出，下走连网，膀胱附著连网，溺入之口即在连网油膜中也。中国人见牲畜已死，膀胱收缩，不见窍道，遂谓膀胱有下口无上口，疏漏之至。西医此说，诚足骂尽今医，然持此以薄古圣，则断断不可。盖《内经》明言，下焦当膀胱上口，又言三焦者，决渎之官，水道出焉。《内经》所谓三焦，即西医所谓连网油膜是也。

　　肾靠脊而生，有膏油遮掩，附肾有薄膜包裹，西医名为肾衣。此衣发于肾系，乃三焦之源也。肾系是白膜层叠结束而成，一条贯脊，系中内窍通脊髓，最深之窍也。其次为气管，外通于鼻，以吸天阳，下入丹田，为生气之根。又其次为溺窍，水入胃，散膜膈中，以入肾系，合为溺窍透入下焦，乃及膀胱。西医但言气管溺管，而不知化精通髓，尤有一管，名曰命门者，水中之阳，外通天气，为生命之根源也。《内经》未言溺过肾中，然谓三焦为水道，膀胱为水府，肾为三焦、膀胱之主，其司溺从可知矣。[①]

　　唐容川先引西医学对肾与膀胱在尿液生成排泄过程中作用的论述，认为"自唐以下，皆谓膀胱有下窍，无上窍"的观点是错误的，是因为观察已死牲畜之膀胱时，膀胱收缩不见窍道，所以才认为膀胱有下口无上口。为了证明传统中医学理论体系的正确性，唐容川认为《黄帝内经》已经发现了与西医学相同的尿液代谢过程，《黄帝内经》中的三焦实际上就是"西医所谓连网油膜"，"下焦当膀胱上口"的内涵与西医学讲的"膀胱附著连网，溺入之口即在连网油膜中"的内涵是一致的。经过

① 唐容川《唐容川医学全书》，王咪咪主编，北京：中国中医药出版社，1999年，19、13页。

如此阐释，传统中医学理论中的肾主水，便被唐容川阐释为"水入胃，散膜膈中，以入肾系，合为溺窍透入下焦，乃及膀胱"，这与西医学的论述便一致了。唐容川其实非常清楚"《内经》未言溺过肾中"，但是为了证明中医学与西医学身体理论的一致性，只能说"然谓三焦为水道，膀胱为水府，肾为三焦、膀胱之主，其司溺从可知矣"。

类似的思维和转换，比比皆是。同时，也正是因为传统中医学中肾的功能，被依据西医学而限定于肾主尿液，那么肾藏精的内涵也随之被误读和否定。例如，罗定昌《中西医粹》中云：

无如西医之学，不本中国《内经》，只称精囊、子宫，而不称肾脏，其指之为肾者，仍沿中国医书，以身后之两腰子属之，变其名为司溺之经，其所谓男子以藏精，女子以系胞之肾脏，则绝口不言。[①]

罗氏认为，传统中医脏腑理论中所讲的肾，把西医所讲的精囊、子宫的部分功能也包含于其中，这种认识是不准确的，不如西医学把藏精的认识归于精囊和子宫，把解剖所见之肾脏，亦即"身后之两腰子"作为"司溺"之器官。如此安排，表面上使得传统中医学的身体理论与西医解剖生理学相合以彰显其科学性，但是却丝毫没有理解传统中医学身体观的内涵及特点。可以说，这种安排和比附，在一定程度上，使得传统中医学理论成为了西医学理论的另一种表达而已。以上所述近代医家对传统中医学身体理论的误读，从另一个侧面讲，也是对传统中医学与西医学所作的一种汇通。只不过，这种汇通使得传统中医学削足适履去对应西医学对身体构造与功能的阐发，逐渐丧失了自己原本的内涵和所传递的传统思维观念。

综上所述，在中西文化碰撞中，特别是在西医生理学知识传入中国后，中国人不再把传统中医学对身体的论述，看作是依据传统文化思维而进行的功能与结构的混合阐发，而常常是抛却了传统中医借助生命所展现出的综合功能来理解身体构造的方式，仅仅按西医学解剖认识身体的方式，来理解传统中医文献中的身体。换句话说，西医解剖就如同一

---

① 罗定昌《中西医粹》，清光绪十九年（1893）上海千顷堂书局石印本.

把标尺，成为了传统中医学身体知识是否合理、正确的标准。如此一来，传统中医学中的身体知识在西医解剖学的话语系统中，显得漏洞百出。正如邓文初所讲，在中西文化碰撞中，传统文化的逐渐没落，中医必然面临着失去自己的独立的符号系统，从而也必然失去自己的话语权的命运。最终结果是：不对话，中医面临的是自生自灭的命运；一对话，中医同样面临着"失语"的命运[①]。

解析与反思：传统中医学身体观的自我阐释

传统中医学与西医学之间汇而难通的事实，促使更多的近代医家在辨章学术、考镜源流的基础上，反思传统中医学体系的构建方式及理论内涵，尝试在还原和理解传统文化背景的前提下，解析传统中医学身体观所展现的医学身体知识和文化观念。可以说，通过自身的反思和评价，中医学开始慢慢抛开西学的词语或概念，来表述自己的固有体系与内涵。纵览近代医家为了实现传统中医学身体观的自我阐释而进行的工作，主要包括两个大的方面。

一、对传统文化宇宙观与中医学身体观关联性的解析

要诠释传统中医学身体观的内涵，就必须要确认传统宇宙时空观的意义，只有这样才能说明中医学身体理论应用传统时空观来诠释和架构身体功能的合理性。

例如，恽铁樵所作《群经见智录》，针对余云岫《灵素商兑》对传统中医学的误读与曲解，进行了辩驳，对传统中医学理论体系中阴阳、五行等诸多学说进行了合理的阐释和评价，其云：

五行之说，殆起于古之史官。上古史官辄兼巫祝之职，一切学术皆出焉。《汉书·艺文志》所载阴阳家言不啻数十种，后世因之，其流不

---

① 邓文初《"失语"的中医》，《读书》2004年第3期，133—134页。

可胜竭。其书之古者多不传，若沿流以溯之，类皆带术数迷信气味。独《内经》不然，第《内经》亦言之不详，致使后人以《内经》之五行，侪于阴阳家之五行。近世之排击五行者，求五行之理不可得，则以古代印度、欧西有四行之说，以反证五行说之不成立；又以近世化学八十原质，证明五行之当为八十行。凡此种种，不胜证引。一言以蔽之，五行者，迷信、腐败、不通、无价值而已。①

以《黄帝内经》为代表的传统中医学身体理论，借鉴了传统文化中的阴阳五行学说来分类和概括生命的整体功能变化，以及身体与外界时空的密切关联性。但是，传统文化视野中的阴阳五行学说，尤其是五行学说，在阐释宇宙中不同事物和现象之间的联系时，不乏存在过度相关和盲目比附之嫌。但是传统中医学理论体系应用阴阳五行学说的重点，却并非是为了把庞大的比附系统完全嫁接于藏象系统之中，而是取其中对生命功能变化起到密切关联的事物和现象融入医学身体理论之中。在近代西方文化的冲击下，很多人没有深究阴阳五行学说在文化与医学之中的不同作用和价值，而盲目批判。或者是借用当时富有先进"科学性"的"化学八十原质"，"证明五行之当为八十行"。从而说明，"五行者，迷信、腐败、不通、无价值"。这种错误论断得以形成的根本原因在于没有正确理解传统的内涵。紧接着，恽铁樵阐发了他对于传统的理解，其中有云：

《内经》言：在天为六气，在地为五行，在人为五脏六腑；在药为五味；见之于面者五色，证之以耳者五声；其在食物有五谷、五畜、五臭；在地有五方，在天有五星，在时有五声六律。凡此种种，自当以天地人为主，其他各种，皆倖色揣称以为配合，由四时推论而得者。然若据此以攻击《内经》，如谓水何以生咸，咸何能生肾，则未为知言，以此非《内经》之破绽也。声色、五味、谷畜等为宾，六气、五脏、五行为主。若进而求六气五行之所从来，则四时为主，六气五行五脏犹是宾也。②

恽铁樵认为传统中医学中五行所表达的根本重点，是以脏腑为核心

---

① 恽铁樵《群经见智录》，张家玮点校，福州：福建科学技术出版社，2005年，31页。
② 恽铁樵《群经见智录》，33页。

的身体所呈现出来的整体功能与宇宙四时所呈现出的规律特征之间的关系。简言之，就是恽氏所说的四时为主，六气、五脏、五行次之，声色、五味、谷畜等比附更次之。恽铁樵因此把《黄帝内经》所阐发的五脏，定义为"四时的五脏"，其云：

> 故《内经》之五脏，非血肉的五脏，乃四时的五脏。不明此理，则触处荆棘，《内经》无一语可通矣。①

> 不知五行生克之理即本四时之生长化收藏而来，则求五行之说不可得；不知五脏气化亦由四时之生长化收藏而来，则求五脏之说不可得。五行五脏不明了，则《内经》全书皆不明了。②

这并非是要否定五脏的"血肉"物质属性，而是强调《黄帝内经》对以五脏为核心的身体进行观察的着眼点在于与四时属性相类的身体功能，也就是恽氏所说的"五脏气化亦由四时之生长化收藏而来"。以肾为例，恽铁樵讲：

> 于是可知《内经》之所谓肾，非即实地考验之肾。其物是，其名是，其用则非。《内经》谓十一、十二月冰复，人气在肾；又云，肾者主蛰，其华在发，其充在骨，为阴中之少阴，通于冬气（其他不备举）。凡此皆非解剖所能明了，亦非由解剖而得，乃由四时推考而得者也。③

《黄帝内经》传统中医学身体理论中所讲的"肾"，的确就是西医解剖所见到的"肾"，此所谓"其物是，其名是"。但是，传统中医学中的"肾"，其功用却并不是完全基于解剖学而获得的，也不是解剖学所能够理解的。传统中医学对肾功用的阐发，都突出了肾与冬令闭藏特性之关联。四时之间存在着生克制化关系，以冬令为例，其曰：

> 金生水者，秋尽为冬日也。水生木者，冬尽则为春也。春主生，所以能成生之功者，实拜冬日秘藏之赐。……冬主藏，所以能成藏之功，拜秋日成实之赐，故曰相生也。

> 夏行冬令，严寒折盛热，闭不得发，长养之功隳矣。……冬见长夏

---

① 恽铁樵《群经见智录》，35页。
② 恽铁樵《群经见智录》，37页。
③ 恽铁樵《群经见智录》，37页。

郁蒸之气，寒水不冰，当收反泄，盖藏竭矣。[①]

五脏又分别与四时相对应，所以对于肾与肺、肝、心、脾之间的关系便很容易基于四时之间的生克制化而加以理解了。

二、对中西医学身体观的比较和反思

在阐释身体时空属性合理性的基础上，强调了传统中医学身体观表述的重点在于对生命动态功能的阐发，这样便与西医学以解剖学为基础而建构的身体理论形成鲜明的对比。例如，王学权《重庆堂随笔》是清代对西医解剖学著作《人身说概》《人身图说》作出系统回应的代表著作，其中有云：

愚谓人与动物，皆气以成形。《经》云：出入废则神机化灭。如革囊盛水而不漏，其活时之元府，已无可验，故有形之死质可睹，无形之功用不可睹也。纵精思研究，断不能如《西游记》所说，钻入人腹，周行脏腑经络，尽悉其所以然，而后出以著书，不过批郄导窾，推测其所当然而已。故其所著《人身说概》《人身图说》等书，虽有发明，足补华人所未逮，然不免穿凿之弊。信其可信，阙其可疑，是皮里春秋读法也。[②]

传统中医学身体理论的构建在很大程度上是依据生命所表现出来的整体动态功能，并结合对身体形态结构的粗略认识，而加以推理所形成的。所以，要理解传统中医学的身体观，就不能只拘泥于解剖，而必须全面考察和理解生命功能变化的多样性和复杂性，正所谓"有形之死质可睹，无形之功用不睹"。西医解剖学对于身体结构的认识"虽有发明，足补华人所未逮"，但是并没有像传统中医学一样给予流动的生命以重点关注，所以要"信其可信，阙其可疑"。恰如朱沛文《华洋脏象约纂》自序中云："洋医但据解剖验脏腑之形状，未尽达生人脏腑之运用，故

---

① 恽铁樵《群经见智录》，32页。
② 王学权《重庆堂随笔》，110页。

逐物太过而或流于固。"①

以肾为例，郑钦安《医法圆通》"分脾肾为先后二天解"中有曰：

是言父精母血中之其气，合而为一，即太极其体，先天祖气根源。今人不知此中消息，妄以两肾形似太极，即以肾为先天，此是淆乱圣经之言，理应急正。但先天真气化生真水，灌溉周身，肾配水脏，虽说有理，究竟不是腰中两肾之谓。②

传统中医学身体理论中的肾并非完全等同于解剖学所见"腰中之两肾"，而是以腰中两肾为基础，又把身体所表现出来的整体功能中的一部分归之于肾所统辖。可以说，是把复杂多样的功能附加给了相对单一的五脏，传统医学中的肾更像是对一个系统的概括和标志。所以，肾配水脏，并非是说肾主尿液，而是表达了"先天真气化生真水"归肾所主，也就是把"先天真气"这种类似于"太极"的生命原动力归于肾所主宰。只有清晰理解了传统中医学对肾理论的构建和诠释，才能理解它所表达的重点及意义所在，才不会盲目以西医解剖学为标准而妄加批判。

同时，正是因为传统中医学身体观注重对身体动态功能演变的阐发，所以，中国人体验生命动态功能的方式，值得作深入的剖析和研究，这也是中西医学形成鲜明差别的一个重要原因。杜亚泉在其《中国医学的研究方法》中讲：

医学的初步，虽然靠着机械的试验。医学的大本营，不能不驻扎在吾人心灵的体会上。所以中国古时"医者意也"的一句话，鄙人以为是至理名言。鄙人的意思，中国的医学，是专从心灵的体会上着手，已经积累数千年的经验，若我们能用着合宜的方法，把古人心灵上所觉着微妙的生理发挥出来，于医学上必定有一种价值。鄙人不是为欺伪的医生来做辩护，不过希望有科学知识的人，不要把机械的试验，看得太重，把心灵的体会，看得太轻，世界上的科学，除了物质方面以外，凡是精

---

① 朱沛文《华洋脏象约纂》，清光绪十九年（1893）佛山刊本。

② 陆拯主编《近代中医珍本集——医话分册》，杭州：浙江科学技术出版社，1994年，475页。

神科学、社会科学，都不是全靠着机械的试验才能成立呢。①

近代医家对传统中医学的反思，以及与西医学的比较，多从理论本身细节之处入手，但真正像杜亚泉这样从方法论的角度去反思传统中医学理论构建与西医学之差别的人，却并不多。这或许与杜氏中西方科学文化的双重知识背景密切相关。"把古人心灵上所觉着微妙的生理发挥出来，于医学上必定有一种价值"，"不要把机械的试验，看得太重，把心灵的体会，看得太轻"，即使是在今天再回望杜亚泉曾经的观点，也依然具有巨大的启示意义。传统中医学身体观之所以与西医学身体观具有如此大的差别，或许最基础最根本的差别就在于认知思维方式和体验生命方式的不同。

余论

如上所述，近代医家在建构新的身体观模式时，很明显是受西医学的刺激，而非主动。在建构过程中，也的确是将西医学作为重要标尺，来筛选、诠释和重构传统中医理论。即使如恽铁樵、杜亚泉等另辟蹊径，竭力说明中医学身体观的独特性，但若无西医学的刺激与对比，也不可能有如此深入的探索。无论今天我们如何强调和珍视传统，这都是无法回避的事实。回望近代医家的努力，实属不易，如何审视传统，如何衷中参西，如何变通发展，都是时代变通之际的大议题和要紧之处。

近代中西医汇通模式的形成，影响深远。今天我们的高等院校中医教材理论体系、临床中西医结合模式等，或多或少都能看到近代的影子。好多人发现中医学近现代模式与古代模式的不同，便偏执地褒古贬今，大有去今返古的势头。一时逞快很容易，但认真考察和客观评价古今得失，却不是想象中那般简单。何处可破，何者当立，破后如何重建，需要的是大量的扎实工作，而不是片面地认为古代中医才是最好的，与古代不同的就应该批判，更何况古代中医本来便不是一个停滞不

---

① 杜亚泉《杜亚泉文存》，许纪霖，田建业编，上海：上海教育出版社，2003年，425页。

前的体系。简言之，古代与近现代的时代差别，以及中医学是否借鉴了西医学，不应该简单成为评价近现代中医理论范式的标准。

历史像一面镜子，照见过往，也预示未来。有一个正确的历史观，往往会有助于我们更好地理解当下。时代总在发展，中医学需要及时吸纳其他学科，这并不是问题，最大的问题是如何吸纳，吸纳的同时如何保持自身的基本特色。这决定了百年之后，人们回望今天这段历史时，是评价我们与时俱进，继承并发展了传统，还是说我们将中医学变成了所谓现代化的附庸。近代医家所作的尝试和努力，恰恰可以成为一面很好的镜子。

另外，无论对当今的中医理论范式作何评价，在实际临床工作中，中医还是强调对疾病的中西医诊断，即使诊断后完全应用中药进行治疗。细想这无非是为了对疾病有一个更加全面的认识，尽可能避免临床误诊与失治。许多中医在临床中对疾病的失治，若单从中医的辨证论治套路来看，也许没有不当之处。但这种失治常恰恰是因为西医知识的缺乏，未能对疾病做出明确的诊断，从而耽误了病人寻求更加有效的治疗方案。所以，中医从业者必须对现代医学有相当水平的学习才行。遗憾的是，很多人竟把对现代医学的学习看作是对中医传统的舍弃，似乎学了西医就不是中医了，偏执地把这两个方面对立起来，甚至把不学西医学作为发挥中医特色的前提，标榜着对古代中医的坚持和对西医的不屑。从这个角度而言，百年前近代医家的胸怀更加值得仰视。

也许，艰难的不仅是理论的再构，更是面对时势变迁时的心态和选择。近代医家如此，今天又何尝不是。

以身观身：对道教与中医学身体观的认识

中国传统文化对中医学的形成与发展起到了重要的促进作用，可以说，如果没有中国传统文化对生活与医疗实践经验的概括和模塑，那么中医学很难形成其基本框架与面貌。道家思想作为中国传统文化的主流之一，它对生命自身以及天人关系的深刻理解，对中医学影响极大，中医学的奠基之作《黄帝内经》的书名便充满了浓郁的黄老气息。道教将道家思想作为其立教基础，它与中医学在身体观、疾病观与治疗观上存在很大的相似性，彼此又曾互相借鉴与融汇，形成了颇具特色的道家医学，是中国本土宗教文化与医药文化结合的典范。

身体，是医学与宗教关注的基本对象与焦点。身体观，即对人体生命的综合认识。身体的内涵绝非等同于肌肉骨骼的堆砌物，它往往渗透进了人们对生命本身乃至整个宇宙时空的理解。正是因为这个原因，同样的身体在不同的文化背景中，常常拥有不同的内涵与表达方式。基于此，本文以身体为切入点，简要谈一下对道教与中医学身体观的认识。

一、返观照察：道教与中医学体认生命的方式

《汉书·艺文志》中云："方技者，皆生生之具。"[1]方技之学所包含的医经、经方、房中与神仙，是当时社会生命科学的主体。相比于医经与经方，房中与神仙之学的发展则稍显复杂。汉代以后，房中的发展，若仅从史志著录来看，似乎每况愈下，不但数量骤然减少，而且"房中"也未像《汉志》一样被单独列为专门类别，例如，《隋志》把其列入子部"五行类"和"医方类"，《旧唐志》和《新唐志》都将其列入子部"医术类"。但实际上，房中术在唐代以后，以相对隐蔽的方式流传于道教内部的若干派别，部分内容散见于道家著作中。房中与流行于当时社会的阴阳、五行、八卦、九宫以及天干地支等相结合，成为道教神秘的修炼仪式。宋元以降，随着道教内丹术的盛行，房中技术与术语又被内丹修炼中的阴阳、铅汞所包装，变得更为隐蔽。神仙的内涵非常丰富，包括导引、行气、服食等多种养生术，即使是后来道教中所讲的"神仙"，李零认为也是来表达一种养生境界，"推其源仍是出于方技之学"[2]。可见，医经、经方所归属的中医学，与融入房中、神仙的道教，或言中医学与道教的早期发展形态，本来便拥有共同的知识背景与生命认知。

以长沙马王堆汉墓出土的简帛文献为例，其中与生命医疗有关的可按照《汉书·艺文志》的方技之学分类原则分为，医经：《足臂十一脉灸经》《阴阳十一脉灸经》《脉法》《阴阳脉死候》；经方：《五十二病方》；房中：《养生方》《杂疗方》《胎产书》《十问》《合阴阳》《杂禁方》《天下至道谈》；神仙：《却谷食气》《导引图》。房中与神仙类文献不仅从数量上要比医经、经方类文献大得多，而且从文本的具体内容来看，前两者也要比后两者成熟得多。例如，与身体密切相关的五脏、六腑等知识并未出现在医经、经方中，而是出现在房中、神仙中。这表明中医学对身体的认识，在很大程度上曾得益于以房中、神仙为主体的方技之学的

---

[1] 班固《汉书艺文志》，颜师古注，北京：商务印书馆，1955年，72页。

[2] 李零《中国方术正考》，北京：中华书局，2006年，14页。

影响。"秦汉以后的中国本土文化也分两大系统，即儒家文化和道教文化。……道教文化是以数术方技之学为知识体系，阴阳家和道家为哲学表达，民间信仰为社会基础，结合三者而形成"[①]，方技之学对道教身体观的影响不言而喻。

我在拙著《中医学身体观解读》中曾以"术"与"气"来概括房中与神仙的核心[②]，"术"是各种技法与术势，"气"则是要调动的对象，房中与神仙被当时社会作为养生手段的关键便在于通过各种术势激发体内之气规律循行。基于此，房中与神仙，或者说方技之学，对之后道教与中医学的主要影响，大致有三个方面：首先，方技之学体认生命的基本方式被道教和中医学所秉承；其次，养生的核心理念与方法被道教和中医学所借鉴，成为养生和祛病的重要手段；再者，房中、神仙之学在行气过程中对下丹田、脑、前后阴、任督二脉等脏腑、官窍、经脉的体认，直接影响了道教和中医学藏象理论体系的构建。

方技之学体认生命的基本方式，可以概括为"内求"，它并非是指凭空想象身体的结构和功能，而是指依托于一定的技术（或言"功法"），使身体之内"气"的各种变化更易于被人体所察觉和感知，从而可以进一步透过这种被感知的气的变化，来加深对身体内部结构和功能的理解[③]。明代医家李时珍在其《奇经八脉考》中评价张紫阳《八脉经》时讲："紫阳《八脉经》所载经脉，稍与医家之说不同。然内景隧道，惟返观者能照察之，其言必不谬也。"[④]返观照察，实即就是"内求"的方法，李时珍对其予以了肯定。

在中国传统文化中，身体并不是静止的肌肉骨骼的堆积，而是"形"与"气"的结合，气依附于形而存在，形依赖于气而灵动。身体是鲜活的、运动的，生命是生生不息的，对身体的体验和理解，自然不能等同于对尸体的解剖，认识它的最好方式便是反躬体认。所以，中国传统文

① 李零《中国方术正考》，11页。

② 刘鹏《中医学身体观解读》，南京：东南大学出版社，2013年，106、123页。

③ 刘鹏《中医学身体观解读》，71页。

④ 李时珍《濒湖脉学 奇经八脉考 脉诀考证》，北京：人民卫生出版社，1956年，82页。

化所强调的内求，是一种"活解剖""气的解剖"。尽管道教与中医学在具体的身体理论上会有一些差别，但两者都秉承了中国传统文化的理念，即轻解剖重功能，关注的重点在于活着的身体，在他们看来，对身体所展现于外的动态功能变化的关注和分析，要远远胜于尸体解剖。

借助内求这种方式，传统中医学形成了特色十足的身体理论，在脏腑学说、经络学说中均有所体现。例如，中医学所讲的经络并不是神经、血管等解剖所能看得到摸得着的有形之物，仅从肉体入手，难以寻见，唯有鲜活的生命才能体会到。再如，古代不少医家似乎也观察到了这种现象，通过内求所获得的对身体的体验，来阐释脏腑间的关系。例如，清代医家石寿棠云："肺一呼一吸，与腰间肾气息息相通，经故曰肾上连肺。"[①]对肾上联于肺的阐释，便是借助呼吸吐纳行气过程中所体验到的肺与肾之间的联系，若单纯依靠解剖是难以实现的。

最后需要说明的是，内求所获得的对身体的理解绝非是凭空想象，它必须建立在对身体结构及功能粗略认识的基础上。这些粗略认识的形成，或源于宰割动物时的有意观察，或源于像古文献所记载的对反叛者戮尸时有意无意的观察。透过文献记载，可以很明确地发现，中国古人对身体的认识是基于一定的解剖观察的。解剖的有无，并非是中国传统医学区别于其他医学的标志。诸如内求等中国传统文化特定背景中一些相对特殊的体验身体的方式，以及传统文化思想的模塑和诠释，才是形成中国传统文化特色身体观的关键所在[②]。

二、生化之妙：道教与中医学身体观关注的焦点

图像是对身体最直接的描绘，透过中国传统画像对身体的描绘，我们可以了解中国传统文化身体观所关注的焦点。

脏腑图古代多称为"内景图"，亦有称"存真图"者，"经络图"一

---

① 石寿棠《医原》，王新华点注，南京：江苏科学技术出版社，1983年，8页。
② 刘鹏《渐晓中医——中医是什么》，南京：东南大学出版社，2014年，124-128页。

般无统一称谓，常以每条经络之名称单独命名，但亦有统称为"外景图"者，例如，朱肱《内外二景图》中，以"内景"称脏腑，以"外景"称经络。经络从解剖上难寻其形质，经络图自然也不是对其解剖形态的描绘。经络图从表面上看来是在描绘经络的循行路线，但实则是对经络循行部位所涉脏腑、形体、官窍等身体内外各部关联性的描绘。换言之，经络图所传递的是生命的动态关联。脏腑图从表面上看起来似乎是对解剖所见的真实描绘，实则不然。

由五代道士烟萝子所绘的"内境左侧之图""内境右侧之图""内境正面之图""内境背面之图"六幅脏腑图，是中国现存最早的脏腑图，见于南宋石泰及其门人所编《修真十书》之《杂著捷径》，收入正统《道藏》。宋代所绘的脏腑图，主要有两种：一种是宋仁宗庆历年间，广西地方官府处死欧希范等五十六名反叛者，对死者进行了解剖，宜州推官吴简与医生、画工观察了这些尸体的内脏器官，并由画工宋景描绘成图谱，名《欧希范五脏图》。此原图已佚，《循经考穴编》载有《欧希范五脏图》一幅，日本医家梶原性全《顿医抄》和《万安方》也收入了一幅《欧希范五脏图》。另一种是，宋徽宗崇宁年间，处决反叛者，李夷行对尸体内脏进行了观察，其后杨介根据李夷行的观察，绘制成《存真图》。此图已佚，部分图像及文字说明存于元代孙焕重刻的《玄门脉诀

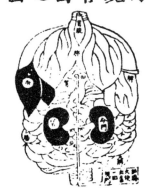
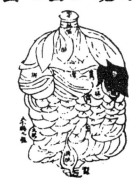
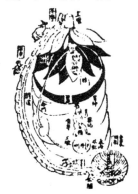

图11　烟萝子内境图（正统《道藏》）

内照图》中。这些图像成为宋代以后医学著作中脏腑图的基础。

通过诸多脏腑图可以看到，古人对脏腑位置的判断是大致准确的。对心、肾、胃、肠、膀胱等脏腑形态的描绘与解剖所见的粗略形态相比较，也是大致相同的。这就说明，古人对身体的观察是基于一定的解剖基础的。再者，最重要的是需要明白，由解剖观察所获得的粗略身体知识，不足以阐发和解释身体所表现出来的复杂的生理功能。所以，古人就逐步把当时主流文化思想中的某些理论，如阴阳学说、五行学说、精气学说等等，用以归纳和阐释身体所表现出来的复杂生理病理变化。当这种脏腑知识作为《黄帝内经》的主体而历代流传时，我们很容易发现，之后的诸多脏腑图的绘制，实际上是根据粗略的解剖观察首先绘制出脏腑的大致位置，然后又根据《黄帝内经》对脏腑功能及其脏腑间联系的阐发，进一步以图像的形式来表述这些经典理论。这也是为什么传统脏腑图旁边常注以经典原文阐释的原因所在。

综合以上所述，图为写意，脏腑图和经络图实际上想描绘和表达的是身体各部所展现出来的功能联系。或者说，脏腑经络图是想通过静止的画面来传达"气"在身体中所产生的各种变化，正如葛红兵所言："中国人相信身体虚践，这种虚践来自'神''气''志''精'等等虚体，而不是来自肌肉、骨骼等实体。……中国人相信人的自我操控来自于'气'。中国人强调要通过练'神'养'气'而达到'美身'的境界。所以，我们看到中国古代文人画中的身体都以展现'神'和'气'为主题。"[1]

老子讲："人之生也柔弱，其死也坚强。草木之生也柔脆，其死也枯槁。故坚强者死之徒，柔弱者生之徒。"[2]这里说的"柔弱"并不是指人力量的大小强弱，而是指充满生生之气的身躯，柔软而有温度，而不是死亡后僵硬冰冷的尸体。中国人物绘画无须去解剖人体，而是重在显现生生之气，是透过静态的图像来传递动态的变化。中国人不是不知道人的肉体属性，只

---

[1] 葛红兵、宋耕《身体政治》，上海：上海三联书店，2005年，28页。

[2] 陈鼓应《老子注译及评介》，北京：中华书局，1984年，342页。

是关注的焦点并不在这里。中国传统社会中与生命科学最为贴近的当属道教和中医学，它们对身体有着更加深入和细微的认识，同时又秉承了上述理念，注重对身体整体和谐性的阐发，展现了生命的生生之气与纷繁变化。

三、生命之门：道教与中医学对生命本原的探索

对生命本原的探索，关乎养生与治疗的重点，是道教与中医学共同的关注。

如前文所述，方技之学是道教与中医学的重要源头。方技之学养生的关键，在于通过导引、行气等多种方法，使气聚于丹田，并使精气由丹田按一定路线而运行于全身，以发挥精气对身体的滋养作用。尽管实际的操作技术起源很早，但是在方技之学的早期文献中，并未出现"丹田"等相关的术语，而是常用"本""元"等名词来代替，例如，《行气铭》："行气，吞则畜，畜则伸，伸则下，下则定，定则固，固则萌，萌则长，长则复，复则天。天其本在上，地其本在下，顺则生，逆则死。"方技之学的房中、行气、导引诸术在道教中被称为内丹之术。内丹之称谓是在外丹术之后，借鉴外丹之术语系统而形成的，但其技术本身却渊源很早，正如胡孚琛所讲，"内丹学源于先民的氏族原始宗教巫史文化，是神仙家将自古流传的王子乔、赤松子的行气术，彭祖、容成公、玄女、素女的房中术，羡门高、安期生的服食术相互融汇升华而成的"[1]。内丹术的形成，以丹田学说的形成为标志，道教以更加完备的术语系统架构和诠释之前方技之学对身体的感知，成为道教普遍采用的养生之术。

中医学尽管也曾直接将房中、神仙等方技之学养生的方法拿来应用，例如，《黄帝内经》中有对房中术"七损八益"的借鉴和发挥，《诸病源候论》则将导引作为治疗的基本手段。但与道教有所不同的是，中医学还曾广泛借鉴了方技养生之学对身体的体认和感知，把对丹田的功用归

---

① 胡孚琛《道教内丹学揭秘》，《世界宗教研究》1997年第4期，87页。

于与之部位相近的肾，而建立起了以藏精为主要基本功能，而又不断向外拓展的肾藏象理论体系。《黄帝内经》中云："肾者主水，受五脏六腑之精而藏之。"①肾能受纳和贮藏其他脏腑之精气，本身便有人身本原之意味。至明代，医家李中梓则在其《医宗必读》中明确提出肾为先天之本，"先天之本在肾，肾应北方之水，水为天一之源。……未有此身，先有两肾。故肾为藏府之本，十二脉之根，呼吸之本，三焦之源，而人资之以为始者也"②。

另外，以命门学说为代表，道教内丹术对身体本原的探索也曾深刻影响了中医学身体观的构建。《难经》中云："诸十二经脉者，皆系于生气之原。所谓生气之原者，谓十二经之根本也，谓肾间动气也。此五脏六腑之本，十二经脉之根，呼吸之门，三焦之原。"③"脐下肾间动气者，人之生命也，十二经之根本也，故名曰原。"④肾间，正是道教内丹术的"丹田"，是生命之原，正如明代郑瑄《昨非庵日纂》所云："肾间动气，金丹大药也。……人生根本，实系于此。"⑤不少医家直接援引道教来解读中医学中的命门，例如，明代医家孙一奎在其《医旨绪余》中云："《黄庭经》曰：肾气经于上焦，营于中焦，卫于下焦。《中和集》曰：阖辟呼吸，即玄牝之门，天地之根。所谓阖辟者，非口鼻呼吸，乃真息也。……命门之义，盖本于此，犹儒之太极，道之玄牝也。"⑥李时珍借用道教内丹术语来阐释命门之功用，《本草纲目》中有云："命门为相火之原，天地之始，藏精生血，降则为漏，升则为铅。"⑦肾间命门为天地之始，藏精生血。"降则为漏"是指，命门若失于固摄，则精血妄泄于外。"升则为铅"，是道家内丹铅汞之术，以铅喻肾，以汞喻心，心

---

① 山东中医学院，河北医学院《黄帝内经素问校释》，北京：人民卫生出版社，1982年，8页。
② 李中梓《医宗必读》，上海：上海科学技术出版社，1987年，6页。
③《黄帝八十一难经》，高丹枫，王琳校注，北京：学苑出版社，2007年，19页。
④《黄帝八十一难经》，196页。
⑤ 郑瑄《昨非庵日纂》，北京：北京图书馆出版社，1996年，81页。
⑥ 孙一奎《医旨绪余》，南京：江苏科学技术出版社，1983年，7-8页。
⑦ 李时珍《本草纲目》，北京：人民卫生出版社，2004年第2版，84页。

肾交合则能养生。《养生秘录·玉溪子丹房语录》有云："还丹之本，铅汞而已。元精为命之根，宝元精而真铅自生；元神乃性之宗，啬元精而真汞自产。"[1]命门若能固摄精血，则能成铅上升与汞相交。

四、小结

从方技之学的嬗变来看，道教与中医学虽为异流，但属同源，它们都秉承了方技之学的核心理念与方法，注重通过内求的方法来洞悉身体的结构与变化，形成了以关注身体生化之机为焦点的身体观。从宗教与医学的本质来看，道教与中医学对养生与祛病的共同追求，使它们彼此又多有借鉴和融汇，除却具体养生方法与医药的使用，就本文关注的身体观而言，道教内丹术对生命本原的阐发促进了中医学命门学说的形成，中医学对生命本原的阐发至此也为之一变。

---

[1] 吕光荣主编《中国气功经典》（宋朝部分 下），北京：人民体育出版社，1990年，119页。

文化恐惧与滥补之风：以肾虚与温补为例的考察

　　当今社会补虚话题充斥各类媒体，大有国人皆虚、众人需补之势，中医学倡导的养生、治未病常被简单等同为补虚。这些现象的出现，不完全是一种医学现象，而是在很大程度上源于特定社会文化氛围对身体与疾病的认知偏差。近代以来，西医学对中国社会的影响愈加广泛和深刻，但传统中医学对生命的理解，则经常作为一种代代相传的生活经验，影响着中国人对疾病的基本认识。因此，要想全面了解我们国家的各种医疗社会现象，则必须将其作为一种历史文化现象，来考察身体、医学与文化之间的复杂关系。

　　在中国传统文化中，身体常常渗透进了中国人以身体为视角对于生命乃至整个传统文化的理解，是古人理解传统文化生命观、宇宙观的一个重要载体。当传统文化一旦成为重塑生活医疗实践经验的基本工具，而形成传统中医学的基本理论面貌时，中医学对生命与疾病的认知便充满了浓郁的传统文化色彩。同时，这种经由传统文化包装的中医学又无形中成为中国传统文化的重要符号，而更加深刻地影响着中国人对生命的理解以及对疾病的诊治。但是，传统文化作为中医学的基本说理与架构工具，在很大程度上又经常无法准确呈现本质与界定因果，使得传统中医学对疾病的认识经常出现过度的文化渲染，因之出现的医疗偏执就不足为怪了。

虚，特别是肾虚，是中国老百姓极其关注的。就现代医学而言，传统中医学所讲的肾藏精理论是毫无"科学"根据可言的。但一提到性功能障碍，一提到精亏，就会联系到肾虚的思维模式，在现代人的思维中还是极为普遍的，补肾也成为中国人特有的一道风景。而且，肾虚与补肾的内涵也在其医学内涵的基础上，拓展成为虚与补虚的代名词。可以说，中国人所言的肾虚，其内涵要远远大于医学本身的病理观察，而是在医学内涵的基础上又被逐步赋予了一定文化意义。当医学概念中的肾虚逐渐作为一种文化渗透到大众思维中时，文化又成为一种反作用力加深了大众对肾虚的过度理解和恐惧，以及对补肾的过度应用与盲目崇拜。

文化对身体的模塑：肾脏终极地位的确立

身体绝非是骨肉的拼凑，也不是物质结构与功能变化所能概括的，远不止通常所说的形神合一，它还承载了特定文化观念。简言之，是身体本身与附加于其上的观念的综合。因此，源于文化对身体的这种模塑

称谓中除了"本""元",《难经》^①中称其为"生气之原",如《难经》第六十六难云:"脐下肾间动气者,人之生命也,十二经之根本也,故名曰原。"《难经集注》中杨玄操注曰:"脐下肾间动气者,丹田也。丹田者,人之根本也,精神之所藏,五气之根元,太子之府也。男子以藏精,女子主月水,以生养子息,合和阴阳之门户也。在脐下三寸,方圆四寸,附著脊脉,两肾之根。"^②从《难经》以及杨氏所论,我们很容易明白两肾之间恰恰是丹田之位置,部位的相近是肾与丹田两者得以发生密切关联的根本基础。在行气过程中,把对无形丹田功能的体验,慢慢归于其两侧有形的肾脏的作用,是一种并不复杂,也很容易产生的推理。

按古人的思维,丹田在房中术中的作用,或者说房中术达到养生目的之关键在于,首先通过各种技法使气聚于丹田,丹田气固,则能收摄前阴欲射之精气,正如《素女经》(辑自《医心方·卷二十八·至理》)^③所云:"能动而不施者,所谓还精。还精补益,生道乃著。"^④这就是《行气玉佩铭》所讲的"下则定,定则固"。然后,再通过行气的方法使所固摄之精气从丹田沿督脉上行至脑髓,亦即"还精补脑"之法,也就是《行气玉佩铭》所讲的"复则天"。简言之,丹田在房中术中的作用,主

---

① 《难经》即《黄帝八十一难经》之略称,旧传是秦越人(扁鹊)所撰。全书用问答的体裁,设八十一难来阐明古医经的要旨。《难经》中的许多内容并不见于《黄帝内经》,对某些问题的阐发也与《黄帝内经》有不同的见解,这说明《难经》并非完全是为阐发《黄帝内经》而设,还包括了《黄帝内经》以外的许多古医经。

② 吕广等注,王九思等辑《难经集注》,北京:人民卫生出版社,1963年,144页。

③ 通过部分比对马王堆出土的文献与后世的"方技类"文献(《汉书·艺文志》所载"方技略"文献的内容,在其后不同时期的史志目录中常因分类方法的改变,而被归入不同的类别。而且,《宋志》《明志》的"医书"和《四库总目》的"医家",所收只限一般的医药之书,缺少"神仙",尤其是"房中"的内容。为了叙述的方便,我们姑且以其最早被收入的类别——方技,来称谓这类文献),我们发现房中、神仙等中国古代的实用书籍,其核心理念与技术并没有太大的实质性的改变。诚如李零所言,"中国古代的实用书籍……虽然代有散亡,可是学术传统却未必中断。……明代的《素女妙论》,从体系到术语,仍与汉晋隋唐的房中书保持一致。'瓶'虽然是新的,但'酒'却可以是老的。在实用书籍中,这是带有普遍性的现象"(李零《中国方术正考》,北京:中华书局,2006年,23页)。因此,面对早期方技类文献量较少的现实,我们完全可以将后世文献作为研究的文本,用以了解早期方技之学及其对中医学理论构建的影响。

④ 丹波康赖《医心方》,沈澍农校释,北京:学苑出版社,2001年,1712-1713页。

要包括控制前阴和收摄精气两个方面。两者又互为增益，控制前阴是为了更好地收摄精气，而在行气过程中通过一定的功法使精气聚于丹田，则能更好地发挥丹田对前阴的控制。这在后世的房中文献中有更直接的描述，例如，《辩正论》载："寻汉安元年，岁在壬午，道士张陵，分别黄书云：'男女有和合之法，三五七九交接之道。其道真诀，在于丹田；丹田，玉门也。唯以禁秘为急，不许泄于道路；道路，溺孔也。'"①丹田之用在于固精，使精不至于从溺孔而泄，这部分功能恰恰是后世中医学中"肾藏精"的功用。另外，神仙之学也是与房中并列的重要养生方法，透过神仙中的导引、行气论述，我们可发现与上述大致相同的规律和结论。

同时，房中养生之关键在于调控丹田之气来固摄将射之精，进而还精补脑，欲射之生殖之精亦因此而被赋予了广义的精气内涵，成为濡养身体的重要物质基础。当然，还精补脑也许不太可能实现其初衷，但其思路却合乎古人的逻辑判断。中医学借鉴了这种认识，不但把房中术中以"七损八益"为代表的房中补益原则上升至调补人身阴阳平衡的关键位置，而且根据丹田与肾在部位和功能方面的相似性，以及医学对生命原动力由丹田向肾的转变，逐步把狭义的生殖之精赋予了更广阔的内涵，并以肾精作为总括，成为生命得以延续发展的重要物质基础。②生殖之精内涵的扩大除上述原因之外，另外一个重要原因便是"精水相类"。即由前阴所泻的生殖之精，不但其性状与水相似，而且其繁育生命的功

---

① 释彦琮《辩正论》，石峻等编《中国佛教思想资料选编》（第3册），北京：中华书局，1983年，352–353页。

② 《素问·阴阳应象大论篇第五》云："帝曰：调此二者，奈何？岐伯曰：能知七损八益，则二者可调，不知用此，则早衰之节也。年四十，而阴气自半也，起居衰矣。年五十，体重，耳目不聪明矣。年六十，阴痿，气大衰，九窍不利，下虚上实，涕泣俱出矣。""调此二者"指调"阴阳"，其关键在于明晓房中之"七损八益"。若能够用"八益"而去"七损"，亦即能够通过各种方法收摄欲射之生殖之精，则可以养生延年，防止早衰之变。同时，我们又看到今本《黄帝内经》中，往往把肾中精气之盛衰作为判定生命生长壮老已变化的重要评价标准。例如，《素问·上古天真论篇第一》云："女子七岁，肾气盛，齿更发长。……三七，肾气平均，故真牙生而长极。……丈夫八岁，肾气实，发长齿更。二八，肾气盛，天癸至，精气溢泻，阴阳和，故能有子。三八，肾气平均，筋骨劲强，故真牙生而长极。……五八，肾气衰，发堕齿槁。……八八，天癸竭，精少，肾脏衰，形体皆极，则齿发去。"可见，生殖之精的内涵在传统中医学理论体系中已经融入肾精之中。

能与中国传统文化中"水"的内涵相一致。随着传统文化中"水"的内涵变得更为本原化和玄理化，生殖之精的内涵亦随之而变得更为抽象、递进和扩大。《素问·金匮真言论篇第四》中讲"肾者主水，受五脏六腑之精而藏之"①，《素问·六节藏象论篇第九》亦称肾为"精之处也"②，同时我们看到《黄帝内经》中讲各脏均可藏精，如《素问·金匮真言论篇第四》有"藏精于肝""藏精于心""藏精于脾""藏精于肺""藏精于肾"③的表述，若不是肾所主之"水"具备了万物本原的内涵，那么肾不可能凌驾于其他脏腑之上而受藏其精。

数术之学的塑造

所谓"数术之学"，实际上就是古人对于宇宙天地之道的认识。在古人的思维中，天地所呈现出来的自然规律，是人类需要遵奉的根本原则和终极原理。人身"小宇宙"的运行，必须与天地"大宇宙"的运行规律相一致，才能保证生命的正常与和谐。这就是探讨人体生命的"方技之学"，与研究宇宙自然规律的"数术之学"，两者之间的密切关联所在。古人常将数术与方技之学放在一起进行讨论，如阮孝绪《七录》将数术与方技并称为"术技录"。正因为此，无论是以房中、导引、行气为代表的方技之学，还是医学本身，对于身体的体验以及观察生命所获得的感性认识，都有赖于数术思想进行归纳，使之系统化和理论化。

基于此，《黄帝内经》中所讲的身体，我们可以概括称之为"时空藏象"的身体。"时空"所表达的内涵，主要包括两个方面：一是，用以表示身体在宇宙中所处的时间空间位置，以及这个位置在身体中的投射，即宇宙时空中的事物或现象与身体的配属关系。中医学着重阐发的是四时和五方，以及能体现四时五方特性的事物或现象，与身体的配属关系。二是，时间和空间变化对于身体的影响，中医学着重阐发的是四时阴阳之盛衰变化和以五行为框架而加以归纳的地域气候等因素，对

---

① 山东中医学院、河北医学院《黄帝内经素问校释》，北京：人民卫生出版社，1982年，8页。
② 山东中医学院、河北医学院《黄帝内经素问校释》，143页。
③ 山东中医学院、河北医学院《黄帝内经素问校释》，57—58页。

身体生理的影响，以及它们所致病证在身体上所呈现出的某些倾向性。"藏象"，用以表示传统中医学脏腑理论系统与其他医学相比较而所独有的特色。这种特色主要体现在，脏腑系统是以具体的内脏为基本物质基础，但不拘泥于形态学的束缚，而又融合了把身体各部作为一个整体而显现出的整体功能，并依据这种功能，把相关的能够体现这种功能的形体官窍等身体各部，以及情志等，归属于其中。

在古人的思维中，肾主藏精的认识必须与某种时空理论相结合，才能使它拥有理论的支撑，而显得无懈可击。通过《黄帝内经》中的表述，我们可以了解这种加工和过渡的模式，肾之闭藏与四时之冬、五方之北万物闭敛的特点相似，因此，肾与冬之阴阳五行配属就为肾主藏精的功能提供了理论支撑。

二、探寻本原：肾为先天之本、人身太极的形成

肾在中国传统文化中为什么被推崇到如此重要的位置？这还是得益于传统中医学对肾的塑造。中医学在《黄帝内经》中肾脏相关论述的基础上，借鉴传统文化思想，特别是道教、理学思想对宇宙及人身本原的阐发，逐步把肾定义为人身之本。肾为人身之本的内涵，主要包括两个大的方面：

首先，是因为肾主藏精、主生殖而被赋予的本原内涵。生殖是中国传统文化常用的诠释符号。古人认为，人处于天地之间，禀天地之灵气，自然会拥有与天地相类似的规律。从这层意义上讲，生殖这一人类现象，恰似是宇宙形成、发展、演化的一个比拟和缩影。生殖这一人类自身的生命繁衍现象，在传统文化中被赋予了更多的抽象意义，几近于天地之道，成为和合、和谐的代名词。在传统中医学理论体系中，肾主藏精，男女两性交合，精有规律泄于外，则能孕育生命，与生殖密切相关。《灵枢·顺气一日分为四时第四十四》云："肾为牝藏，其色黑，其

时冬，其日壬癸，其音羽，其味咸。"① "牝"在《老子》中常被借指为
"道"，如《老子》第六章云："谷神不死，是谓玄牝。玄牝之门，是谓
天地根。"② "玄牝"在理学思想盛行时，又被称为"太极之蒂，先天之
柄，虚无之系，造化之源，混沌之根，太虚之谷"③。从这层意义上讲，
肾因而具有了比其他脏腑更为重要的意义。换言之，从亲代和子代的关
系来看，亲代之肾为子代生命之本原。

其次，肾既然可以孕育产生子代之生命，那么很自然会被想到它对
于自身生命之重要性。这种重要性被进一步抽象和发展的结果就是，认
为肾为自身生命之本原，即人之始生先结成两肾，后由肾而相继生成其
他脏腑组织官窍、四肢百骸。这也就是我们常讲的"肾为先天之本"的
内涵。

"肾为先天之本"的完整表述，首先见于明代医家李中梓《医宗必
读》中的"肾为先天本、脾为后天本论"，其文曰：

> 先天之本在肾，肾应北方之水，水为天一之源。……肾何以为先天
> 之本？盖婴儿未成，先结胞胎，其象中空，一茎透起，形如莲蕊。一茎
> 即脐带，莲蕊即两肾也，而命寓焉。水生木而后肝成，木生火而后心
> 成，火生土而后脾成，土生金而后肺成。五藏既成，六府随之，四肢
> 乃具，百骸乃全。《仙经》曰：借问如何是玄牝？婴儿初生先两肾。未
> 有此身，先有两肾。故肾为藏府之本，十二脉之根，呼吸之本，三焦之
> 源，而人资之以为始者也。故曰先天之本在肾。④

文中讲婴儿未成，先结胞胎，由两肾通过脐带与母体相连，则生息
不止，而后"水生木而后肝成，木生火而后心成，火生土而后脾成，土
生金而后肺成。五藏既成，六府随之，四肢乃具，百骸乃全"。在五行
中，各行处于同等的位置，原本并不存在某一行为其他四行之本原的情
况。李中梓把水行作为其他四行之本原，这种思想的渊源便是传统文化

---

① 河北医学院《灵枢经校释》(下册)，北京：人民卫生出版社，1982年，28页。
② 陈鼓应《老子注译及评介》，北京：中华书局，1984年，85页。
③ 高濂《延年却病笺》，成都：巴蜀书社，1986年，91页。
④ 李中梓《医宗必读》，上海：上海科学技术出版社，1987年，6页。

对"水"之地位的提升。

明代医家绮石《理虚元鉴》中有与李中梓相类似的论述，文曰："夫肾者，坎象，一阳陷于二阴之间。二阴者，真水也。一阳者，真火也。肾中真水，次第而上生肝木，肝木又上生心火。肾中真火，次第而上生脾土，脾土又上生肺金。故生人之本，从下而起，如羲皇之画卦然。盖肾之为脏，合水火二气，以为五脏六腑之根。"①这是以坎卦之象来阐明肾的本原意义，无非是说明肾之真水真火，即肾之阴阳，是一身阴阳之根本，肾水可生肝木，肝木又生心火，肾火可生脾土，脾土又生肺金，肾为五脏六腑之根本。

肾为先天之本的形成，在一定程度上受宋明理学重视太极思想的文化思潮影响，医家把肾比拟为太极生两仪之象，因而具有了先天本原之内涵。例如，明代医家万全《万氏家传养生四要》中云："夫五脏各一，肾独有两者，以造化自然之理也。盖太极生两仪，一阴一阳之谓也。草木初生，皆有两瓣，调之甲拆，左曰阳，右曰阴。故人受形之初，便生两肾。东方曰青龙，南方曰朱雀，西方曰白虎，都是一体。北方曰玄武，乃有二体，乃龟蛇二体也。蛇属阳，龟属阴。子半以前属阴，龟之体也；子半以后属阳，蛇之体也。肾者，水脏，上应北方玄武之象，故有两枚也。"②从解剖学上讲，"五脏各一，肾独有两"的说法并不准确，肺亦左右各一。之所以要突出肾独有两，便是要比附于太极生两仪之象。

同时，肾为先天之本的进一步升华，也与命门的重要性被日渐凸显密切有关。命门理论也是中医学中所特有的，《黄帝内经》中便已经见到命门的称谓，但指的是"目"，后世医家却将其赋予了越来越多的抽象意义，成为了人体生命的本原所在。无论是《难经》两肾左肾右命门说，还是明清在命门学说中占据主流的命门为肾间动气说，命门与肾在部位与功能上都密切相关。

---

① 绮石《理虚元鉴》，南京：江苏科学技术出版社，1981年，4页。
② 万全《万氏家传养生四要》，罗田县卫生局校注，武汉：湖北科学技术出版社，1984年，38页。

我们可以明代命门学说代表医家赵献可《医贯》中的部分论述为例进行说明。赵献可云："夫人受天地之中以生，亦原具有太极之形。""两肾俱属水，左为阴水，右为阳水。以右为命门非也，命门在两肾中。……两肾在人身中合成一太极。自上数下十四节，自下数上七节。"[1]对于命门，赵献可又讲："是为真君真主，乃一身之太极，无形可见。两肾之中，是其安宅也。"[2]"命门在人身之中，对脐附脊骨。自上数下，则为十四椎。自下数上，则为七椎。内经曰：七节之旁，有小心。此处两肾所寄。左边一肾，属阴水。右边一肾，属阳水。各开一寸五分，中间是命门所居之宫。"[3]"两肾在人身中合成一太极"，代表已分太极之形象。而命门为"真君真主，乃一身之太极"，代表未分太极之形象。很明显，肾借助理学思想与医学命门学说而获得了更大的本原意义。

疾病再造与滥补之风：恐虚与补虚

如上所说，身体的内涵要远远超过身体本身，那么身体失常所表现出来的疾病也随之复杂化。首先，人们对疾病的解读，通常是利用正常身体的对立面来说明的。例如，正常情况下肾藏精，如果见到一些身体功能衰退的精气亏虚表现时，就会说这个病是肾虚。所以，不同文化与医学背景下对身体的认识不同，那么面对身体失常表现出来的变化，通常会称之为不同的疾病。面对同一种疾病，甚至是中西医都用同样的名词来称谓它，中西医各自解析它病因、病机、治疗原则时也经常存在巨大差异。其次，与身体的复杂性相比，医学对身体的认识还很有限，解决疾病的能力也有限。所以，面对疾病时人们的选择绝不仅限于医学，民俗的、宗教的等各种办法都会选择，这一点在将传统医学依然作为主要治疗手段之一的中国尤为明显。只要翻一下被今天的中医依然奉为经

---

[1] 赵献可《医贯》，5页。

[2] 赵献可《医贯》，3页。

[3] 赵献可《医贯》，6页。

典的历代医籍，如《黄帝内经》《备急千金要方》《本草纲目》等，便可发现中国人眼中的中医并非是今天狭义的中医学，各种民间疗法、宗教疗法等也统属于中医。这种认识时至今日依然延续在广大民众心中，不可能因为中医学院派掌握专业话语权就能改变。正是因为这些复杂因素，我们所面对的疾病，除了疾病自身以外，也掺杂了许多原本并非疾病自身所有的，而是因为特定文化所赋予它的附加内涵。或者说，疾病通常有"再造"层面的附加内涵。与现代医学的架构方式不同，中医学将传统文化广泛作为建构其理论体系的重要工具，直接导致了中医学对身体与疾病的认识具有浓郁的文化色彩。例如，用儒家社会关系来喻说身体各部的主次和关联，用自然与社会的某些关系失调来说明疾病的产生，以用药如用兵来说明治疗疾病的治则与治法。

因此，一种治疗方案的确立，其背后通常都对应着一种文化理念[①]。在马王堆的早期医学文献中，对外生殖器的用药，有两个很鲜明的特点：首先，是取干姜、肉桂、蛇床子等药物的温灼之性来刺激外生殖器，还未发展到后世的温肾阳；其次，更常用的是采取外用或内服"卵"制剂（以内服为主）来促进男女生殖功能。这种取卵入药的方式，实际上是基于男根与自然界鸟类的相似，以及孵生之卵与男性睾丸的相似，是原始男性生殖器崇拜时期卵生生殖图腾文化在早期医学中的应用和体现。

当对外生殖器的论述过渡到肾脏之后，通过前文的论述，我们很容易发现，在中国传统语境中，肾虚并不仅仅是一个纯粹的医学问题了，而是被传统文化附加了太多抽象意义。当它被与天地宇宙之理相比拟，作为生命之本原时，这种过度的文化渲染自然会无形中加大民众对肾虚的恐慌。特别是受宋明理学思想影响，明清中医命门学说兴起之后，肾

---

① 就中医学中药理论本身的建构而言，中药药性与功效的界定并非完全基于医疗实践，传统文化思维方式与具体思想也起到了重要的模塑作用。所以，并不能简单地依据"尝百草"来认知古代本草典籍对中药性效的记载。例如，《神农本草经》中把丹砂、云母、玉泉、石钟乳、矾石等列为上品，认为服用它们能够"通神明不老""轻身延年""不老神仙""安五脏""轻身不老增年"，这种阐释很明显受到了流行于当时社会的服食丹药以求长生思想的影响。这些金石类中药非但不是没有毒性，而是毒性很大，久服会让人中毒。

与命门的关联更加密切，肾的文化意味愈加浓重，滥补之风由之兴起。

例如，赵献可在其《医贯》中有云："余有一譬焉。譬之元宵之鳌山走马灯，拜者舞者飞者走者，无一不具，其中间惟是一火耳。火旺则动速，火微则动缓，火熄则寂然不动，而拜者舞者飞者走者，躯壳未尝不存也。故曰汝身非汝所有，是天地之委形也。余所以谆谆必欲明此论者，欲世之养身者治病者，的以命门为君主，而加意于火之一字。"① 赵献可取象走马灯全赖中间之火，而类比推崇命门之火为人身之动力，大倡温补命门之火。并且强调，"医家不悟先天太极之真体，不穷无形水火之妙用，而不能用六味、八味之神剂者，其于医理，尚欠太半"②。原本用以补肾的八味丸、六味丸等被命门学说医家从概念上转换为补益命门，临床治疗基本以此包揽百病③，不少医家于本草"独详参、附之用"④（黄宗羲评张景岳语），流弊无穷。清代医家徐灵胎曾作《医贯砭》一书批评曰："人之元气藏于肾中，肾之阴阳必宜保护，不宜戕贼，比诸脏为尤重，何等明白。乃幻成真假无形有形，根源太极等语，其说愈微妙，愈俚鄙荒唐。"⑤ "此篇之论，专为尽天下之病皆用八味而设，便讲出儒、释、道三教之合一，以见八味之不可不用，此等乱道无一字连贯。"⑥ "如此说，则八味、六味之能补真阳、真阴，竟是补太极类。嗟乎！五脏六腑，孰非有形之体，草根木皮，亦孰非有形之物，不过气性各殊，借以补偏救弊耳，何必过高其论。"⑦

虚证的原因固然有很多，如五脏皆可有虚证，但因为肾被作为人身之本，肾虚经常成为虚的代名词，成为民众关注的焦点。同时，对肾虚

---

① 赵献可《医贯》，4页。

② 赵献可《医贯》，44–45页。

③ 林殷等统计古代中医文献中的命门医案用方，排在前10位的，除桂附理中丸外，其他9首都是补益剂。位于头两位的方剂为六味地黄丸（六味丸）和肾气丸（八味丸）。详见：林殷等《命门医案使用方剂及其应用特点探讨》，《北京中医药大学学报》2008年第31卷第8期。

④ 黄宗羲《黄梨洲文集》，陈乃乾编，北京：中华书局，1959年，49页。

⑤ 徐灵胎《徐灵胎医学全书》，刘洋主编，北京：中国中医药出版社，1999年，85页。

⑥ 徐灵胎《徐灵胎医学全书》，82页。

⑦ 徐灵胎《徐灵胎医学全书》，85–86页。

的过度重视也在相当程度上加重了民众对虚证的恐惧。因此，补虚要远比泻实更有民众基础。透过医案，我们可以更加鲜活地看到此医疗之风，大病、久病、房劳、乏力……，常被凭想当然地冠以"虚"，而处以温补之药。命门学说与温补之风兴起后，尤其是明清医家的医案中，对此有很多记载。

例如，元明医家滑寿《滑伯仁医案》载临安沈彰夏天伤暑，自汗如雨不止，本应清热解暑，但是沈氏自以为汗多是因为阳虚，所以服用附子等大热之药。清代医家张山雷在评注该案时讲："此病家粗知医书，而全不识症之咎，妄投药饵，宁不自杀而有余。凡绅衿家案有数册医书，往往蹈此习气，可笑亦可怕。"[1]滑氏又载一不孕症妇人，自认为无子便是虚，多服暖宫药，不但于病无益，最终"积久火盛，迫血上行为衄"[2]，导致出血。

明代医家张璐《张石顽医案》载太史张宏蘧"劳心太过，精气滑脱，加以怵惕恐惧，怔忡惊悸不宁"，先由都门之医"峻用人参、桂、附"，后经吴门诸医"亦用参、附"，张璐以为该患者"始先虽属阳气虚脱"，但是因为对虚证的恐惧，而过用人参、肉桂、附子等温热之药峻补，过犹不及，反受其害，导致"阳暴亢而反耗真阴"[3]。

清代医家魏之琇《魏之琇医案》载患者凌二官，年二十余，患热证初愈，很可能是因为医生认为病愈身体必虚，便凭想当然处以四君[4]、干姜等温补之药，所服的丸药也是人参养荣丸，患者"久之益觉憔瘦，状

---

① 徐衡之、姚若琴编著《宋元明清名医类案——滑伯仁医案》，长沙：湖南科学技术出版社，2006年，77页。

② 徐衡之、姚若琴编著《宋元明清名医类案——滑伯仁医案》，78页。

③ 徐衡之、姚若琴编著《宋元明清名医类案——张石顽医案》，229页。

④ 四君：即四君子汤，方出《太平惠民和剂局方》，由人参、白术、茯苓、甘草组成，是中医学补气的经典方，后世医家所拟的补气方，大多基于此方加减而成。金代医家李杲，金元四大家之一，擅长调理脾胃，著有《脾胃论》等。他创制了以补中益气汤为代表的一系列补脾胃之气的名方，因脾胃在五行属土，故后世将其称为"补土派"。补气药多味甘、性温，入脾胃经，故李杲用药偏于温补。明清温补之风的盛行，除本文所述的受命门学说兴起影响以外，与李杲也有一定的影响。

若癫狂，当食而怒，则啮盏折箸，不可遏抑"①，很明显是妄用温补而复成热病。

关于人参养荣丸，该方出自宋代《太平惠民和剂局方》（以下简称《局方》），由人参、白术、茯苓、甘草、当归、熟地黄、白芍、黄芪、肉桂、橘皮、远志、五味子、鲜姜、大枣等组成，整体偏于温补。《局方》的方子偏温燥，因此，自以朱震亨（号丹溪）为代表的金元医家开始便对其多有批评。正如《四库全书总目提要》所言，"儒之门户分于宋，医之门户分于金元。……观戴良作《朱震亨传》，知丹溪之学与宣和局方之学争也"。医者的批判并不代表民众的拒绝，该方含有人参等补益药，颇合民众所好，因而在明清时期服用甚多，尤其是经济殷实、社会地位偏高者。

《红楼梦》中的林黛玉便一直服用该方，《红楼梦》第三回"贾雨村夤缘复旧职　林黛玉抛父进京都"中载林黛玉初进贾府时，众人见黛玉身体面庞怯弱不胜，知她有不足之症，便问其常服何药，黛玉道："如今还是吃人参养荣丸。"林黛玉所得之病在其他章回中也有交代，例如，第三回中写其"娇喘微微"，第三十四回"情中情因情感妹妹　错里错以错劝哥哥"谓其"觉得浑身火热，面上作烧，走至镜台揭起锦袱一照，只见腮上通红，自羡压倒桃花，却不知病由此萌"，腮上两颚发红、发热这是阴气亏虚的典型表现，可见林黛玉的咳喘之证是阴虚咳喘。正因为此，有些人认为林黛玉是肺痨之症，也就是我们现在所说的肺结核。事实倒不一定完全如此，但是阴虚咳喘则无异议。高鹗所续《红楼梦》的后四十回历来褒贬不一，但高鹗对林黛玉所患阴虚咳喘的判断是没有错的，所以才会在其所续第八十二回"老学究讲义警顽心　病潇湘痴魂惊恶梦"中写林黛玉夜晚发热，咳嗽痰中带血②。阴虚发热入夜尤甚，所以才会睡觉时咳嗽不停。阴虚则火旺，虚火灼伤肺络则血溢于外而致痰中带血。这些表现都是阴虚进一步加重的结果。所以，无论是对

---

① 徐衡之、姚若琴编著《宋元明清名医类案——魏之琇医案》，296页。
② 曹雪芹《红楼梦》（上），北京：人民文学出版社，2008年，39、1162-1163页。

202

于林黛玉的体质，还是她的病，我个人感觉人参养荣丸都不适合她。她的咳喘本身就是肺肾阴虚所致，用药自然应该避忌温燥之药，最好的办法是用"金水相生"之法，通过补益肺肾阴气来治疗肺肾阴虚之证。从这个角度而言，林黛玉的死亡既是为人所伤，又为药所误，诚为可怜。或许正是因为这个原因，刘心武在其所续《红楼梦》第八十六回"暖画破碎藕榭改妆 冷月荡漾绛珠归天"中才将黛玉之死归咎于"给黛玉配药时，掺进毒物，使其慢性中毒，积少成多"[①]。退一步讲，即使不是掺进毒物，只要在配制人参养荣丸时加大人参、肉桂等温燥之药的剂量，便会使其火上浇油，加重肺肾阴虚而使其毙命。

《魏之琇医案》中还载一七十五岁老年患者，"凡食即呕，日呕涎沫数盏"，开始就诊的医生处以二陈[②]、干姜、肉桂等温补药，患者服药后病情加剧。转诊至魏之琇，魏氏以为此病症"皆属于火"，处以清热养阴之药而痊愈。即使患者已痊愈，却仍然有人疑问："老人阳气衰微，君常与黄连，得毋过乎？"魏氏反问道："老人阳虚，出自何说？"[③]可见，患者开始求治的医生不是因为病情需要，而是基于年老多虚的先入之见而温补。

清代医家王士雄虽以擅治温病而闻名，但其医案中却记载了大量清代滥用温补的鲜活例子。《王孟英医案》载戚氏老妇患痢疾，王士雄诊之，判断"此必温补所酿"，拿过之前医生开的方药来看，果然是人参、白术、干姜、吴茱萸、附子、肉桂、补骨脂、川椒等温补之药，于是感叹道："但知年老元虚，不闻邪盛则实。"[④]治高若舟庶母痢疾案，之前医生误治，也是"因疑高年火衰"，所以想当然"复加附子"[⑤]。治高

---

① 曹雪芹《红楼梦》(一百零八回本)，刘心武续，周汝昌校，南京：江苏人民出版社，2011年，732页。

② 二陈：即二陈汤，方出《太平惠民和剂局方》，由茯苓、半夏、陈皮、甘草组成，其用药也是一如《局方》的整体风格，偏于辛香温燥，是温燥化痰的代表方。后世化痰方，多由该方化裁而成。

③ 徐衡之、姚若琴编著《宋元明清名医类案——魏之琇医案》，302页。

④ 徐衡之、姚若琴编著《宋元明清名医类案——王孟英医案》，378页。

⑤ 徐衡之、姚若琴编著《宋元明清名医类案——王孟英医案》，379页。

若舟腹胀案，之前医生也是"误信虚寒，温补之药备尝"[①]。治吴永言吐血案，吴氏因"于十年前读《论语》不撤姜食之文，因日服之，虽盛夏不辍"[②]，妄用温补而致吐血。治萧氏痰多案，萧氏"吸鸦片，自疑虚寒"[③]，所以，即使王士雄诊断其为阴虚火旺，而处以滋阴之药，他却不敢服用。治顾听泉痰多案，患者也是"自谓气虚"[④]，而盲目服用党参等药。治李叟狂证案，群医因患者年越古稀便"广投热补"，结果"愈服愈剧"[⑤]。除了用药来温补，清代以来还喜欢用艾灸来治病，王士雄对此也有所批判，其云："盖未知灼艾可以除百病者，谓可除寒湿凝滞，阳气不能宣通之证，非谓内伤外感一切之病，皆可以除之也。"[⑥]清代医家周镳在评注王士雄应用寒凉药治疗新产妇人一案时，曾说王氏之法"方遵古法，并不惊人。特读立斋、景岳书者，见之未免吃惊耳。不意浙省名手，狃于温补，如此真不能不归咎于景岳、立斋诸公矣"[⑦]。薛立斋、张景岳，皆是明代命门学说的倡导者，理论也多宗李杲，临证喜用温补，虽以擅医而名，但流弊也的确不小。

清代医家徐灵胎《徐洄溪医案》载一汪姓病人得中风，医者谓"壮年得此，必大虚之证"[⑧]；病者刘松岑患中风，医者以为其"新纳宠，必用温补也"[⑨]；病者杨秀伦患外感停食，"医者以年高素封，非补不纳"[⑩]。需要注意的是，以上医者对患者"虚"的判断，并非基于严谨的医学诊断，而仅仅处于对虚的先入之见。在他们看来，大病就是虚，性爱就是虚，年老就是虚，虚就要处以补药。徐灵胎因此感叹道："时医总投温

---

① 徐衡之、姚若琴编著《宋元明清名医类案——王孟英医案》，381页。
② 徐衡之、姚若琴编著《宋元明清名医类案——王孟英医案》，382页。
③ 徐衡之、姚若琴编著《宋元明清名医类案——王孟英医案》，386页。
④ 徐衡之、姚若琴编著《宋元明清名医类案——王孟英医案》，386页。
⑤ 徐衡之、姚若琴编著《宋元明清名医类案——王孟英医案》，395页。
⑥ 徐衡之、姚若琴编著《宋元明清名医类案——王孟英医案》，380页。
⑦ 徐衡之、姚若琴编著《宋元明清名医类案——王孟英医案》，370页。
⑧ 徐衡之、姚若琴编著《宋元明清名医类案——徐洄溪医案》，315页。
⑨ 徐衡之、姚若琴编著《宋元明清名医类案——徐洄溪医案》，314页。
⑩ 徐衡之、姚若琴编著《宋元明清名医类案——徐洄溪医案》，317页。

补"[1]，人参、附子、熟地等就显得理所当然了。

部分补益药原本价格不菲，如人参，又加补益文化之渲染，医家用之以显救治之尽心，病家用之以显尽孝，常常是病证之寒热虚实不加深究，而妄用补益，"活，汝福；死，我不任怨"[2]，在医患双方信息极端不对称和关系相对缓和的中国传统社会，这些医疗问题则鲜有追究。徐灵胎在其《神农本草经百种录》中感叹道："今医家之用参救人者少，杀人者多。盖人之死于虚者十之一二，死于病者十之八九。人参长于补虚，而短于攻疾。医家不论病之已去未去，于病久，或体弱，或富贵之人，皆必用参。一则过为谨慎，一则借以塞责，而病家亦以用参为尽慈孝之道。不知病未去而用参，则非独元气不充，而病根遂固，诸药罔效，终无愈期。"[3]

这样的例子不胜枚举，例如，《红楼梦》中的贾瑞被王熙凤等一番折腾，"他二十来岁人，尚未婆亲，迩来想着凤姐，未免有那指头告了消乏等事，更兼两回冻恼奔波，因此三五下里夹攻，不觉就得了一病：心内发膨胀，口中无滋味，脚下如绵，眼中似醋，黑夜作烧，白昼常倦，下溺连精，嗽痰带血"，这分明是虚火内炎之证，当忌用温补，但"百般请医疗治，诸如肉桂、附子、鳖甲、麦冬、玉竹等药，吃了有几十斤下去"[4]，肉桂、附子之大热无疑是火上浇油，后又苦寻人参治疗，其结果自然可想而知。

结 语

通过对肾虚这一国人健康关注焦点的考察，我们可以发现传统文化在影响中医学身体观构建过程中，因为突出强调肾脏对于整个生命的终

---

[1] 徐衡之、姚若琴编著《宋元明清名医类案——徐洄溪医案》，314页。
[2] 戴莲芬《续聊斋三种——鹂砭轩质言》，陈久仁等校点，海口：南海出版公司，1990年，511页。
[3] 徐灵胎《神农本草经百种录》，罗琼校注，北京：中国医药科技出版社，2011年，10页。
[4] 曹雪芹《红楼梦》（上），165页。

极和本原意义，而导致对肾虚的过度渲染与文化再造，并进一步加重了对虚证的恐惧。因此，拘于这些文化和医疗观念的框定，面对疾病，尤其是复杂性疾病和治疗把握性较低的疾病，就很容易向虚证靠拢，存在先入为主的治疗理念。应对疾病尚且如此，那平时的养生、治未病就很容易以补虚为主调。另外，近代以来，民众身体素质的提升被作为摆脱国家落后困境的重要途径之一，"东亚病夫"梦魇的反复刺激，无形中也加深了对虚证的厌恶和对补虚强体的渴求。当文化模塑、医学论证、个体需求与政治表达错综复杂地纠缠在一起时，这种情形下的滥补之风，因其基于特定的文化理念而形成，医患双方身处该社会文化氛围当中，一切似乎显得理所当然，常常在不自觉中选择并不恰当的治疗方案。所以，对中国传统社会滥补现象的理解与评价，应该结合具体的社会文化与政治背景，以及传统中医学理论的自身特质，来理解和评价医患双方的心理与行为。同样，对它的纠正，不能单纯从医学入手，社会文化观念的整体转变也极其重要。

20世纪80年代后，我国经济迅速发展，民众生活水平明显提高，对健康的需求也愈趋强烈和多样。但与之发展不匹配的是，对健康的全面评估和对疾病复杂性的科学认识依然缺乏。特别是近几年，各种养生理念与方法井喷式出现，追捧者皆不在少数。除了本文探讨的虚证与补虚一如既往有存在空间，针对虚证对立面实证的市场也很巨大，排毒之风也蔚为可观。滥补与妄泄，表面上看起来是对立的，但其背后的民众心理与社会文化却很相似。即使是对传统医学不感兴趣的人而言，他们所持的评断标准"科学"，似乎也经常背离科学精神，国人对抗生素的滥用、对静脉点滴的迷信等过度医疗现象，又何尝不是源于某种文化的渲染与恐惧？科学固然不能解决全部问题，但科学精神的培养却是一剂良药，中国的科普工作依然任重道远。

藏
象

《黄帝内经》之前早期医学对生殖的论述

中医学的起源与发展，一定是多元的。在《黄帝内经》为代表的中医理论体系逐渐经典化的历史进程中，我们依然可以透过不少文献中的蛛丝马迹，发现这种多元化。尤其是借助出土古医籍文献，我们更加可以发现早期中医学的发展远比我们想象中要复杂得多。

"生殖"这一生命现象，在中医学与中国传统文化中都有极为重要的关注与诠释。通过对《黄帝内经》之前早期医学关于生殖论述的梳理，我们既可以发现早期文化如何影响中医学的观察视角，又可以帮助我们发现早期中医学与《黄帝内经》理论体系之间的距离，从而才有可能在它们之间搭建一座可以沟通的桥梁。

以《黄帝内经》为标志，传统中医学基本上形成了它的基础理论体系。中医学中的一系列核心问题，在《黄帝内经》中大都有所论述和阐发，后人因之把《黄帝内经》作为中医学的理论范式。在《黄帝内经》中，中医学把人体的生殖核心归之于肾，肾所藏之精对人体的生殖发育具有首位的重要调节作用，其后历代医家对生殖与肾关系的探讨，大都以此为基础而展开，未曾发生质的改变。在《黄帝内经》之前的早期中医学对生殖的论述，是否亦是如此？如果不是的话，早期医学中的论述为其后肾与生殖关系的形成又奠定了怎样的基础？早期中医学对生殖系统疾患采取了怎样的治疗方法？这些问题正是本文要探讨的重点。

一、原始生殖崇拜与早期中医学对生殖核心的论述

生殖是任何一个民族都非常关注的问题，关注的角度与程度的不同，则形成了不同民族文化的特质。例如，透过《易经》的卦象、儒道核心思想的建构，我们看到"生殖"是以两性身体交媾模拟宇宙规律的重要方式。如果我们把眼光再向这些传统经典文化之前更遥远的远古聚焦，便可发现古人的原始生殖崇拜，以很直接的方式展现了两性身体的交媾，对两性外生殖器有着直接、原始的表述和关注，甚至是崇拜。而对外生殖器的论述，恰恰是传统中医理论体系中"肾藏精，主人体生殖发育"，"肾开窍于前阴"等理论的前身和基础。

古人生殖器崇拜的重点对象在不同历史时期也有明显的变化。在早期因为认识不到男性在生殖中的作用，因而把生殖单方面地归于女性之作用。也正是因为这个原因，我们发现上古神话中，以女性为主体的感生神话特别多。例如，《史记·殷本纪》载："殷契，母曰简狄，有娀氏之女，为帝喾次妃。三人行浴，见玄鸟坠其卵，简狄取吞之，因孕生契。"[1]考古发现也验证了这种思维，例如，青海柳湾出土的I型人像彩陶壶[2]，为蛙身纹加塑绘裸体人像，女性裸露的身体，显现的外生殖器，都在以最直观的方式展现女性在生殖中的核心重要性。也恰恰因为这个原因，我们发现早期医学中对女性外生殖器的观察、对女性身体的周期性特点、对胎产等等的观察，都是非常细致的。在马王堆出土的《养生

---

[1] 司马迁《史记》，北京：中华书局，1959年，91页。
[2] 青海省文物管理处考古队，中国社会科学院考古研究所《青海柳湾》（上），北京：文物出版社，1984年，116页。

方》《天下至道谈》等早期文献中便有详细的对女性生殖器各部位的称谓，其中《养生方》帛书的最后还附有一幅女子外阴各部名称图①。

随着认识的深入，古人逐渐意识到了男性在生殖中的作用，出现了明显的对男性外生殖器"男根"的崇拜。这种对男性生殖的崇拜，一直延续在房中、医家类著作中，成为两性交媾的主导。而且，对男女的生殖器崇拜又逐步与自然界中繁衍力很强的动物形象相结合，例如，用鸟来代表男性生殖器，用鱼来代表女性生殖器，考古发现的彩陶器皿上所见的鸟鱼形象也验证了这一点。其后，又逐渐认识到生育繁衍与男女双方媾精的意义，男女交媾被逐步抽象为天地阴阳之和合，成为传统文化论喻宇宙之理时常用的身体例证。上述整个生殖崇拜的进程，正如龚维英所概括的演变图示，"图腾信仰→女阴崇拜（尚粘连着图腾）→两性共同体崇拜（日渐脱离图腾制约）→男根崇拜（独立于图腾主义，自成体系）→原始崇拜面目日晦（进入文明社会，融入巫教，只余残响，难再区分）"②。

依据人类认识的发展演变规律，可以判断和猜想，对身体外部结构和功能特点的观察和探索，应该是早期身体观的核心。以文字所展现的历史文明进程为例，透过甲骨文中表示人体部位的字，我们可以很明显地看到早期对身体的认知主要集中在形体官窍等身体的外部特征。随着认识水平的不断提高和深入，才逐渐由外向内探求更为复杂的身体结构和功能变化。在马王堆医书中撰写年较早的几部都很少提到脏腑名称。据马继兴考证，两部《十一脉灸经》仅有"心"、"肝"（均见《足臂》第13、14条），"肾"（见《阴阳》第25条），"胃"（见《阴阳》第19条）四称，且均未与其相对应的各脉循行径路相配合。在《五十二病方》中也仅提到了五脏之一的"心"字（见第47、48条作"贯尔心"。160条作"心腹"）。在《养生方》中则提到了"心胸"（第69条）及"肠中"（第74条）二称。至于在《五十二病方》第140条及143条的"肾"字，则纯

① 马继兴《马王堆古医书考释》，长沙：湖南科学技术出版社，1992年，742、1062页。李零《中国方术正考》，北京：中华书局，2006年，315页。

② 龚维英《原始崇拜纲要——中华图腾文化与生殖文化》，北京：中国民间文艺出版社，1989年，230页。

系指外肾，即阴囊与睾丸而言，与五脏的"肾"字无关①。

可见，考古所见《黄帝内经》之前早期医学对后世肾脏理论体系相关问题的讨论，主要集中在对与肾密切相关的外生殖器的集中论述，而缺乏对内在肾脏，以及肾脏与外生殖器关联性的描述。当时的生殖核心是外生殖器，而非后来逐渐把生殖的关键和核心归于内在的肾脏。范行准讲："医生对于生物的生理组织的认识，远不及当时的庖丁。……医家最初的解剖生理知识多从他们那边学来。直到今天还是以动物作为学习这门学科的实习对象。""庖丁也是最初了解内分泌的生理作用的人，所以阉割动物的生殖腺以防生殖的过繁；后来又用于俘虏身上，是即后来'太监'的起源。"②有意思的是，对外生殖器及其生殖作用的认识延绵至今都未曾发生过改变，但传统中医理论体系中却把外生殖器对生殖的作用逐步并入内在的肾脏。原因何在？

笔者认为，对生殖核心的关注，由外向内的演变，主要源于两种力量的促使。首先是解剖学认识的深入。从《黄帝内经》中我们还可以依稀看到古代中医学对人体解剖的尝试，对外在形体骨度与内在脏腑位置的大体位置，都有相对精确的了解③。离开了这种对身体内脏器的大致了解，单纯依靠思辨，是不可能完成这种理论构建的。其次，通过《汉书·艺文志》我们可以了解到，医经、经方这些中医学知识与房中、神仙同属于方技之学，它们应该拥有类似的知识背景和思维方式。透过马王堆出土的房中、神仙类古籍我们可以发现，对肾间丹田、前阴、后阴等的阐发是方技之学的焦点。不难想象，流行于当时社会的方技之学对内在生命的体验，会促使中医学对生殖核心的论述由外向内转

---

① 马继兴《马王堆古医书考释》，15页。

② 范行准《中国医学史略》，北京：中医古籍出版社，1986年，7-8页。

③《灵枢·经水第十二》："若夫八尺之士，皮肉在此，外可度量切循而得之，其死可解剖而视之，其藏之坚脆，腑之大小，谷之多少，脉之长短，血之清浊，气之多少，十二经之多血少气，与其少血多气，与其皆多血气，与其皆少血气，皆有大数。"（河北医学院《灵枢经校释》（上册），北京：人民卫生出版社，1982年，290页）另，《灵枢·肠胃第三十一》黄帝问肠胃之大小长短，伯高有详细回答（《灵枢经校释》（上册），502页）。

变，我在拙著《中医学身体观解读》①中详细阐发了这个问题，供大家参考。

二、用药特点与卵生图腾

我们还可以通过总结出土古医籍中与生殖有关的用药特点，来认识早期医学对生殖核心的论述。笔者发现，在马王堆出土的古医籍中，对外生殖器的用药，有两个很鲜明的特点：

首先，是取药物以外用方式来刺激外生殖器。例如，《养生方》云："一曰：取干姜、桂、虆苔、蛇床……皆冶之，各等，以蜜若枣脂和丸，大如指端，裹以疏布，入中，热细。"②取用干姜、肉桂、凌霄花、蛇床子、枣膏和丸，纳阴中，是取诸药温灼之性（刺激之性），还未发展到后世"温肾阳"等相关概念。

其次，更常用的是采取外用或内服"卵"制剂（以内服为主）来促进男女生殖功能。例如，《养生方》："一曰：阴干牡鼠肾，冶。取杂鸟卵，溃，并以涂新布巾中，卧，以抿男女。"③《养生方》："麦卵：有恒以旦毁鸡卵入酒中，前饮。明饮二，明饮三。又更饮一，明饮二，明饮三，如此尽四十二卵，令人强益色美。"④《养生方》："一曰：×春日鸟卵一，毁。投虆糗中，丸之，如大牛虮。食之多善。"⑤《杂疗方》："内加：取春鸟卵，卵入桑汁中蒸之。×黍中食之卵一，歠，勿多食。多食……"⑥《十问》："接阴将众，继以飞虫，春雀圆子，兴彼鸣雄，鸣雄有精，诚能服此，玉策复生。"⑦《十问》："太上势遇，雍彼玉宝，盛乃从之，圆子送

① 刘鹏《中医学身体观解读——肾与命门理论的建构与演变》，南京：东南大学出版社，2013年，97-147页。
② 马继兴《马王堆古医书考释》，676页。
③ 马继兴《马王堆古医书考释》，700页。
④ 马继兴《马王堆古医书考释》，671页。
⑤ 马继兴《马王堆古医书考释》，673页。
⑥ 马继兴《马王堆古医书考释》，754页
⑦ 马继兴《马王堆古医书考释》，883页。

之。若不势遇，置之以麦。诚能服此，可以起死。大成之起死食鸟精之道。"①这种取卵入药的方式，实际上是原始男性生殖器崇拜时期，卵生生殖图腾文化在早期医学中的应用和体现。在中国古代神话体系中，与鸟、鸟卵有关的生殖神话非常多，还被载入经典文籍之中，例如，《诗经·商颂·玄鸟》云："天命玄鸟，降而生商。"②现在不少地方的方言中，还保留着这样的图腾意味，称男根为"鸟"，睾丸为"卵"。正如郭沫若所讲，这些关于玄鸟的传说，"无论是凤或燕子，我相信这传说是生殖器的象征，鸟直到现在都是生殖器的别名，卵是睾丸的别名"③。

这种卵生文化对于生殖的分析，实际上源于对男根与自然界鸟类的相似，以及孵生之卵与男性睾丸的相似。恰如赵国华所分析的，"从表象来看，鸟（特别是其能够伸缩低昂的头颈部）可状男根之形，鸟生卵，男根亦有卵（睾丸）。……远古人类起初不了解男性的生育作用，只知道女性具有繁殖功能。初民观察到鸟类的生育过程之后，发现鸟类不是直接生鸟，而是生卵，由卵再孵化出鸟，并且有一个时间过程。这使他们逐渐认识到，新生命是由卵发育而成的。于是，他们联想到男性生殖器也有两个'卵'，又联想到蛋白与精液的相似，女性与男性的结合，以及分娩婴儿裹有胞衣，故认为生儿育女乃是男卵之精进入女腹孕育孵化的结果，从而认识了男根所特有的生殖功能，亦即悟到了'种'的作用"④。甲骨文中的"卵"字，写作"⺖"，非常像男根睾丸之形。中医学中也常将男子两个睾丸叫"卵"，例如《素问·诊要经终论篇第十六》中云："厥阴终者，中热嗌干，善溺、心烦、甚则舌卷，卵上缩而终矣。此十二经之所败也。"⑤这也体现了古人对男根和睾丸对于生殖核心意义的认识，并为其后传统经典医学理论体系中肾与前阴、精、生殖、性之间

---

① 马继兴《马王堆古医书考释》，885页。

②《诗经》，袁梅译注，济南：齐鲁书社，1985年，1041页。

③ 郭沫若著作编辑出版委员会《郭沫若全集》（历史编 第1卷），北京：人民出版社，1982年，329页。

④ 赵国华《生殖崇拜文化论》，北京：中国社会科学出版社，1990年，257页。

⑤ 山东中医学院，河北医学院《黄帝内经素问校释》，北京：人民卫生出版社，1982年，210页。

的关联性奠定了基础。

综合以上所述，通过对文化和医学背景中生殖现象的考察，我们可以很明显地看到，古代早期中医学无论是对身体的理解还是对疾病的认知与治疗，都受到了同时期传统文化思想的重要影响。因此，当我们今天尝试去解读古代医家对身体结构与功能的阐发、对疾病病因病机与治疗的论述时，就必须充分考虑到"身体—疾病—文化"之间的密切关联性，以更加多维和全面的视角去审视历史。

肾主水与肾合膀胱理论探微

在现行的中医理论体系中，肾与膀胱在津液代谢过程中所表现出的协同作用，基本上是近代以来中西医汇通医家仿照西医泌尿生理系统而建构起来的。尽管《黄帝内经》已经明确说明"膀胱者，州都之官，津液藏焉"，《中医基础理论》教材中也明确说明"津液是机体内一切正常水液的总称，包括各脏腑组织器官的内在体液及其正常的分泌物，如胃液、肠液和涕、泪等"，"尿液为津液所化"，很显然尿液不是津液，但在脏腑部分依然认为膀胱的基本功能是贮藏与排泄尿液①。这明显是参照西医理论，对古人原意的曲解。只要翻看一下中医古籍的相关论述，便会发现，古人实际上未曾发现西医生理学意义上的泌尿系统，对肾和膀胱关联性的阐发也不是基于尿液代谢而形成的。近现代中医参照西医学对传统理论的改造，不仅限于此，几乎五脏系统都有所体现。因此，要想理解中医理论的原意，单纯依靠现行教材体系是远远无法实现的。读古籍，依然是真正传承中医的必由之路。

---

① 印会河主编《中医基础理论》，上海：上海科学技术出版社，1984年，60、46页。

在《黄帝内经》中我们可以看到，肾脏在以阴阳五行为代表的数术思想中被逐步赋予为阴中之"至阴"、在五行"属水"等特性。例如，《素问·水热穴论篇第六十一》云："黄帝问曰：少阴何以主肾，肾何以主水？岐伯对曰：肾者至阴也，至阴者盛水也。""帝曰：诸水皆生于肾乎？岐伯曰：肾者牝藏也，地气上者属于肾，而生水液也，故曰至阴。"[1]而且，随着"水"在传统文化中被逐步赋予了类似于"道"的本原内涵，与水相关之事物亦因此而被赋予了更为抽象、广泛的内涵，"肾主水"之内涵也因而有了更大的拓展空间。肾主水的内涵逐渐扩大，几乎一切与水形态相似或性质相类的事物都为肾所统。

例如，《素问·逆调论篇第三十四》云："夫不得卧，卧则喘者，是水气之客也。夫水者，循津液而流也，肾者水脏主津液，主卧与喘也。"[2]肾主水，故一切津液属肾所主，与津液代谢失常密切有关的疾病，如津液停聚所致之喘不得卧诸证，亦为肾所主。《素问·方盛衰论篇第八十》云："肾气虚，则使人梦见舟船溺人，得其时则梦伏水中，若有畏

---

① 山东中医学院，河北医学院《黄帝内经素问校释》，北京：人民卫生出版社，1982年，754-755页。

② 山东中医学院，河北医学院《黄帝内经素问校释》，445页。

恐。"①之所以肾气虚会梦到"舟船溺人""伏水中"等与水相关的梦境，很明显是源于肾主水而作的推论，这也从一个侧面说明，肾所主之水内涵的抽象和丰富。又，《释名·释形体》有云："肾，引也，肾属水，主引水气灌注诸脉也。"②后世医书多有引用此说者，如《难经集注》《万病回春》等③。从文字学的角度说明了古人对肾主水内涵的认识，肾属水而引水气灌注诸脉，此"水"之内涵与脉中之血和津液相类。再如，明代万全《万氏家传痘疹心法》"肾主痘中之水论"有云："肾主液，五液之变，在乎水也。此一脏之中，统体一五行也。既曰肝为水泡，以泪出如水，泪则肾之液也；肺为脓泡，以涕出稠浊，涕则肾之液也；心为斑，以血色赤而小，血则肾之液也在内为血，在外为汗。夫五脏之液，皆本于肾如此。"④痘中之水类于"水"，亦属肾所主。

由以上论述，可以明确，肾主水之内涵，并不等同于肾主尿液。隋代巢元方《诸病源候论》有云："膀胱与肾为表里，俱主水。水入小肠，下于胞，行于阴为溲便也。肾气通于阴，阴，水液下流之道也。"⑤依据传统经典中医理论，水液由小肠经下焦直接渗入膀胱里面的胞中，后由前阴而泄方能称之为小便，可见，这个过程与肾的关联性并不大。所谓肾主水内涵的体现，并不是为了说明津液由肾而入膀胱，而是为了说明"肾气通于阴，阴，水液下流之道也"。因此，我们可以说，在传统中医理论体系中，尿液作为津液代谢的一种产物，其性状与水相类，可以归于肾所统摄。但是，并不能说肾主水之内涵就是肾主尿液。把肾主水的内涵局限于肾与尿液之间的关系，实际上是近现代中医基础理论范式

① 山东中医学院，河北医学院《黄帝内经素问校释》，1284页。

② 刘熙《释名》，北京：中华书局，1985年，31页。

③《万病回春·释形体》云："肾，引也，肾属水，主引水气灌注诸脉也。"（龚廷贤《万病回春》，北京：人民卫生出版社，1984年，30页）《难经集注》载宋代杨康侯注文曰："肾，引也。肾属水，主引水气灌溉诸脉也。"（吕广等注，王九思等辑《难经集注》，鲁兆麟等点校，沈阳：辽宁科学技术出版社，1997年，37页）

④ 万全《万氏家传痘疹心法》，罗田县万密斋医院校注，武汉：湖北科学技术出版社，1985年，13页。

⑤ 南京中医学院《诸病源候论校释》，北京：人民卫生出版社，1982年，464页。

以西医理论为框架，来筛选、架构和诠释传统中医文献时的一种比附和误读。

肾与膀胱的解剖部位相近，但是古人并没有发现肾与尿液的直接联系，或者说没有像西医学一样发现肾与膀胱、尿液三者之间的直接解剖联系。我们可以古人的相关论述为例进行说明。

例如，《素问·经脉别论篇第二十一》云："饮入于胃，游溢精气，上输于脾，脾气散精，上归于肺，通调水道，下输膀胱，水精四布，五经并行。"①这是《黄帝内经》中对津液代谢整个过程的论述，可见下输于膀胱之津液是源于肺之通调水道，而非如西医生理学所言之肾脏。又如，《灵枢·营卫生会第十八》云："下焦者，别回肠，注于膀胱而渗入焉。故水谷者，常并居于胃中，成糟粕，而俱下于大肠，而成下焦，渗而俱下，济泌别汁，循下焦而渗入膀胱焉。"②类似的论述还见于《灵枢·五癃津液别第三十六》，其云："阴阳气道不通，四海闭塞，三焦不泻，津液不化，水谷并行肠胃之中，别于回肠，留于下焦，不得渗膀胱，则下焦胀，水溢则为水胀，此津液五别之逆顺也。"③津液是由小肠循下焦而直接渗入膀胱，亦非由肾而来。

这样的观点一致延续在后代医家的论述中，例如，明代张景岳《类经图翼》"内景赋"中有云："又如六府，阳明胃先。熟腐水谷，胃脘通咽。上口称为贲门，谷气从而散宣。输脾经而达肺，诚藏府之大源。历幽门之下口，联小肠而盘旋。再小肠之下际，有阑门者在焉。此泌别之关隘，分清浊于后前。大肠接其右，导渣秽于大便；膀胱无上窍，由渗泄而通泉。"④清代林珮琴《类证治裁》云："水液自小肠沁入膀胱，胞受气化，变溺以出，盖胞居膀胱中，主藏溺泄溺者也。"⑤即使是曾"亲见脏腑"的清代医家王清任，虽对古代脏腑知识多有批判和新论，但依然

---

① 山东中医学院，河北医学院《黄帝内经素问校释》，306页。
② 河北医学院《灵枢经校释》（上册），北京：人民卫生出版社，1982年，362页。
③ 河北医学院《灵枢经校释》（上册），536页。
④ 张介宾《类经图翼》（附《类经附翼》），北京：人民卫生出版社，1965年，130页。
⑤ 林珮琴《类证治裁》，孔立校注，北京：中国中医药出版社，1997年，491页。

讲津液沁入膀胱之中，其云："脾中有一管，体象玲珑，易于出水，故名珑管。脾之长短与胃等，脾中间一管，即是珑管。……水由珑管分流两边出水道，由出水道渗出，沁入膀胱为尿。"①

不但如此，古代医家还认为膀胱有上窍而无下窍，尿液之排泄全赖气化，而且气化所依赖之脏腑，肾亦不是关键，而是其他脏腑。就更不用是通过解剖发现膀胱与肾有管道相通了。例如，明代李梴《医学入门》云："（膀胱）有上窍而无下窍，得气海之气施化，则溲便注泻；气海之气不足，则秘隐不通。"②该书阐释"气海"曰："膻中名气海，在两乳之间，为气之海也，气所居焉，能分布阴阳。"③清代周振武《人身通考》有类似表述，其云："膀胱上口阔二寸半，而盛溺九升九合，中广九寸正而重九两二铢，无出窍也，资气海以施化。府名津液膀胱以虚受水，为津液之府，有上窍而无下窍。得气海之气施化，则溲、便注泻；气海之气不足，则秘隐不通，透绝顶也，司升降之消息，官号州都。"④尿液之排泄主要依赖于气海之气化作用。它如，清代沈金鳌《杂病源流犀烛》云："膀胱藏溺，气化则出，而主气化者，肺也。"⑤膀胱所藏尿液之排泄依赖肺之气化。又，清代林珮琴《类证治裁》云："经云：膀胱者，州都之宫，津液藏焉，气化则能出矣。三焦者，决渎之官，水道出焉。是知膀胱主藏溺，必待三焦气化，乃能出水也。""闭者，小便不通。癃者，小便不利。遗溺者，小便不禁。虽膀胱见症，实肝与督脉三焦主病也。"⑥林氏认为三焦以及肝脏之气化是尿液由膀胱而排出之关键。

所以说，肾与膀胱脏腑表里关系得以确立的根本原因，或者说决定性因素，并不在于肾与膀胱围绕尿液而发生的解剖学上的关联。而是源于以津液（水）为中转而发生的，膀胱为津液之府，如《素问·灵兰秘

---

① 王清任《医林改错》，陕西省中医研究院注释，北京：人民卫生出版社，1985年，23页。

② 李梴《医学入门》，金嫣莉等校注，北京：中国中医药出版社，1995年，69页。

③ 李梴《医学入门》，3页。

④ 周振武《人身通考》，杨维益点校，北京：人民卫生出版社，1994年，47页。

⑤ 沈金鳌《杂病源流犀烛》，李占永、李晓林校注，北京：中国中医药出版社，1994年，109页。

⑥ 林珮琴《类证治裁》，480、485页。

典论篇第八》所言"膀胱者，州都之官，津液藏焉"[1]，而肾主水，一切
津液又为肾所主，所以肾与膀胱密切相关。正如《灵枢·本输第二》所
云："肾合膀胱，膀胱者，津液之腑也。"[2]唐代孙思邈《备急千金要方》
中对这个问题谈得也很直接，其云："凡肾脏象水，与膀胱合为腑。"[3]加
之肾与膀胱部位相近，这又使肾与膀胱基于水之中转而建立的密切相关
性，变得更为自然，两者脏腑表里关系的确立更为贴切。这与其他脏腑
表里关系中肝胆、脾胃关系的确立是很相似的。

附论：肾主水的初始内涵

肾主水最终内涵的形成，与水的内涵的扩大化密切相关，上文已有详
论。附论一篇，说明肾主水的初始内涵，以全面解析肾主水内涵的形成历程。

传统中医学理论体系的形成，既基于对人体生理、病理现象的观察和治
疗经验的总结，又得益于传统文化核心思想对这些观察和经验总结的理论架
构。这两个方面的共同作用决定了传统中医学理论体系的基本外貌，形成了
独特的医学人文理论模式。因此，对传统中医学理论内涵的还原和理解，亦
应结合具体的社会文化背景，医文相合，方能有更为贴切和全面的把握。

"肾主水"是肾脏的一个重要功能。在《黄帝内经》中对于"肾主
水"的论述多放置于讨论脏腑五行归属的大语境中。例如，《素问·金
匮真言论篇第四》云："北方黑色，入通于肾，开窍于二阴，藏精于肾，
故病在溪。其味咸，其类水，其畜彘，其谷豆，其应四时，上为辰星。
是以知病之在骨也。其音羽，其数六，其臭腐。"[4]这就表明《黄帝内经》
中"肾主水"理论的形成，或者说"肾主水"理论最终所被赋予的核心

---

① 山东中医学院，河北医学院《黄帝内经素问校释》，124页。
② 河北医学院《灵枢经校释》（上册），62页。
③ 孙思邈《备急千金要方》，高文柱，沈澍农校注，北京：华夏出版社，2008年，344页。
④ 山东中医学院，河北医学院《黄帝内经素问校释》，58页。

内涵，主要源于五行数术的比附和概括。

但是《素问·上古天真论篇第一》中对"肾主水"的一段表述，却并非如此，带给我们新的启示和思考。其文曰：

> 肾者主水，受五脏六腑之精而藏之，故五脏盛，乃能泻。今五脏皆衰，筋骨解堕，天癸尽矣，故发鬓白，身体重，行步不正，而无子耳[1]。

肾受藏五脏之精气，若五脏精气充盈，则肾有所禀受，肾精方能泻于外，阴阳和合而使人有子。若五脏精气亏虚，肾无所受藏，肾精耗竭则无子。而这一切得以发生的原因和机制，在于"肾者主水"。或者说，"肾者主水"是对男女交合过程中肾精促使生命繁衍的概括和总结。相比于以阴阳五行为代表的成熟数术思想来归纳和阐释肾主水的内涵，这种内涵是更为早期和原始的表述。是肾主水以数术为标准，所确立起来的最终内涵的原始形态和基础。这种内涵得以形成的原因主要包括两个方面：

首先，在先民还没有充分了解男女两性交合以繁衍生命的机制时，只能依据水崇拜的原始思维模式，根据人与大自然的相似律，把人类生命之繁衍归于水之作用。同时，男女两性交媾达到性兴奋时彼此由前阴所分泌的液体在形状上与水相类，受水崇拜思维模式的影响，也很容易把它赋予一定的生殖内涵。

其次，以房中为代表的方技之学，不但认识到了男女两性交合孕育生命的机制，而且把生殖之精归于丹田所固摄。而后，中医学受方技文化思潮的影响逐步把生殖的功能由丹田归于肾。同时，原始的水崇拜也逐渐褪去了其原始的古朴风貌，形成了传统文化中"水为万物之本原"、"水几于道"等经典理论[2]。肾统摄生殖之精，生殖之精其内涵又与理论化的"水"相一致。当这两种认识结合在一起时，就形成了肾主水的原始内涵。可以说，肾主水的初始内涵实际上是对肾精主生殖的另一种表达。

---

[1] 山东中医学院，河北医学院《黄帝内经素问校释》，8页。

[2] 刘鹏《中医学身体观的构建与演变——思想史视野下的肾与命门研究》，山东中医药大学，博士学位论文，2011年，135页。

　　类似的观点在后世医家的论述中还有隐约的体现和反映。例如，宋代周守忠《养生类纂》引《集仙传》云："肾者能生元阳，为真气；其泄为精，是为北方壬癸之水，水为命，命系于阴也，此之谓性命焉。"[①]肾"其泄为精"，具有生殖功能，而此精同时又为"水"，可见精水相类。明代王纶《明医杂著》云："小儿无补肾法，盖禀父精而生，此天一生水，化生之源，肾之根也。"[②]小儿禀"父精"而生，是强调此"精"之生殖功能，同时"父精"为天一之"水"，精与水相类。又，明代万全《万氏家传养生四要》云："精者五脏之真精也。经云：肾者主受五脏六腑之精而藏之，故五脏盛乃能泻，谓之天癸者，天一所生之水也。"[③]天癸为男女两性性成熟时所分泌的一种能够促进生殖机能的物质，而其为天一所生之"水"，可见精水因生殖而相类。另，清代唐容川《血证论》云："肾又为先天，主藏精气，女子主天癸，男子主精，水足则精血多，水虚则精血竭。"[④]肾所藏精气，女子主天癸，男子主精，都是在强调肾之精气的生殖功能，同时，唐氏又论"水足则精血多，水虚则精血竭"，很明显此精水互换的论述是基于两者在生殖上的类似性。

---

① 周守忠《养生类纂》，韩靖华校点，上海：上海中医学院出版社，1989年，17页。

② 王纶著，薛己注《明医杂著》，王新华点校．南京：江苏科学技术出版社，1985年，178页。

③ 万全《万氏家传养生四要》，35页。

④ 唐宗海《血证论》，欧阳兵等点校，天津：天津科学技术出版社，2003年，11页。　　**221**

"脾为后天之本"的深层蕴涵

　　肾为先天之本，脾为后天之本，是明代医家李中梓在其《医宗必读》"肾为先天本脾为后天本论"中明确提出的观点，被作为中医学的经典理论。尤其是对于虚证的治疗，主调肾脾，以补养先后天，已成为最基本的指导原则。

　　肾为先天之本，其内涵主要包括两个大的方面：首先，是因为肾主藏精主生殖而被赋予的本原内涵。其次，肾既然可以孕育产生子代之生命，那么很自然会被想到它对于自身生命之重要性。这种重要性被进一步抽象和发展的结果就是，认为肾为自身生命之本原，亦即认为人之始生先结成两肾，后由肾而相继生成其他脏腑组织官窍、四肢百骸，这也就是我们常讲的"肾为先天之本"的内涵。肾为先天之本的形成，在一定程度上受宋明理学重视太极思想的文化思潮影响，医家把肾比拟为太极生两仪之象，因而具有了先天本原之内涵。具体内容，可参见本书《文化恐惧与滥补之风：以肾虚与温补为例的考察》一文中的详细论述。

　　对于脾为后天之本，李中梓云："脾何以为后天之本？盖婴儿既生，一日不再食则饥，七日不食，则肠胃涸绝而死。《经》曰：安谷则昌，绝谷则亡。犹兵家之饷道也。饷道一绝，万众立散；胃气一败，百药难施。一有此身，必资谷气。谷入于胃，洒陈于六腑而气至，和调于五脏而血生，而人资之以为生者也。故曰后天之本在脾。"[1]很多人会觉得，婴儿既生，一刻不得呼吸便会死亡，这远比"七日不食则肠胃涸绝而死"要紧迫、严重得多，那为何不将肺称为后天之本？

其实，由肾为先天之本的确立，我们不难发现，该论断的形成，不仅仅是纯医学层面的观察，还与特定的社会文化密切相关。脾为后天之本，也是如此，其背后有重要的深层文化蕴涵。本文对此略加分析，重在以此强调对中医理论内涵的全面理解，需要紧密结合具体的社会思想文化背景。

胃主受纳，脾主运化，为气血生化之源，气血为构成和维持人体生命活动的基本物质，故脾胃为后天之本，此说源于《黄帝内经》，立户于东垣，在理论上、临床上具有重要意义，早已是众人熟知之旧说。时下有不少学者亦倡肺为后天之本，究其立说之据，主要是肺主气、司呼

---

[1] 李中梓《医宗必读》，上海：上海科学技术出版社，1987年，6页。

吸，而呼吸是维持人体生命的基本生命活动。既然如此，为什么先辈医家不言"肺脾为后天之本"呢？笔者认为脾胃后天说不仅仅是医学上的立论，而另有其深层的人文蕴涵。

首先，有时我们对中医理论的理解，往往局限于中医学相对狭小的空间内，却不知道通过其他角度来审视。因此，往往原本是简单的问题，却被我们想得很复杂。肺主气，通过呼吸运动吸入的自然界清气，弥漫于我们生存的自然环境中，资源丰富，泉源不竭，且无形、无色、无味，人的感官往往忽略它的存在。正由于此，我们机体的生命活动虽一刻也离不开它，但是常常忽略它存在的价值。越是熟视无睹的东西，越容易缺乏我们的关注，就更谈不上深入的研究了。笔者认为，"肺为后天之本"古往今来之所以难以立论的一个重要原因，便是这种思维习惯的影响。

与此不同的是，食物远不像空气那么来得容易，一句俗语"天上不会掉馅饼"或许从某种角度说明了人们的心态。从采集野果、野菜到农业的产生，从狩猎到畜牧业的产生，对饮食物的索取则是人类必须要面对的一场艰苦斗争。正是由于不似呼吸空气那么简单，来之不易的付出后，给了人们思考的空间：如何获得食物？如何选择可供人类食用的食物？如何进行适当的加工，才能避免食用后引起的不适？等等，而这些问题与医学的起源和发展密切相关。

民以食为天，饮食不但发展为一门独特的文化，而且中国传统文化的其他方面也打上了它的印记。例如，"兵马未动，粮草先行"，饮食充饥这最为简单的常事，可上升到兵家策略的高度；"廉颇老矣，尚能饭否"，饮食成为了评判人才的标准。或许从中国人见面后打招呼的习用语"吃了没有"，便可体会到饮食的重要性了吧。中医学植根于中国传统社会文化的沃土，从这层意义上讲，把与饮食物消化吸收关系最为密切的脾胃，放到后天之本的高度来立论，并非是什么奇怪之事。

其次，纵览先秦至两汉时期气的内涵，最初是指云气，如《说文解字》云："气，云气也。象形。凡气之属皆从气。"①而后更多的是偏重于用来阐释宇宙的生成和变化，例如，《国语·周语上》以天地阴阳之气释变化，"夫天地之气，不失其序；若过其序，民乱之也。阳伏而不能出，阴迫而不能蒸，于是有地震"②。《老子·四十二章》以阴阳和合之冲气释万物生成，"万物负阴而抱阳，冲气以为和"③。《周易》以精气释物之生成，"精气为物，游魂为变"④。《春秋繁露·重政第十三》以元气释万物之本，"元者，为万物之本"⑤。所以，如果说哲学中的概念是源于对生活的提炼，那么中国古代哲学中关于气的内涵的表述，并不是源于对人体呼吸之气的提炼和抽象，似乎是源于前面所讲的"云气"。可见，在中国传统文化中，在上述思维习惯的影响下，肺所主呼吸之气并未得到应有的重视。

对农业经验活动的概括和抽象，是中国古代哲学重要的理论源泉。以五行说为例，现存较早、相对清晰的表述见于《尚书·洪范》，该书有云："五行：一曰水，二曰火，三曰木，四曰金，五曰土。水曰润下，火曰炎上，木曰曲直，金曰从革，土爰稼穑。"⑥为什么前四句用"曰"，第五句用"爰"呢？李孝定在《甲骨文字集释》中讲"爰"的甲骨文字："象二人相引之形，自'爰'假为语词，乃复制从手之'援'以代'爰'字。"⑦因此，可引申为承接关系。再者，就《尚书》中其他几处出现的"爰"字来看，《尚书》中的"爰"字不应该据《史记·宋微子世家》而做"曰"解，而应改作连词"于是"解，表示顺承关系。因此，五行的最初表述，便已经突出了土行相对于其他四行的重要性，是以土为中心的，表明了对农业活动的重视。再如，从其后邹衍和东汉末年的两种五

① 许慎《说文解字》，北京：中华书局，1963年，14页。

② 左丘明《国语》，鲍思陶点校．济南：齐鲁书社，2005年，13页。

③ 陈鼓应《老子注译及评介》，北京：中华书局，1984年，232页。

④ 黄寿祺，张善文《周易译注》，上海：上海古籍出版社，2004年，500页。

⑤ 董仲舒《春秋繁露》，北京：中华书局，1975年，186页。

⑥ 李民，王健《尚书译注》，上海：上海古籍出版社，2004年，219页。

⑦ 李孝定《甲骨文字集释》，台北：中央研究院历史语言研究所，1970年，1439页。

德终始说来看，唯一没有发生变化的是黄帝为土德，亦可见农事活动的重要性。而农事活动的最终目的，说简单了无非是饮食之事，用来维持人体的生命活动。对于整个人类社会而言最基本和最重要的活动，是生命的维持和繁衍，这也正是中医学理论注重脾胃后天以维持生命，重视先天肾以繁衍生命的原因所在。

综上所述，脾胃为后天之本不单是医学上的立论，在影响整个中医学建构的传统文化的大背景下，更有其丰富的深层人文蕴涵。肺为后天之本，此说虽注意到了肺主气的生理活动对人体生命的重要意义，但因缺少像脾胃那样深层的人文蕴涵，故古代医家鲜有立说。如果不考虑这个原因，单从医学的角度来分析问题，既然五脏对人体都起到不可缺少的重要功用，那么心为后天、肝为后天等亦可立说了。

"肝为刚脏""肝者将军之官"纠误

现行教材体系中对"肝为刚脏"、"肝者将军之官"的阐释，明显是依据字面意思的解读，并不准确。需要我们回到原始古籍文献中，去探求它们的本义。大而广之，对整个教材理论体系的评价，都应按此方法加以审视。

"肝为刚脏"教材中将其定义为肝脏的生理特性之一，认为肝气主升主动，具有刚强躁急的生理特性。其实这种表述并不正确。"肝为刚脏"盖先见于清代医家叶天士的《临证指南医案》，"肝为刚脏，非柔润不能调和也"，为探求此说之本意及行文方便，现将该书中其他相关原文简略引出并标以数字：

1. 滋液息风，温柔药涵养肝肾，经言肝为刚脏，而肾脏恶燥[1]。
2. 夫肝为刚脏，胃属阳土，姑议柔缓之法，冀有阳和风息之理[2]。

---

[1] 叶天士著，华岫云编订《临证指南医案》，北京：华夏出版社，1995年，3页。
[2] 叶天士著，华岫云编订《临证指南医案》，28页。

3. 淋闭属肝胆居多，桂、附劫阴，与刚脏不合①。

4. 经旨谓肝为刚脏，非柔不和，阅医药沉、桂、萸、连，杂以破泄气分，皆辛辣苦燥，有刚以治刚之弊，倘忽厥逆瘛疭奈何？议镇阳熄风法②。

5. 肝为刚脏，参入白芍、乌梅，以柔之也③。

6. 肝为刚脏，宜柔宜和④。

7. 《内经》以五志过极皆火，但非六气外来，芩、连之属，不能制伏，固当柔缓以濡之。合乎肝为刚脏，济之以柔，亦和法也⑤。

8. 肝为至阴之脏，相火内寄。仲景治法，不用纯刚燥热之药，以肝为刚脏故也⑥。

9. 凡脾、肾为柔脏，可受刚药；心、肝为刚脏，可受柔药，不可不知⑦。

10. 肝为刚脏，温燥决不相安，况辛升散越转凶，岂可再蹈前辙？姑以镇肝益虚，冀有阳和风熄之理。阿胶 小麦 麦冬 生白芍 北沙参 南枣⑧。

11. 盖肝为刚脏，必柔以济之⑨。

由上第9条中的"心肝为刚脏"便可知"刚脏"之性并不仅是肝脏所独属，因此也就无所谓"刚脏"是肝的生理"特性"了。

再观叶氏用药，其所讲的刚药往往是温热之药，故常有劫阴之弊，其所讲的柔药则多是凉润滋腻之品，由此可见第9条中所言的刚脏、柔脏之分，仅是叶氏在临证中对五脏所见病症阴阳盛衰特性的描述而已。

---

① 叶天士著，华岫云编订《临证指南医案》，129页。
② 叶天士著，华岫云编订《临证指南医案》，149页。
③ 叶天士著，华岫云编订《临证指南医案》，153页。
④ 叶天士著，华岫云编订《临证指南医案》，186页。
⑤ 叶天士著，华岫云编订《临证指南医案》，302页。
⑥ 叶天士著，华岫云编订《临证指南医案》，372页。
⑦ 叶天士著，华岫云编订《临证指南医案》，381页。
⑧ 叶天士著，华岫云编订《临证指南医案》，381页。
⑨ 叶天士著，华岫云编订《临证指南医案》，449页。

此是其一。

其二，第1条中云："肝为刚脏，而肾脏恶燥"，所以当用温柔药涵养肝肾。第9条中言肾为柔脏可受刚药，而第1条中又言肾可受柔药，可见肾亦为刚脏，难道肾脏是柔脏同时亦是刚脏？由此处肾的亦柔亦刚，我们便可推知叶氏用"刚脏""柔脏"来描述五脏的本义，是指五脏皆可以出现阴阳盛衰的病理变化，只是不同的脏会有不同的易趋性。例如，肝脏常见肝阴虚而不常见肝阳虚，脾脏常见脾阳虚而不常见脾阴虚。因此，"刚"是对五脏中某些易出现以阴虚为主要表现的脏腑发病倾向性的概括，"柔"是对五脏中某些易出现以阳虚为主要表现的脏腑发病倾向性的概括。

其三，这些引文中大多讲柔缓之治法，治法对应的应该是一种疾病病理，而不应该是一种生理特性，所以说与柔缓治法相对应的"肝为刚脏"说，应是对肝脏某种常见疾病病理机制的概括。前文已叙五脏的阴阳盛衰变化，不同的脏有不同的发病倾向性，五脏中唯独肝脏不易见阳虚而易见阴虚病理改变，所以说，叶氏"肝为刚脏"的本义当是对此相对特殊病理易趋性的概括。

除以上论述，我在浏览期刊论文时发现，不少人在阐释"肝为刚脏"的内涵时多引用《黄帝内经》中的"肝者，将军之官"而加说明，认为"刚"有刚强、暴急之意，肝之性刚烈恃强，极易升发萌动，犹如"武夫"，故《素问·灵兰秘典论篇第八》将其喻为"将军之官"。所谓将军，顾名思义有刚强、剽悍之性。其实，这种观点也不恰当，这是对《黄帝内经》原文断章取义而致的误解。《黄帝内经》中"将军"之称谓分别见于三处：《素问·灵兰秘典论篇第八》中的"肝者，将军之官，谋虑出焉"[1]；《素问·刺法论篇第七十二》中的"肝者，将军之官，谋虑出焉"[2]；《素问·本病论篇第七十三》中的"肝为将军之官，谋虑出焉"[3]。仔细体会便可知，《黄帝内经》中所说的肝为将军之官，并不是用将军的刚烈、

---

① 山东中医学院，河北医学院《黄帝内经素问校释》，北京：人民卫生出版社，1982年，124页。

② 山东中医学院，河北医学院《黄帝内经素问校释》，1331页。

③ 山东中医学院，河北医学院《黄帝内经素问校释》，1372页。

刚强之性来说明肝脏的刚强之性，而是用将军的谋略谋虑来说明五脏情志中肝脏的谋虑之用。"刺法论篇第七十二"中的整体论述亦可佐证，具体可见此篇原文，限于篇幅，在此不详加引述。

综上所述，"肝为刚脏"不能作为肝的生理特性而加以论述，《黄帝内经》中的"肝者，将军之官"亦不是为了说明肝脏的刚强之性。揣摩《临证指南医案》之原意，"肝为刚脏"应当是对肝脏易见阴虚的病机易趋性和病证表现的概括。

再探本原：明代医家援引儒道对命门的重塑

自建国至今的数版《中医基础理论》教材中，命门大多被附在肾脏之后，略加说明，不是学习的重点。受此影响，大部分人对命门的关注度不高，研究著述也多停留于表面。实际上，命门学说是明代中医学术发展史中极为重要的一节。明代命门学说的兴盛，是中医学认识身体本原出现重大变化的转折点。中医学对身体本原的认识，既包含了从医学角度对生命来源的阐发，也有对身体"小宇宙"与外在"大宇宙"的比附理解。历代医家认识身体本原时所出现的差异，既受医学理论嬗变的影响，又与不同时期的宇宙观密切相关。因此，透过命门，我们至少可以深入了解以下关键问题：明代医家再次探索身体本原的社会文化背景；明代医家的新探索与《黄帝内经》所确立的经典身体观模式之间的差异；明代医家如何受理学思想影响，赋予"命门"以新的内涵，并将其作为身体的本原；明代医家对身体本原的新探索与社会温补之风的兴起。

生命从何而来，是不同医学都要追问的基本问题。对传统中医学而言，除了直接引用传统文化中的哲学表述，诸如"天地合气，命之曰人"之类，更重要的则是医学层面的阐释。当然了，通常两者并没有太过清晰的界限，毕竟中医学理论体系的形成，在很大程度上是借助不同时期流行的文化思想，来梳理和架构对生命现象的观察与医疗实践经验。中医学也的确与传统文化的发展呈现出很大的相似性，谢观在其《中国医学源流论》"医学大纲""儒学比例"和"医学变迁"中曾对此有经典论述，其云："自西周以前为萌芽之期；春秋战国为成熟之期；两汉之世为专门传授之期；魏晋至唐为蒐葺残缺之期；两宋至明为新说代兴之期；起自明末，盛于有清，为主张复古之期。此一切学术皆然，而医学亦莫能外也。"①从这个角度而言，生命的形成过程大致相似，或者说，人们对男女交合孕育下一代这一基本生命现象的认识并无多大差异，但在不同地域文化与医学中，却常常对其有不同的解读方式。因此，要想全面理解传统中医学对生命本原及其发展过程的阐释，需要紧密结合具体医学理论形成时的社会文化背景与思想转型，加以综合考察。

以今本《黄帝内经》的集结成书为标志，中医理论的基本范式在汉代得以形成。汉代流行的仍然是宇宙生成论，对本体的探讨虽有所尝试，但尚未普遍和深入。对于生命的形成，《黄帝内经》秉承的便是类似的生成论思路，其云："故生之来谓之精，两精相搏谓之神。"②"黄帝问于岐伯曰：愿闻人之始生，何气筑为基，何立而为楯，何失而死，何得而生？岐伯曰：以母为基，以父为楯。"③"人始生，先成精，精成而脑髓生，骨为干，脉为营，筋为刚，肉为墙，皮肤坚而毛发长，谷入于胃，脉道以通，血气乃行。"④生命以精为本原而得以逐次按序衍生。自《黄帝内经》以降，中医理论整体上向着纵深层次做进一步发展，逐渐形成了以《难经》《神农本草经》《伤寒杂病论》等为代表的理、法、方、药体系，但以生成论为基础建构的中医经典生理学范式，一直未曾发生质的改变。

---

① 谢观《中国医学源流论》，余永燕点校，福州：福建科技出版社，2003年，9页。
② 河北医学院《灵枢经校释》（上册），北京：人民卫生出版社，1982年，174页。
③ 河北医学院《灵枢经校释》（上册），123页。
④ 河北医学院《灵枢经校释》（上册），219页。

这种身体理论模式，直至明代方有所改变。如同理学家在生成论本原的基础上探讨本体一样，明代医家逐渐开始思考，如何在中医学经典生成论身体范式的本原基础上，进一步探讨人体的本体，即在精气的本原基础上去寻求本体，形成了以命门学说为代表的人体本体论生理学理论。这个过程中，理学，尤其是理学中的易学思想，以及道教生命理论，成为明代医家再探人身本原和重构命门学说的重要思想文化资源。

一、命门释义

中医学典籍中，"命门"二字首见于今本《黄帝内经》。从《黄帝内经》以降直至清代，历代医家对命门之讨论众说纷纭，陈克正曾将历代有关命门诸说分为"以肾间为命门""以右肾为命门""以脐下为命门""以冲脉为命门""以两肾为命门""以子宫为命门""以下窍为命门""以心包络为命门""以脐胞为命门""西说命门"十类①。但其中影响最大的，无疑是在明清之际广为流行的、作为命门学说成熟标志的肾间命门说。限于篇幅和论述重点，本文主要以最有代表性的肾间命门说为讨论焦点。

今本《黄帝内经》中，"命门"凡四见：

《素问·阴阳离合论篇第六》曰："太阳根起于至阴，结于命门，名曰阴中之阳。"②

《灵枢·根结第五》曰："太阳根于至阴，结于命门。命门者，目也。"③

《灵枢·卫气第五十二》曰："足太阳之本，在跟以上五寸中，标在两络命门。命门者，目也。""手太阳之本，在外踝之后，标在命门之上一寸也。"④

"命门"指"目"，是手足太阳经之本。没有丝毫后世命门学说中所

---

① 陈克正《命门十说析评》，《北京中医杂志》1986年第5期，19—21页。
② 山东中医学院，河北医学院《黄帝内经素问校释》，北京：人民卫生出版社，1982年，100页。
③ 河北医学院《灵枢经校释》（上册），121页。
④ 河北医学院《灵枢经校释》（下册），114页。

谈的生命之门那样的抽象本原意义。

《黄帝内经》以降，囿于文献的缺失和断层，现在所见对命门的最早医学论述应该是《难经》中对命门的论述。《难经》对命门的论述见于三十六难和三十九难，分别有云：

"肾两者，非皆肾也。其左者为肾，右者为命门。命门者，诸神精之所舍，原气之所系也；男子以藏精，女子以系胞。故知肾有一也。"①

"曰：经言腑有五，脏有六者，何也？然：六腑者，正有五脏也。五脏亦有六脏者，谓肾有两脏也。其左为肾，右为命门。命门者，谓精神之所舍也；男子以藏精，女子以系胞，其气与肾通。故言脏有六也。"②

可见，《难经》持右肾为命门说，与《黄帝内经》所言之命门完全不同。这就说明了，《难经》中的某些理论可能另有渊源，与《黄帝内经》代表了不同的学术体系，而并不是像我们今天经常所说的《难经》就是完全为阐发《黄帝内经》而作③。另外一种可能，便是《难经》结合其他理论，对《黄帝内经》的论述又进行了改造和发展。

纵览《难经》我们可以发现，明代肾间命门说的形成，实际上并没有直接继承《难经》中右肾命门的论述，而是借鉴和改造了《难经》中的"肾间动气"说。《难经》对肾间动气的论述见于八难和六十六难，分别有云：

"诸十二经脉者，皆系于生气之原。所谓生气之原者，谓十二经之根本也，谓肾间动气也。此五脏六腑之本，十二经脉之根，呼吸之门，三焦之原。"④

"脐下肾间动气者，人之生命也，十二经之根本也，故名曰原。"⑤

杨上善首先把《难经》中的"肾间动气"称为命门，如《黄帝内经

① 扁鹊《黄帝八十一难经》，高丹枫、王琳校注，北京：学苑出版社，2007年，116页。

② 扁鹊《黄帝八十一难经》，124页。

③ 后世医家对其有所论述，但不多见。代表性的为清代医家徐大椿，他认为《难经》"其间有殊法异议，其说不本于《内经》，而与《内经》相发明者，此则别有师承，又不得执《内经》而议其可否"。见徐大椿《难经经释·序》。

④ 扁鹊《黄帝八十一难经》，19页。

⑤ 扁鹊《黄帝八十一难经》，196页。

太素》卷十一"输穴·变输"所云:"人之命门之气,乃是肾间动气,为五藏六府十二经脉性命根,故名为原。"①这就表明,上启杨上善,下至明代命门学说的主流思想肾间命门说,并非是源于《难经》右肾命门说,两者之间并没有理论上的传承关系。不仅如此,后世医家还以肾间命门说改造、同化和容纳了《难经》中的右肾命门说。例如,明代钱一桂《医略》中云:"命门在两肾之间,坎之象也,以右肾为火位,故越人即以右肾为命门。"②

如上所述,既然《难经》把"肾间动气"称为"五脏六腑之本""十二经脉之根",将其作为生命的本原和动力所在,后世又有杨上善等医家将其称为命门,那么,明代医家为了重新探索人身本原而去寻求古代经典医籍的论据时,会很自然对肾间动气命门加以改造。无论是命门的字面意思,还是是否有中医经典加以支撑,这都是最为简单的选择。有了医学理论层面的依据,明代医家接下来要做的便是如何用当时流行的传统文化思想对其进行包装,使之获得更大的认可。

二、理学、易理与命门

宋元明清是中国思想世界内部变化与调整的一个重要历史时期。理学构建之前,传统经典儒学在佛教、道教的冲击下,若单以天人感应为理论模式,一味沿袭以章句注疏、名物训诂为表现形式的汉唐经学,则难以承担起重振儒学的重任。如何从传统思想中汲取新的营养以构建新的儒学理论体系,就成为了宋代儒学家需要面临的首要任务。葛兆光讲:"在一个相对延续而缺少断裂的传统和历史中,诠释常常是生产新知识和新思想的途径,特别是在古代中国思想史上尤其如此。"③作为儒道共同遵奉的经典,《周易》因此成为了宋儒重新架构和发展儒学思想的重要理论渊源。成书于战国时期的《易传》,吸收先秦诸家尤其是儒家、

---

① 杨上善《黄帝内经太素》,北京:人民卫生出版社,1965年,176页。
② 钱一桂《医略》,北京:中医古籍出版社,1985年,48页。
③ 葛兆光《诠释三题》,《中国文化研究》2003年第2期,37页。

道家、阴阳家的思想以释《易经》，把易从最初的占筮之用升华到了哲学的高度。宋儒以此为基础，并援引道释，对易理进行了新的阐发，赋予了它更加抽象的本原意义，最终形成了对整个传统文化影响至深的理学思想，是儒学发展的又一个高峰。

中医学的发展与传统文化的发展虽然密切相关，但并不是完全同步，中医学稍显滞后。理学对中医学的实质性影响，亦即真正融入医学之中，成为中医学建构新的医学理论的重要思想文化源泉，并非是在宋代，而是在明代。

如同理学家广泛援引易理来论述其理学思想一样，明代医家对易理与医理之关联性予以了高度关注。例如，孙一奎在其《医旨绪余》中专列"不知易者不足以言太医论"一节，其云：

"《易》理明，则可以范围天地，曲成民物，通知乎昼夜；《灵》《素》《难经》明，则可以节宣化机，拯理民物，调燮札瘥疵疠而登太和。故深于《易》者，必善于医；精于医者，必由通于《易》。术业有专攻，而理无二致也。……故曰：不知《易》者，不足以言太医；惟会理之精，故立论之确，即通之万世而无敝也。"[1]

张景岳则进一步将医易互参说发挥到极致，其《类经附翼》中云：

"《易》之为书，一言一字，皆藏医学之指南；一象一爻，咸寓尊生之心。故圣人立象以尽意，设卦以尽情伪，系辞焉以尽言，变而通之以尽利，鼓之舞之以尽神，虽不言医而义尽其中矣。故天之变化，观易可见；人之情状，于象可验。"[2]

"虽阴阳已备于《内经》，而变化莫大乎《周易》。故曰：天人一理者，一此阴阳也；医易同原者，同此变化也。岂非医易相通，理无二致，可以医不知《易》乎？"[3]

张景岳不但强调医易相通、医易同源的原则，还以易理来阐释中医学身体理论，例如《类经附翼》中云：

① 孙一奎《医旨绪余》，南京：江苏科学技术出版社，1983年，5页。
② 张景岳《类经图翼》（附《类经附翼》），北京：人民卫生出版社，1965年，400页。
③ 张景岳《类经图翼》（附《类经附翼》），391页。

"以藏象言之，则自初六至上六为阴为藏，初六次命门，六二次肾，六三次肝，六四次脾，六五次心，上六次肺；初九至上九为阳为府，初九当膀胱，九二当大肠，九三当小肠，九四当胆，九五当胃，上九当三焦。知乎此，而藏府之阴阳，内景之高下，象在其中矣。"[1]

从中医学理论构建的角度而言，最有意义的是，在理学对易理阐发的基础上，尤其是理学中的太极思想，成为了明代医家构建命门学说的重要理论来源。受理学思维方式的影响，医家命门学说的构建在很大程度上是为了"自一身以观天地"，通过对人身脏腑生命的体验来感知宇宙天理，正如二程所言：

"世之人务穷天地万物之理，不知反之一身，五脏、六腑、毛发、筋骨之所存，鲜或知之。善学者，取诸身而已，自一身以观天地。"[2]

张景岳也讲：

"由是观之，天之气，即人之气；人之体，即天之体。……人身小天地，真无一毫之相间矣。今夫天地之理具乎易，而身心之理独不具乎易乎？矧天地之易，外易也；身心之易，内易也。内外孰亲？天人孰近？故必求诸己而后可以求诸人，先乎内而后可以及乎外。"[3]

在这种思维的驱使下，探求人身太极以体会宇宙太极之理，成为思想家和医家共同的目标。不同的是，医家在寻求人身太极的过程中，不单单会从理学思想中获取支持，更会从其前的医学理论中获得灵感，最终形成了融文于医的独特命门学说。我们可以明代命门学说的代表医家孙一奎、赵献可、张景岳为例，进行重点说明。三家命门思想的代表学术著作，孙一奎《医旨绪余》之刊行要早于赵献可《医贯》与张介宾《类经附翼》，现依先后，分述如下。

孙一奎奠定了明代命门学说以太极图作为构建工具的基础。孙氏云："天地万物本为一体，所谓一体者，太极之理在焉。"[4]翻看其《医旨绪

---

① 张景岳《类经图翼》（附《类经附翼》），394页。

② 程颢，程颐《二程遗书 二程外书》，上海：上海古籍出版社，1992年，46页。

③ 张景岳《类经图翼》（附《类经附翼》），391–392页。

④ 孙一奎《医旨绪余》，1页。

余》，前三篇便是"太极图抄引""太极图""太极图说"，似乎完全是在读理学之作，感觉非中医之书。接下来孙氏笔锋一转，言"不知易者不足以言太医"，将太极之理融入于其医学立论之中。"命门图说"中云：

"夫二五之精，妙合而凝，男女未判，而先生此二肾，如豆子果实，出土时两瓣分开，而中间所生之根蒂，内含一点真气，以为生生不息之机，命曰动气，又曰原气，禀于有生之初，从无而有。此原气者，即太极之本体也。名动气者，盖动则生，亦阳之动也，此太极之用所以行也。两肾，静物也，静则化，亦阴之静也，此太极之体所以立也。动静无间，阳变阴合，而生水火木金土也。"①

接着进一步总结曰：

"命门乃两肾中间之动气，非火非水，乃造化之枢纽，阴阳之根蒂，即先天之太极。五行由此而生，脏腑以继而成。"②

他所阐发的命门为肾间动气，以及命门与两肾关系，形成了其后医家命门学说的基本走向。

观孙一奎命门学说的构建，直接借鉴了周敦颐《太极图说》中的论述。周敦颐《太极图说》有云：

"无极而太极。太极动而生阳，动极而静，静而生阴，静极复动。一动一静，互为其根。分阴分阳，两仪立焉。阳变阴合，而生水火木金土。五气顺布，四时行焉。五行一阴阳也，阴阳一太极也，太极本无极也。五行之生也，各一其性。无极之真，二五之精妙合而凝。乾道成男，坤道成女。二气交感，化生万物。万物生生，而变化无穷焉。"③

周敦颐认为生命之形成是"无极之真"与"二五之精"相合的结果。孙一奎取周氏之观点，亦认为新生命源于"二五之精，妙合而凝"。但是稍作变通，把男女未判之时，肾间所含之真气，亦称动气与原气，作为太极之本体。周敦颐讲"无极而太极""太极本无极"，无极就是未分之太极。所谓太极之本体，就是无极，亦即周敦颐所讲"无极之真"。

---

① 孙一奎《医旨绪余》，6-7页。

② 孙一奎《医旨绪余》，9页。

③ 周敦颐《周子全书》（上），北京：商务印书馆，1937年，2-14页。

可见孙一奎依据周敦颐之太极说，把肾间动气，也就是命门，作为了新生命有形之形体得以具备生息的无形动力。

孙一奎的这种观点在命门学说理论体系中或许是最早的阐发，但放置于整个由方技、医学等共同组成的养生体系中来看，却并非是最早的。例如，元代王珪《泰定养生主论》中有云：

"夫二五之精，妙合而凝，两肾中间，白膜之内，一点动气，大如箸头，鼓舞变化，开阖周身，熏蒸三焦，消化水谷，外御六淫，内当万虑，昼夜无停。"①

赵献可受理学影响极深。理学是儒学发展的新形态，究其实质是以儒学为基础，又借鉴了道家和佛家的理论及思维方式。赵氏亦是以儒、道、佛三家之理论，作为构建其命门模型的"圣学"基础。他由"孔门之一贯，上继精一执中之统，惟曾子子贡得其传。然而二子俱以心悟，而非言传也"，"老氏《道德经》云：谷神不死，是为玄牝之门，造化之门。又曰：恍恍惚惚，其中有物"，"佛氏《心经》云：空中无色，无受想形识，无眼耳鼻舌身意。又曰：万法归一"，得出"夫一也，中也，性也，浩然也，玄牝也，空中也，皆虚名也，不得已而强明之也"②的结论，并据此认为人身之君主当训为无形之物。然后，赵献可仿照周敦颐的《太极图说》模型，把无形可见之命门作为"人身太极"。

图12是赵献可所绘周敦颐之太极图，赵献可云：

"系辞曰：易有太极，是生两仪。周子惧人之不明，而制为太极图。无极而太极。无极者，未分之太极。太极

形象图

陰　陽
水　火
土
木　金

图12 《医贯》所载周敦颐太极图

① 王珪《泰定养生主论》，褚玄仁校注，北京：学苑出版社，2003年，18页。
② 赵献可《医贯》，北京：人民卫生出版社，1959年，1—2页。

者，已分之阴阳也。一中分太极。中字之象形，正太极之形也。一即伏羲之奇一而圆之，即是无极。既曰先天太极，天尚未生，尽属无形，何为伏羲画一奇，周子画一圈，又涉形迹矣？曰：此不得已而开示后学之意也。"①

其反映的宇宙生成模式，首先是"无极而太极"，这并非是说先有无极而后生太极，而是无极与太极为一体，无极为未分之太极，可以说无极是太极衍生它物的原动力。图中最上层之白圈代表无极，即把"一"字首尾相接而"圆之"的形象。其下黑白相间之圈，代表已分之太极，周氏说它像"中"字之象形。然后，由太极而生阴阳，由阴阳而生五行。

图13是赵献可所绘人身太极图，其注文云：

"夫人受天地之中以生，亦原具有太极之形。"

"两肾俱属水，左为阴水，右为阳水。以右为命门非也，命门在两肾中。命门左边小黑圈是真水之穴，命门右边小白圈是相火之穴。此一水一火俱无形，日夜潜行不息。两肾在人身中合成一太极。自上数下十四节，自下数上七节。"②

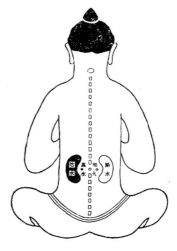

图13 《医贯》载人身太极图

对于命门，赵献可又讲：

"内经曰：七节之旁，有小心是也。名曰命门。是为真君真主，乃一身之太极，无形可见。两肾之中，是其安宅也。……可见命门为十二经之主。肾无此，则无以作强，而技巧不出矣。"③

"命门在人身之中，对脐附脊骨。自上数下，则为十四椎。自下数上，

---

① 赵献可《医贯》，5页。

② 赵献可《医贯》，5页。

③ 赵献可《医贯》，3-4页。

则为七椎。内经曰：七节之旁，有小心。此处两肾所寄。左边一肾，属阴水。右边一肾，属阳水。各开一寸五分，中间是命门所居之宫。即太极图中之白圈也。"①

我们把以上两图相比较，并参考赵献可对人体太极图以及对命门的描述，便可明白"两肾在人身中合成一太极"，此人身太极正如同图12中所绘黑白相间之圈，代表已分太极之形象。而命门，为"真君真主，乃一身之太极"，此太极赵献可称其"即太极图中之白圈也"，亦即图12中之白圈，代表未分太极之形象，"无极者，未分之太极"，也就是代表无极之形象。对于如何绘制图13，赵献可还解释曰："余因按古铜人图，画一形象，而人身太极之妙，显然可见。是岂好事哉？亦不得已也。"②赵献可认为太极无形迹可涉，画一圈而表示之，是"不得已而开示后学之意"。图中肾间便是命门，与太极之内涵相同，无形而为本原，"所谓'原'与'主'者，皆属先天无形之妙"③，"一属有形，俱为后天，而非真矣非根矣"④。以一圈而表示，亦是"不得已也"。

倡导医易互参的张景岳，自然也是用理学中的太极理论阐述命门，与孙一奎、赵献可之基本观点相一致。例如，《类经附翼·求正录·真阴论》中有云："命门居两肾之中，即人身之太极，由太极以生两仪，而水火具焉。"⑤其他有关张景岳命门学说的论述，下一小节有详细论述，暂不多述。

综上所述，受理学寻求宇宙本原的文化思潮的影响，明代医家寻求人身之太极，比拟于宇宙之太极，其前的命门学说也因之而被赋予了更加抽象的本原意义，最终形成了成熟的理论体系。可以说，受理学的影响，命门的内涵除了表达其原有的医学内涵之外，更被注入一种文化的诉求。

---

① 赵献可《医贯》，6页。
② 赵献可《医贯》，6页。
③ 赵献可《医贯》，4页。
④ 赵献可《医贯》，10页。
⑤ 张景岳《类经图翼》（附《类经附翼》），446页。

三、方技、道教与命门

《汉书·艺文志》将方技之学定义为"生生之具",可谓是当时社会的生命科学。方技之学又分为医经、经方、房中和神仙四类,它们拥有类似的知识背景和思维方式。医经和经方基本上就是我们今天所说的中医学,而房中和神仙则被作为"腐朽"的内容而被排除在生命科学之外。出于特定目的的人为隐讳和排除,实际上并不能掩盖早期中医学曾与方技之学密切相关的历史事实。

出土文献也证实了它们之间的密切关联。例如,长沙马王堆汉墓出土的方技类文献,房中、神仙类文献无论从数量还是内容来看,都远比医经、经方文献要丰富得多。这说明,房中、神仙类文献对当时方技体系形成的影响,要远比医经、经方类文献大得多。诚如李建民所讲,"就《汉志》方技四支的排序,医经经方在前,房中神仙在后,不过就上述技术在历史上得志先后可能正好相反。换言之,被宋以下人视为不经、误入歧途的房中神仙之学,原本是方技正宗"[1]。而且,与身体密切相关的五脏、六腑等脏腑知识,并没有出现在医经、经方类文献中,而是出现在《十问》等房中文献中,廖育群讲:"马王堆医书内容丰富,涵括医学理论、治疗方法、养生之道、房中秘术诸方面的内容,但五脏六腑的记载仅出现在讲养生之策的《十问》中。据此分析,脏腑学说的本源似乎并不在早期医学的临床治疗与理论体系之中,而是从以神仙不老为目标的方术中移植而来。"[2]实际上,尽管在今本《黄帝内经》中我们已看不到明显的房中、神仙之学对医学的影响,但还是有不少蛛丝马迹可以告诉我们,它们之间曾经的密切相关与互相渗透。例如,《素问·阴阳应象大论篇第五》载:"帝曰:调此二者奈何?岐伯曰:能知七损八益,则二者可调,不知用此,则早衰之节也。"[3]历代医家对其中"七损

---

[1] 李建民《发现古脉——中国古典医学与数术身体观》,北京:社会科学文献出版社,2007年,53页。

[2] 路甬祥总主编,廖育群主编《中国古代科学技术史纲》(医学卷),沈阳:辽宁教育出版社,1996年,152页。

[3] 山东中医学院,河北医学院《黄帝内经素问校释》,83页。

八益"的解释，颇有文采，但难言其关键。若不是因为马王堆汉墓房中文献《天下至道谈》的出土，恐怕没有人会把医学与房中联系起来。因为，在不同历史时期，受政治、经济等多方面因素的影响，传统文化中不同类别知识体系的"显影"程度是不一样的。房中、神仙等知识在经典文化中越来越呈现一种低度"显影"。受经典文化的影响，我们不敢想象方技之学曾经是风行于社会的主流文化之一，更不会想到会对医学产生影响。

借助于目录学知识，我们发现在汉代和隋唐史志目录中，医籍和服食、行气、导引、房中等方面的内容往往是结合在一起的。而宋代之后，后者的内容往往不再像之前那般凸显。这并非是说与《黄帝内经》时代相近的房中、神仙类文献典籍已散佚殆尽，而是说它们常常淡出大众视野，以相对隐蔽的方式在道教内部流传，尤其是房中类文献。正如李零所言，"秦汉以后的中国本土文化也分两大系统，即儒家文化和道教文化。儒家文化不仅以保存和阐扬诗书礼乐为职任，还杂揉进刑名法术，与上层政治紧密结合；而道教文化是以数术方技之学为知识体系，阴阳家和道家为哲学表达，民间信仰为社会基础，结合三者而形成，在民间有莫大势力"①。刘永明等认为："从历史上看，道教的前身方仙道、黄老道和医学的前身方士医学密不可分，两者活动的承担者均为方士。……《黄帝内经》综合吸收了方士医学的主要成就，摒弃了许多宗教化的内容，在理论上加以系统化，从而代表了传统医学的最高成就。当然，其中方士医学的痕迹和宗教色彩依然存在。道教医学则从宗教和医学两方面继承了方士医学，并综合了许多服食、导引、行气、存思、房中等治病术、养生长寿术和长生成仙术，熔宗教、医学于一炉，从而自成体系。"②

从上述角度而言，明代医家借鉴道教相关学说来构建命门理论，不少学者虽然已有论述，但很少有人从道教与方技之学的历史渊源关系入

---

① 李零《中国方术正考》，北京：中华书局，2006年，11页。

② 刘永明，程容《道教医学的早期传承与理论创造——以〈老子中经〉〈黄庭内景经〉〈太清中黄真经〉为核心》，《兰州大学学报》（社会科学版）2005年第33卷第5期，78页。

手，结合早期方技之学，来综合分析方技、道教与命门学说之间的关系。基于此，以下尝试从这个角度略加分析。

《难经》中所讲的"肾间动气"，又称为"原"，正是其前方技之学所讨论的"丹田"，只不过在其前的早期方技之学中，还没有应用"丹田"来称谓这个部位，而是常称为"本"，如《行气玉佩铭》便是如此。方技之学对肾间位置的体悟比《难经》中的论述更为久远，其发展也以不同形式，或与中医学共同作为当时养生医疗体系的一部分，或宋以后以相对隐蔽的形式流传于道教内部，但都一直延续在传统文化中，保持了很好的传承。从这层意义上讲，古代医家在构建命门学说的过程中，广泛借鉴方技之学对肾间对丹田的阐发，便是极有可能的。我们可以后世医家的部分相关论述为例进行说明。

首先，早期医学已经借鉴了方技之学对人身本原的认识，把丹田的功用引入中医学中来阐释人体生命动力的泉源所在。如《备急千金要方》引"徐之才逐月养胎方"云：

"妊娠十月，五脏俱备，六腑齐通，纳天地气于丹田，故使关节、人神皆备，但俟时而生。"①

当新生命个体的脏腑具备后，或者说形体具备后，尚需要一种生命的原动力，这种原动力就发源于丹田。在明清命门学说中，丹田的位置与意义逐渐被命门所置换。例如，赵献可《医贯》中云：

"人生男女交媾之时，先有火会，而后精聚，故曰火在水之先，人生先生命门火。……男女合，此二气交聚，然后成形，成形俱属后天矣。后天百骸俱备，若无一点先天火气，尽属死灰矣，故曰主不明，则十二官危。"②

赵献可认为，男女两性交合，形成新生命身体之脏腑百骸，但都属后天静滞之物，尚需要命门先天相火之激发，方能具备生息。可见，"纳天地气于丹田"与命门"一点先天火气"的作用是相同的，都是使神赋

---

① 孙思邈《备急千金要方》，高文柱、沈澍农校注，北京：华夏出版社，2008年，45页。
② 赵献可《医贯》，6-7页。

于形而使身体成为名副其实的生命。

其次，《难经》第八难言肾间动气为"呼吸之门"。肾间，亦即丹田位置，是呼吸之门，很明显这里讲的呼吸不是指单纯的拘于口鼻肺的呼吸，而是指方技之学中的呼吸吐纳行气之术。正如明代郑瑄《昨非庵日纂》所云：

"肾间动气，金丹大药也。肾虽属水，然居子位，一阳生于子，即真火也。至人端坐闭目，静心存想，升肾窨气，上蒸脾土，勿令下泄，脾土温和，中焦自治，膈开能食，而生血气。荣卫一身，人生根本，实系于此。"[①]

明清之际，很多医家把方技呼吸吐纳行气之术对丹田的体悟，用于构建和诠释肾间命门说。如元代李道纯《中和集》载：

"问：辟户谓之乾，阖户谓之坤，一阖一辟谓之变，如何？曰：一阖一辟者，一动一静也。……以一身言之，呼吸是矣。呼则接天根，是谓之辟；吸则接地根，是谓之阖。一呼一吸，化生金液，是谓之变。阖辟呼吸即玄牝之门，天地之根矣。所谓呼吸，非口鼻呼吸，乃真息阖辟也。"[②]

"吸则接地根""呼则接天根"的论述，与《行气玉佩铭》"行气，吞则畜，畜则伸，伸则下，下则定，定则固，固则萌，萌则长，长则复，复则天"的表述，一脉相承。是对上至泥丸下至丹田的行气过程的描述。明代医家孙一奎在其《医旨绪余》中论述肾间命门说时，则直接引用了《中和集》中的这段论述，并结合医理，点明要旨，其云：

"《中和集》曰：阖辟呼吸，即玄牝之门，天地之根。所谓阖辟者，非口鼻呼吸，乃真息也。越人亦曰：肾间动气者，人之生命，五脏六腑之本，十二经脉之根，呼吸之门，三焦之原。命门之义，盖本于此，犹儒之太极，道之玄牝也。观铜人图命门穴不在右肾，而在两肾俞之中可见也。"[③]

又如清代《内功图说》潘霨序文中有对丹田、肾间命门的直接论述，其云：

---

① 郑瑄《昨非庵日纂》，北京：北京图书馆出版社，1996年，81页。
② 李道纯《中和集》，上海：上海古籍出版社，1989年，73-74页。
③ 孙一奎《医旨绪余》，7-8页。

"原夫人之生死，病之轻重，必先视元气之存亡。所谓元气者何？五脏之真精，即元气之分体也。而究其本原，《道经》所谓丹田，《难经》所谓命门，《内经》所谓七节之旁有小心。阴阳开辟存乎此，呼吸出入系于此。无火而能令百体皆温，无水而能令五脏皆润，此中一线未绝则生气一线未亡。"[1]

潘氏所言元气之本原，医家与方技之学有不同称谓，方技之学称为"丹田"，亦即明代医家根据《素问·刺禁论篇第五十二》中"七节之傍，中有小心"[2]的论述而确立的肾间命门。此位置是方技之学与后世明清命门学说共同关注的焦点，"阴阳开辟存乎此，呼吸出入系于此"。方技对肾间命门说得以形成的促进作用，由此可见一斑。

再者，方技之学的房中、行气、导引诸术在道教中被称为内丹之术。内丹之称谓应该是在外丹术之后，借鉴外丹之术语系统而形成的。但是内丹术的技术本身，像房中、行气、导引诸术却渊源已久，要远远早于外丹术。内丹术的形成，以丹田学说的形成为标志，也就是以丹田来概括之前的方技之学对"本""元"的阐述，以及精气沿小周天在身体内的循环。内丹术形成之后，以更加完备的术语系统架构和诠释之前方技之学对身体的感知，不但成为风靡于当时社会的实用养生之术，还渗入到医学中，对中医学某些理论的发展成熟起到了重要的促进作用，肾间命门说的发展就是其中典型的一例。

例如，李时珍《本草纲目》人部"初生脐带""释名"中云："胎在母腹，脐连于胞，胎息随母。胎出母腹，脐带既剪，一点真元，属之命门丹田。"[3]明言命门即是丹田。又，李时珍借用道教内丹术语来阐释命门之功用，如《本草纲目·序例》中有云：

"命门为相火之原，天地之始，藏精生血，降则为漏，升则为铅，主三焦元气。"[4]

肾间命门为天地之始，藏精生血。"降则为漏"是指，命门若失于固

---

① 潘霨《内功图说》，北京：人民卫生出版社，1982年，43-44页。

② 山东中医学院，河北医学院《黄帝内经素问校释》，661页。

③ 李时珍《本草纲目》(校点本上、下册)，北京：人民卫生出版社，2004年第二版，2966页。

④ 李时珍《本草纲目》(校点本上、下册)，84页。

摄，则精血妄泄于外，正如《理瀹骈文》所讲："五脏皆有精，并无停泊于其所。肾主水，受五脏六腑之精而藏之。凡人未交感，精涵于血中，欲火动甚，而周身流行之血，至命门变精以泄也，宜秘密。"[①]肾所藏之精气"至命门变精以泄"，要防止精妄泄于外，就应该固秘命门，这与房中术强调的固精气于丹田的内涵是一致的。"升则为铅"，是道家内丹铅汞之术，《丹论诀旨心照五篇·明辨章》云："夫铅汞，大丹之根，五行之本。"[②]以铅喻肾，以汞喻心，心肾交合则能养生。《养生秘录·玉溪子丹房语录》有云："还丹之本，铅汞而已。元精为命之根，宝元精而真铅自生；元神乃性之宗，啬元精而真汞自产。"[③]命门若能固摄精血，则能成铅上升与汞相交。

张景岳对于命门与李时珍有着相类似的认识，如《类经附翼·求正录·大宝论》中云：

"不观人之初生，生由脐带，脐接丹田，是为气海，即命门也。所谓命门者，先天之生我者，由此而受；后天之我生者，由此而栽。"[④]

丹田、气海、命门的内涵是一致的。张景岳又认为"子宫"之内涵与丹田、气海相同，张氏所言"子宫"并非是今天我们所理解的女性之子宫，而是男精女血所藏之处，如《类经附翼·求正录·三焦包络命门辨附子宫血室》中云：

"夫所谓子户者，即子宫也，……男精女血，皆存乎此。……道家以先天真一之气藏乎此，为九还七返之基，故名之曰丹田。医家以冲任之脉盛于此，则月事以时下，故名之曰血室。……凡人之生，唯气为先，故又名为气海。然而名虽不同，而实则一子宫耳。"[⑤]

张景岳以道家内丹对丹田之论述，比拟于人体之子宫、气海。而气海即命门，所以命门即子宫，"男精女血，皆存乎此"，如《景岳全书·传忠

---

① 吴尚先《理瀹骈文》，步如一校注，北京：中国中医药出版社，1997年，190页。
② 张君房《云笈七签》（三），李永晟点校．北京：中华书局，2003年，1453页。
③ 吕光荣主编《中国气功经典》（宋朝部分下），北京：人民体育出版社，1990年，119页。
④ 张景岳《类经图翼》（附《类经附翼》），443页。
⑤ 张景岳：《类经图翼》（附：类经附翼），第437页。

录·命门余义》所云：“命门为精血之海。”①这种认识与其前的医家李东垣有些相近，如李氏《兰室秘藏·小儿门·斑疹论》有云：“夫胞者一名赤宫，一名丹田，一名命门。主男子藏精施化，妇人系胞有孕，俱为生化之源。非五行也，非水亦非火，此天地之异名也，象坤土之生万物也。”②

张景岳在其《类经图翼》中还绘有“内景图”对此予以说明，图注曰：

“心系七节。七节之傍，中有小心，以肾系十四椎下，由下而上，亦七节也。旧图有精道循脊背、过肛门者，甚属非理，而且无子宫命门之象，皆大失也，今改正之。”③

《类经图翼》之“内景赋”中对命门之描述曰：

“虽内景之缘由，尚根苗之当究。既云两肾之前，又曰膀胱之后。出大肠之上左，居小肠之下右。其中果何所藏？蓄坎离之交姤。为生气之海，为元阳之窦。辟精血于子宫，司人生之夭寿。称命门者是也，号天根者非谬。使能知地下有雷声，方悟得春光弥宇宙。”④

以坎离之交媾喻命门之功用，与李时珍所论相近，都是道教内丹在命门学说中的应用和体现。

再如，孙一奎在其《医旨绪余·右肾水火辨》引内丹之说曰：

“夫坎，水也。上下皆坎，《易》故曰习坎。观先天图，乾南坤北。后天图，离南坎北。五行火高水下，故仙家取坎填离，以水升火降，既济为道，谓采坎中之一阳，填离中之一阴，

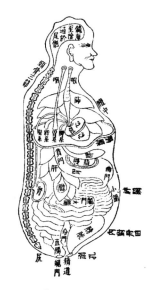

图14 《类经图翼》所载内景图

① 张景岳：《景岳全书》，北京：中国中医药出版社，1994年，第907页。

② 李杲：《珍本医籍丛刊——兰室秘藏》，北京：中医古籍出版社，1986年，第119页。

③ 张景岳：《类经图翼》（附：类经附翼），第129页。

④ 张景岳《类经图翼》（附《类经附翼》），130-131页。

此还乾坤本源之意也。"①

比之于人体，孙氏以坎中之阳喻两肾间动气，亦即命门，其云：

"坎中之阳，即两肾中间动气，五脏六腑之本，十二经脉之根，谓之阳则可，谓之火则不可，故谓坎中之阳，亦非火也。"②

又如，清代黄宗羲在其《宋元学案》卷十二"濂溪学案"中阐释宋理学家周敦颐之《太极图说》时，便是应用道教内丹说与医家命门说，其云：

"其图自下而上，以明逆则成丹之法。……其最下圈，名为玄牝之门，玄牝即谷神，牝者窍也，谷者虚也，指人身命门两肾空隙之处，气之所由以生，是为祖气。凡人体五官百骸之运用知觉，皆根于此。"③

玄牝之门便为两肾间之命门，是内丹祖气所生之地。内丹与命门之关联由此可见一斑。

综上所述，源于《难经》肾间动气说的命门学说，基于命门与丹田在部位与功能上的相似性，广泛借鉴了方技之学，尤其是已融入道教的方技核心技术，对身体的体认和感知，并结合传统中医学理论，形成了其最终的理论面貌。换言之，丹田作为方技之学所重视的固护培补精气的摄生之泉源，被后世医家尤其是明清医家广泛借鉴，对命门学说的形成起到了重要的奠基和促进作用。

结 语

明代医家借助易理、道教等传统文化思想，通过改造《难经》"肾间动气"，最终形成了命门学说，用以解释生命的本原。若单从理论角度而言，明代医家无疑对《黄帝内经》所确立的中医基本理论范式，进行了很大的创新和发展。但从临证实践来看，命门学说并未形成与之紧密结合的独特的治则治法、方药等辨治体系。因为明代命门学说是基于

---

① 孙一奎《医旨绪余》，10页。
② 孙一奎《医旨绪余》，10页。
③ 黄宗羲著，全祖望补修《宋元学案》，陈金生、梁运华点校. 北京：中华书局，1986年，515页。

辨治体系的发展并没有起到实质性的推进。我们可以命门学说为例，以明代命门学说理论创新与临床辨治体系之间的差距，来说明和探讨这个问题。

一、命门学说孕育了新生理理论的萌芽

无论是中国传统文化由生成论向本体论的迈进，还是明代医家在以《黄帝内经》为代表的经典生理理论的基础上试图去探索生命的本体，这都不单单是刨根问底般的知识深化，更孕育了新理论的萌芽。对于生命的形成，《黄帝内经》云："以母为基，以父为楯"[1]，"生之来谓之精。"[2]生命是由父母精气的结合而形成的。明代命门学说开始在这个基础上，进一步追问父母精血结合后形成新生命的原动力在何处，并结合流行于当时社会的理学思想对宇宙本体的认识，作出了比附性质明显的阐发，认为新生命的原动力在于人身之太极命门。例如，明代武之望《济阴纲目》中云："男女交媾，其所以凝结而成胎者，虽不离乎精血，犹为后天滓质之物，而一点先天真一之灵气，萌于情欲之感者，妙合于其间。朱子所谓禀于有生之初。"[3]再如，明代孙一奎《医旨绪余》中云："命门乃两肾中间之动气，非火非水，乃造化之枢纽，阴阳之根蒂，即先天之太极，五行由此而生，脏腑以继而成。"[4]

无疑，明代命门学说所探讨的生理理论，已经比其前的传统医学理论更为深入和细腻。其实，如此般类似的对生命的深入探讨和追问，在西医学的发展历程中，也是存在的，只是探索的途径、方式和最终形成的理论不同而已。正是因为这种探索，西医学才形成了更加高级的生命科学理论体系。所以说，以明代命门学说的形成和完备为标志，中医学

---

① 河北医学院《灵枢经校释》（下册），北京：人民卫生出版社，1982年，123页

② 河北医学院《灵枢经校释》（上册），北京：人民卫生出版社，1982年，174页。

③ 武之望《济阴纲目》，肖诗鹰，吴萍点校，沈阳：辽宁科学技术出版社，1997年，62页。

④ 孙一奎《医旨绪余》，南京：江苏科学技术出版社，1983年，9页。

理论的改变无疑激发了新的生命理论得以形成的火花，给传统中医学理论体系注入了新的内涵，蕴含了给传统中医学理法方药体系带来新发展和突破的可能性。这一点是非常值得肯定的。

二、医学与人文的离合及命门学说临证辨治的局限

但需要思考的问题是，这种依附于理学思想的医学理论是否能真正担当起丰富和创新临床辨治体系的重任。换言之，明代命门学说所体现的医学与人文的结合是否实质性地推动了中医学的前进。举例来说，它是否能够像明清温病学说一样带来别具特色的理论与临床突破。

遗憾的是，在以太极为宇宙根本的理学本体论思想影响下，医家去寻找人体的太极，仿照理学太极思想去构建了虚空的命门理论，虽然从医文相结合的中医学理论创新模式来看有其一定的价值和意义，但对于中医临床实际上并无实质性的突破发展。命门学说的形成具备了理论革新的外表，但是在实际应用时，却把对命门的认识多归并于肾了。陆广莘在其《命门学说源流考》一文中，专列"临床发展及学说的形成"一节，来讨论有关命门的临床辨治理论，总结道："命门学说是祖国医学关于扶正治疗经验的长期历史发展的成果；在治疗理论上是《内经》肾气概念，王冰关于益火壮水的心肾论的发展；在治疗实践上是仲景金匮肾气丸和后世关于补气补血治疗的发展。"[①]命门之辨治几乎全部是围绕肾而言的，并未形成特有的完备的理法方药体系。我们可举例进行说明。

明代赵献可在其《医贯》中有云：

余有一譬焉。譬之元宵之鳌山走马灯，拜者舞者飞者走者，无一不具，其中间惟是一火耳。火旺则动速，火微则动缓，火熄则寂然不动，而拜者舞者飞者走者，躯壳未尝不存也。故曰汝身非汝所有，是天地之委形也。余所以谆谆必欲明此论者，欲世之养身者治病者，的以命门为君主，

---

① 陆广莘《命门学说源流考》，《中国中医基础医学杂志》1997年第3卷第3期，5页。

而加意于火之一字。①

赵献可取象"走马灯"全赖中间之火，而类比推崇命门为火，为人身之至宝、人身之立命，大倡温补命门之火。并且强调，"医家不悟先天太极之真体，不穷无形水火之妙用，而不能用六味、八味之神剂者，其于医理，尚欠太半"②。八味丸，也就是《金匮要略》中讲的肾气丸，亦称八味肾气丸。《金匮要略》中的相关论述，可见于以下几种，"血痹虚劳病脉证并治第六"："虚劳腰痛，少腹拘急，小便不利者，八味肾气丸主之。"③ "痰饮咳嗽病脉证并治第十二"："夫短气有微饮，当从小便去之，苓桂术甘汤主之；肾气丸亦主之。"④ "消渴小便不利淋病脉证并治第十三"："男子消渴，小便反多，以饮一斗，小便一斗，肾气丸主之。"⑤ "妇人杂病脉证并治第二十二"："问曰：妇人病，饮食如故，烦热不得卧而反倚息者，何也？师曰：此名转胞，不得溺也，以胞系了戾，故致此病。但利小便则愈，宜肾气丸主之。"⑥ 很明显，八味肾气丸，就是张仲景依据《黄帝内经》中肾、膀胱、水之间的关系而创制的，具有温补肾气、化气行水之功，所以才称其为肾气丸。对于六味丸与八味丸的方药分析，赵献可分别云：

肾虚不能制火者，此方主之。肾中非独水也，命门之火并焉。肾不虚，则水足以制火。虚则火无所制，而热证生矣。名之曰阴虚火动。河间氏所谓肾虚则热是也。……熟地黄、山茱萸，味浓者也。经曰：味浓为阴中之阴，故能滋少阴补肾水。泽泻味咸，咸先入肾。地黄、山药、泽泻，皆润物也。肾恶燥，须此润之。此方所补之水，无形之水，物之润者亦无形，故用之。丹皮者，牡丹之根皮也。丹者南方之火色，牡而非牝属阳，味苦辛，故入肾而敛阴火、益少阴、平虚热。茯苓味甘而淡者也，甘从土

① 赵献可《医贯》，北京：人民卫生出版社，1959年，4页。

② 赵献可《医贯》，44–45页。

③ 张仲景《金匮要略》，何任等校注，北京：人民卫生出版社，1990年，65页。

④ 张仲景《金匮要略》，124页。

⑤ 张仲景《金匮要略》，137页。

⑥ 张仲景《金匮要略》，224页。

化，土能防水，淡能渗泄，故用之以制水脏之邪，且益脾胃而培万物之母。壮水之主，以镇阳光，即此药也①。

君子观象于坎，而知肾中具水火之道焉。夫一阳居于二阴为坎，此人生与天地相似也。……是方也，熟地、山萸、丹皮、泽泻、山药、茯苓，皆濡润之品，所以能壮水之主。肉桂、附子、辛润之物，能于水中补火，所以益火之原。水火得其养，则肾气复其天矣。益火之原，以消阴翳，即此方也②。

从赵献可推崇的六味、八味来看，他所说的命门、先天水火等，在临床应用中不过是肾的代名词而已，理论上独特新颖，但未形成相应的理法方药体系。一些学者对古代命门方药证治的统计学研究，也证实了我们论述的这种现象。例如，林殷等进行的命门证治规律研究，首先制定了从古代中医文献中选取药物列入研究范围的三条标准。一是在书中明确表示此药系"入命门"或"归命门经"。二是注明此药是"治命门诸不足"等病证。三是写明该药可补"真阴""真阳"或补"命门相火"之类。而后，查阅了自元代至清代的51本医学（包括本草学）著作，其中有41本记载了命门用药。研究发现，命门用药的分布频度出现较大的"离散度"，说明历史上对于何者属于命门用药，不同年代和学术背景的医家见解分歧，并未形成共识。从统计的命门医案用方中可见，排在前10位的，除桂附理中丸外，其他9首都是补益剂。位于头两位的方剂为六味地黄丸和肾气丸③。

再如，明代医家薛己的《内科摘要》卷上"命门火衰不能生土等症"中共载有八个医案，皆是脾胃虚寒而出现的各种病证，薛己责之于命门火衰不能温补脾胃。8个医案中，有6个医案，薛氏皆以八味丸为主方进行加减治疗。一案处以参附汤。另有一案薛氏仅分析了病机，但病人不

① 赵献可《医贯》，45页。

② 赵献可《医贯》，46页。

③ 林殷等《命门用药之特点初探——命门用药概述》，《北京中医药大学学报》2008年第31卷第3期，162—163页。林殷等《命门医案使用方剂及其应用特点探讨》，《北京中医药大学学报》，2008年第31卷第8期，527页。

信薛氏之言，故未处以方药。8个医案中，7个医案为薛氏本人所记，另有一案为朱佐记述。朱佐所记述之案如下：

佐云：向因失足，划然有声，坐立久则左足麻木，虽夏月足寒如冰。嘉靖己亥夏月，因醉睡，觉而饮水，复睡，遂觉右腹痞结。以手摩之，腹间沥漉有声，热摩则气泄而止。每每加剧，饮食稍多则作痛泻。求治于医，令服枳术丸，固守勿效。甲辰岁，求治于立斋先生，诊之，喟然叹曰：此非脾胃病，乃命门火衰不能生土，土虚寒使之然也。若专主脾胃，误矣！可服八味丸则愈。予亦敬服，果验。盖八味丸有附子，医家罔敢轻用。夫附子斩关夺旗回生起死，非良将莫能用，立斋先生今之武侯也。家贫不能报德，故序此以记治验①。

案中所记朱佐夏月醉睡，起而饮水后复睡，遂至右腹痞结，腹间沥漉有声。这种临床表现，实际上就是《金匮要略·痰饮咳嗽病脉证并治第十二》中所述的"痰饮"的表现，"水走肠间，沥沥有声，谓之痰饮"②。《金匮要略》该篇提出了治疗痰饮的用药原则，"病痰饮者，当以温药和之"③，可处以肾气丸，如前引原文所述。朱佐所记医案中，薛己亦处以八味肾气丸进行治疗。但受命门学说影响，已经很明显地把病机阐发由肾转移至命门了。以命门学说来重新表达其前临床辨治的内涵，可谓是"新瓶旧酒"，本质并没有发生改变，传统的临证辨治体系并未有实质性的突破和发展。

它如，清代张璐《张氏医通》在论述"五更泻"之病机与治疗时，云：

五更泻，是肾虚失其闭藏之职也。经曰：肾司开阖，肾开窍于二阴。可见肾不但治小便，而大便之开阖，皆肾操权也。今肾既衰，则命门之火熄而水独治，故令人水泻不止。其泻每在五更，天将明时，必洞泻二三次，以肾旺于亥子五更之时，故特甚也，惟八味丸以补其阴，则肾中之水

---

① 薛己《内科摘要》，陈松育点校，南京：江苏科学技术出版社，1985年，16–17页。
② 张仲景《金匮要略》，120页。
③ 张仲景《金匮要略》，123页。

火既济，而开阖之权得宜。况命门之火旺，则能生土，而脾亦强矣①。

文中首先引用《黄帝内经》之理论阐发五更泻之基本病机，在于肾司后阴开阖之功能失常，不能固摄大便。然而又转向命门学说，言肾衰则命门火衰，肾水有余则水泻不止。此证处以八味丸以温补肾气，当正合病机。但文中论述拘泥于命门的限制，反而把应用八味丸的道理说成是补肾阴（笔者按：据医理，原文中的"惟八味丸以补其阴"似当以"惟八味丸以补其阳"为是，但查阅手头《张氏医通》的几个版本均作"补其阴"。"阳"与"阴"的简体字，虽形近而易误。但其繁体字"陽"与"陰"，则不易形误。是张氏本意便是补其阴，还是后世刊刻致误，今不得而知。但即使是"补其阳"，依然无法改变本文的基本观点和结论，即命门证治仅是肾病证治的另一种表述而已），服用八味丸能起效的原因在于八味丸能温补命门之火。命门与肾阐释病机与临证处方时的混乱，由此可见一斑。拘泥于命门学说的限制，试图把命门学说融入已有的传统临床辨治体系，使原本简单的证治机理显得非常晦涩。命门证治似乎仅仅是肾病证治的另一个表述方式而已，实质并没有大的变化。

命门作为人身之太极，凌驾于其他脏腑之上，这种近似虚空的位置，也使得命门在一定程度上被架空，就如同道、太极等无形质可把握的宇宙本原一样，不可能把具体的实物与之相配属。同时，正是因为这个原因，我们可以发现命门的辨治几乎全部等同于肾之辨治，命门在用药上成为肾的代名词，两者互换。

古代部分医家对这个问题也有所反思。例如，清代医家陈修园很明确地讲古人标此命门名目之原因："欲养生家知所专重，医者若遇元气虚脱之证，或速灸关元、气海，或速投肉桂、附子，以为起死回生之计，非以命门平列脏腑之中也。"②命门之提出，是为了让养生家"知所专重"，"非以命门平列脏腑之中也"。可谓一针见血。命门学说的形成，并没有实质性地丰富脏腑辨治体系，仅仅是依据理学思想，对肾阴阳理

---

① 张璐《张氏医通》，李静芳，建一校注，北京：中国中医药出版社，1995年，154页。
② 陈修园《医学实在易》，林朗晖校注，福州：福建科学技术出版社，1982年，16-17页。

无论是数量，还是内容的成熟度，都并非是我们原本所想象的那样贫乏和幼稚。对这些方技类文献的解读，是我们了解医学发展早期面貌的重要旁路，但遗憾的是，既往中医学界对其关注度并不高。笔者的博士学位论文《中医学身体观的构建与演变——思想史视野下的肾与命门研究》（2011年，后于2013年修订出版，名为《中医学身体观解读》），便是基于上述思路的探索尝试，可参阅。

一、断层：文献缺失使中医学发展史研究出现了断层

《黄帝内经》之名现最早见于《汉书·艺文志》，但流传到现在的今本《黄帝内经》极有可能并不是《汉书·艺文志》所著录的《黄帝内经》。流传至今的《素问》《灵枢》两书必非《汉书·艺文志》所著录的《黄帝内经》十八卷，《素问》《灵枢》两书名在历代正史书目中一直分别使用。称其为《黄帝内经》实只是晋人皇甫谧的一种猜测，唐王冰宗之，再由后世医家口笔传播至今。今本《黄帝内经》的成书年代很有可能在王莽时代[1]。本书之前"中医经典"篇章中已有说明，不再赘述。

如果今本《黄帝内经》并非是《汉书·艺文志》所著录者，那么《汉书·艺文志》所记载的医经类文献《黄帝内经》《黄帝外经》《扁鹊内经》《扁鹊外经》《白氏内经》《白氏外经》究竟讲了些什么内容？《汉书·艺文志》讲："医经者，原人血脉、经络、骨髓、阴阳、表里，以起百病之本，死生之分。"[2]从这段表述中可隐约推断，这些医经著作极有可能将血脉、经络、骨髓、阴阳、表里等作为阐发身体理论、概括和阐释疾病的关键。从形式上看，这与今本《黄帝内经》中以阴阳、五行、五脏六腑、十二经脉、精气血津液等为核心建构的理论体系还是有很大不同的，显得不是很系统化。那么，从《汉书·艺文志》的医经到今天我们追认的医经《黄帝内经》，究竟是如何逐步过渡和发展的？因为医经类

---

① 廖育群《今本〈黄帝内经〉研究》，《自然科学史研究》，1988年第7卷第4期，367、368、373页。
② 班固《汉书》，颜师古注，北京：中华书局，1962年，1776页。

文献的缺失，我们若执泥于从医经类文献本身入手来了解这种演变，是不大可能的，除非将来会有新的出土医籍出现来弥补这段缺失。因此，这就需要我们另辟蹊径从其他角度来尝试弥补这种缺憾。

至于现在能见到的今本《黄帝内经》之前的早期医学文献，除了散见于其他典籍的零星记载外，比较系统的当属1973年长沙马王堆汉墓出土的古医籍。这些古医籍中与生命医疗有关的文献，根据整理小组定名共十五种，内容大致与《汉志·方技略》分类相符合，医经：《足臂十一脉灸经》《阴阳十一脉灸经》《脉法》《阴阳脉死候》；经方：《五十二病方》；房中：《养生方》《杂疗方》《胎产书》《十问》《合阴阳》《杂禁方》《天下至道谈》；神仙：《却谷食气》《导引图》。我们今天所讲的中医学，通常是指其中的医经与经方。在今本《黄帝内经》中我们可以发现，中医学已经借助阴阳五行学说等传统文化思想，对身体的结构与功能、身体与外在自然社会的关联性、身体的病理变化、疾病的治疗原则等问题，进行了系统地梳理和架构，而这些内容在马王堆的医经、经方类文献中还见不到。从马王堆古医籍到今本《黄帝内经》，它们之间究竟经历了怎样的发展变化，才使中医学知识走向系统化和理论化？如果有许多这段时期的中医文献可供参考，那么我们很容易解答这个问题。遗憾的是，因为文献的缺失，我们无法直接了解这段演变历程，那么只能借助其他渠道去间接了解。

二、设想：对方技之学的研究可以部分复原早期中医学与《黄帝内经》经典理论体系之间的断层

虽然没有直接的中医学文献可资研究，但我们可以通过其他渠道来了解中医理论发展演变的概貌，比如，对方技之学的研究可以部分复原早期中医学与《黄帝内经》经典理论体系之间的断层。

首先，中医学的发展不是孤立的，它植根于中国传统文化的沃土，广泛借鉴了当时的社会文化思想来认识生命，来梳理和架构医疗实践经验。可以说，如果没有传统文化思想的帮助，中医学很难形成现在的体

系。因此，在医学文献缺失时，我们可以从这段时期有文献可考的其他学科领域来了解当时的一般社会文化思潮，然后去考察这些文化思潮是否可以链接中医学发展断层的两端。换言之，中医学发展早期的一些表述，是否可以通过某些社会文化思想的加工和梳理，而过渡到今本《黄帝内经》的理论体系。

李零讲："中国文化始终存在着两条基本线索，不可偏一而废。过去，学界对中国古代文化的认识往往注意的只是从百家争鸣到儒家定于一尊这一过程，而很少考虑在先秦诸子'之前'和'之下'还有以数术方技之学为核心的各种实用文化。……中国文化还存在着另外一条线索，即以数术方技为代表，上承原始思维，下启阴阳家和道家，以及道教文化的线索。"①可以想象，今本《黄帝内经》中以阴阳五行等框架建构来的系统理论，在其构建过程中必定会受到更为久远的方技数术思想的影响。比如，在今本《黄帝内经》中我们见到的大多数身体知识，都依据已经较为成熟的阴阳五行学说等经典思想，对其进行了系统化地理论加工。但今本《黄帝内经》非一时一人之作，其中尚有不少内容，如《灵枢》中的九宫八风等，反映了更为原始的数术思想对身体知识的加工。而且，在战国秦汉墓葬考古所出土的古文献中，占绝大部分的是数术、方技类文献，这类文献作为随葬品在不同地方的不同墓穴中出现，说明并非是墓穴主人一个人的读书喜好，而是当时整个社会的文化思潮。这就说明，在那些系统的经典文化思想之前，还应存在一个以方技、数术为主要社会思潮的文化背景，"这个背景作为一切知识与思想的依据，实际上也控制着人们对一切的判断与解释，赋予知识与思想的合理性"②。早期中医学向今本《黄帝内经》的过渡，也必然会深深受到这个文化背景的影响，因为中医学不可能游离于当时的社会之外。

其次，《汉书·艺文志》讲："方技者，皆生生之具。"③医经、经方、房中、神仙共同组成了当时的医药知识系统，如果我们能通过现今可见

---

① 李零《中国方术正考》，北京：中华书局，2006年，11—12页。
② 葛兆光《中国思想史·导论·思想史的写法》，上海：复旦大学出版社，2001年，41页。
③ 班固《汉书》，1780页。

到的方技类著作了解当时的主要方技思想，进而与今本《黄帝内经》中的理论相比较，通过合理的推理与想象，尝试弥补文献间的断层，那么一定会有助于我们更加全面地了解和分析传统中医理论构建的细节。同时，随着长沙马王堆等出土古医籍的发现，使这种研究思路显得更为稳妥和重要。通过这些文献资料，我们完全可以把以今本《黄帝内经》为基础建构起来的传统中医理论的还原研究，推向更早、更广阔的领域。

而且，就方技类文献的四个类别来讲，房中、神仙类文献无论从数量还是内容来看，都远比医经、经方文献要丰富的多。这说明，房中、神仙类文献对当时方技体系形成的影响，要远比医经、经方类文献大得多。我们可以马王堆出土的文献为例进行说明。在同时期的医经、经方、房中、神仙不同类别的文献中，与身体密切相关的五脏、六腑等脏腑知识，并没有出现在医经、经方类文献中，在《胎产书》中虽已分别记有五行的名称，但一字未提到五藏、六府字样，在《五十二病方》中也未见有将脏腑或经脉名称与病名联系起来[1]。而是出现在《十问》等房中文献中，例如，《十问》："食阴之道，虚而五藏"；"口必甘味，至之五藏。""以彻九窍，而实六府。""饮夫天浆，致之五藏。"[2]这提示我们，传统医学中有关身体理论的构建，其源头并非仅是我们通常所唯一追溯的今本《黄帝内经》，曾经风行于当时社会的房中、神仙等思想也是重要源头。不少学者早已发现了这种渊源，例如，廖育群讲："马王堆医书内容丰富，……但五脏六腑的记载仅出现在讲养生之策的《十问》中。据此分析，脏腑学说的本源似乎并不在早期医学的临床治疗与理论体系之中，而是从以神仙不老为目标的方术中移植而来。"[3]

在今本《黄帝内经》中我们依然可以看到房中、神仙之学对医学的影响。例如，《素问·阴阳应象大论篇第五》载："帝曰：调此二者奈何？

[1] 马继兴《马王堆古医书考释》，长沙：湖南科学技术出版社，1992年，14-15页。
[2] 马继兴《马王堆古医书考释》，871、873、905、972页。
[3] 路甬祥总编，廖育群主编《中国古代科学技术史纲（医学卷）》，沈阳：辽宁教育出版社，1996年，152页。

岐伯曰：能知七损八益，则二者可调，不知用此，则早衰之节也。"①七损八益便是七种不利于和八种有利于房中养生的方法，在《天下至道谈》等房中文献中有详细论述。神仙之学的导引、吐纳等方法，也广泛见于《诸病源侯论》等中医典籍中。只不过，房中、神仙等知识在经典文化中越来越呈现一种低度显影，受经典文化的影响，我们不敢想象方技曾经是风行于当时社会的主流文化，更不会想象到房中会对医学产生影响。

三、复原：延续的思维与技术使研究文本的选择更加多样和灵活

最后还需要着重说明的是，现在能见到的今本《黄帝内经》之前的房中、神仙类文献数量并不是很多，对于研究方技社会思潮对中医学理论发展的影响，是很大的一个障碍。因此，我们如果能够通过目录学在理清方技类文献发展演变的基础上，尝试借助相对较晚时期的方技类（笔者按：《汉书·艺文志》所载"方技略"文献的内容，在其后不同时期的史志目录中常因分类方法的改变，而被归入不同的类别。为了叙述的方便，我们姑且以其最早被收入的类别——方技，来称谓这类文献。）文献资料来了解早期的房中、神仙思想，以探索它们对中医学的影响，就显得尤为重要。而且，更有利我们上述研究思路得以实现的一个重要因素是，通过部分比对马王堆出土的文献与后世的方技类文献，我们发现房中、神仙等中国古代的实用书籍，其核心理念与技术并没有太大的实质性的改变。诚如李零所言，"中国古代的实用书籍……虽然代有散亡，可是学术传统却未必中断。……明代的《素女妙论》，从体系到术语，仍与汉晋隋唐的房中书保持一致。'瓶'虽然是新的，但'酒'却可以是老的。在实用书籍中，这是带有普遍性的现象"②。借助于目录学

---

① 山东中医学院，河北医学院《黄帝内经素问校释》，北京：人民卫生出版社，1982年，83页。
② 李零《中国方术正考》，23页。

知识，我们发现在汉代和隋唐史志目录中，医籍和服食、行气、导引、房中等方面的内容往往是结合在一起的。而宋代以降，后一方面的内容往往不再像之前那般凸显，这并非是说与《黄帝内经》时代相近的房中、神仙类的文献典籍已散佚殆尽，而是说它们常常淡出大众视野，以相对隐蔽的方式在道教内部流传，尤其是房中类文献。所以，我们完全可以把后世道教以及其他领域中的房中、神仙文献作为研究的文本，用以了解早期方技的内涵及对中医学身体观构建的影响。

综上所述，中医学曾经是方技之学的一部分，我们可以通过对方技之学的研究来探讨中医学理论体系的形成发展，这对于了解早期中医学向今本《黄帝内经》理论体系的演变具有重要的意义。

方技之学的房中、神仙与中医学

　　与古代相比，我们今天对中医学的理解要狭义得多，《汉书·艺文志》将方技之学分为医经、经方、房中、神仙四类，并称"方技者，皆生生之具"①，能护养生命的不仅只有医经、经方，这些我们今天所称谓的医学知识，还有房中和神仙。除了历代大量专门记载导引、行气、服食等内容的养生类典籍之外，像《千金方》这样的综合性医书，其所载内容也并非仅是我们今天狭义层面的医学，民俗、宗教等各个层面的养生与治疗手段都有所涉及。所以，我们不能以今天的学科架构与定位去理解古代的中医学。不仅如此，还应该回到中医学发展的具体历史背景中，综合考虑上述狭义医学层面之外的诸多因素，在医学理论形成与发展过程中所起到的作用，如此方能更加准确和全面地理解中医理论的内涵。

　　就房中与神仙之学而言，透过马王堆出土文献，我们可以看到它们对身体脏腑的论述以及阴阳五行学说的运用，远远比今本《黄帝内经》要早得

---

　① 班固《汉书艺文志》，颜师古注，北京：商务印书馆，1955年，72页。

多。因此，神仙与房中曾是方技之学的核心，对整个社会医药养生的影响，要比当时的医经、经方大得多。所以，通过了解房中、神仙所反映的当时社会的方技之学知识背景，有助于我们更好地理解中医学理论体系的建构过程。拙著《中医学身体观解读》，曾以肾与命门理论的建构与演变为切入点，对此进行了详细阐发。通过研究发现，后世医家以《黄帝内经》为基础而逐步建立起来的传统中医学身体理论，其源或者说其发展的早期面貌，正是以房中、神仙之学为核心的方技之学。正如罗维前所讲，"把其语言、概念和意象带入医术之中的并不仅是房中术，而且其他的养生方法也作出了同样的贡献；尤其是描述呼吸调摄的文献对身体内气循环学说的发展做出了巨大贡献"[①]。即使退一步，我们也可以保守地讲，《黄帝内经》中身体理论的构建，一定受到了之前以房中、神仙为代表的方技社会文化思潮和知识结构的影响。

[①] 罗维前《合阴阳：西汉养生文献对医学思想发展的影响》，艾兰等主编《中国古代思维模式与阴阳五行说探源》，南京：江苏古籍出版社，1998年，407页。

房中

房中作为方技的重要组成部分，是古人常用的养生方法，"房中者，情性之极，至道之际。……乐而有节，则和平寿考"①。养性命是方技之学所有分支共同的目的。《史记·扁鹊仓公列传》载淳于意师从公乘阳庆学医时，"受其脉书上下经、五色诊、奇咳术、揆度、阴阳外变、药论、石神、接阴阳禁书"②。也说明了房中这种"接阴阳"之术，已经成为了当时养生与医药知识系统的重要组成部分。这就说明，房中并非仅仅是性交的代名词。

房中的发展走过了漫长的历程，透过马王堆出土的房中类文献，如《养生方》《杂疗方》《胎产书》《十问》《合阴阳》《杂禁方》《天下至道谈》等，我们可以看到最迟在汉代，房中已经具备了相当完备的知识体系，这远比同时期的医经、经方类文献所反映的狭义中医学理论要成熟地多。

汉代以后，房中的发展，若仅从史志著录来看，似乎每况愈下，不但数量骤然减少，而且房中也未像《汉志》一样被单独列为专门类别。例如，《隋志》把其列入子部五行类和医方类，《旧唐志》和《新唐志》都将其列入子部医术类。但实际上，房中术在唐代以后，以相对隐蔽的方式流传于道教内部的若干派别，部分内容散见于道家著作中。房中与流行于当时社会的阴阳、五行、八卦、九宫以及天干地支等相结合③，成为道教神秘的修炼仪式。宋元以降，随着道教内丹术的盛行，房中技术

① 班固《汉书艺文志》，71页。

② 司马迁《史记》，北京：中华书局，1959年，2796页。

③ 可参考：葛兆光《黄书、合气及其他——道教过度仪的思想史研究》、《〈上清黄书过度仪〉的文献学研究》。整个仪式是仿效宇宙天地的，它复杂地规定了人在仪式中所作的动作，与阴阳、五行（四方）、八卦、九宫以及天干地支等等的配合相应，在整个过度仪式中，男女信仰者的动作始终充满着隐秘的象征意味，仪式过程始终在对应阴阳、五行、八卦、九宫和干支之数。这种对应有时到了煞费苦心甚至不惜繁琐的地步。可是正是这种与宇宙的对应，使本来属于个人性的隐秘的性行为，在宇宙论的背景下合理化，成了公开性的宗教仪式。详见：葛兆光《屈服史及其他：六朝隋唐道教的思想史研究》，北京：生活·读书·新知三联书店，2003年，57—95页。

与术语又被内丹修炼中的阴阳、铅汞所包装，变得更为隐蔽。明清时期又有部分内容被民间通俗艳情小说所采用，内容虽大多低俗不堪，但依然可以看到早期房中术的部分内容。另外，荷兰汉学家高罗佩在其《秘戏图考》中所收录的明代房中写本《素女妙论》，内容与早期房中书一脉相承，包含了一些重要的解释线索。高罗佩评价道："此书由《素女经》《洞玄子》等一类古房中书的片断组成，经改写而连缀成篇，不时增补有编者自己的见解。全文以黄帝与素女问答的形式写成。文字带有典型的明代风格。……就我所知，这是保存至今的最完整的房中书真本。"①

史志所著录的房中类文献，在五代之后虽大多亡佚于中国，《千金要方》《外台秘要》中所保留的房中文献仅点滴而已。庆幸的是，因隋唐之际中日的频繁交流，许多已亡佚于中国的古代房中类文献被收入日本医家的著作中，其中又尤以日本永观二年（宋雍熙元年，公元984年）由丹波康赖所撰的《医心方》卷二十八"房内"所收最多，使我们可以一窥古代房中文献之面貌。清代末年，长沙叶德辉曾以《医心方》卷二十八为基础，结合孙星衍所辑的《素女方》，辑成《素女经》一卷、《素女方》一卷、《玉房秘诀》一卷（附《玉房指要》）、《洞玄子》一卷，并与所录伯希和藏敦煌写本《天地阴阳交欢大乐赋》，共收入其《双梅景闇丛书》中。马继兴在其《〈医心方〉中的古医学文献初探》一文中②，亦把《医心方》所收录的房中文献分为五种：《玉房秘诀》《素女经》《玄女经》《玉房指要》《洞玄子》。李零曾分析了《医心方》的引文特点，称其"转相钞引，甲书套着乙书，而且表示同书引文的'又云'有时会漏去，书题也不都是另起抬头，有时是接钞在别书的引文之后，极易弄混"③，因此以上的分类都比较粗疏。并在其《中国方术正考》的

---

① 荷·高罗佩（R. H. van Gulik）《秘戏图考：附论汉代至清代的中国性生活（公元前206年–公元1644年）》，杨权译，广州：广东人民出版社，2005年，103–104页。
② 马继兴《〈医心方〉中的古医学文献初探》，初发表于1985年7月《日本医学史杂志》，后收入《马继兴医学文集》。详见：马继兴《马继兴医学文集》，北京：中医古籍出版社，2009年，369–396页。
③ 李零《中国方术正考》，北京：中华书局，2006年，308页。

合过程中由外阴而泄，便具备了不同的内涵。生殖之精的内涵很局限，仅为孕育新生命之用，但是不泄于外而作房中养生之用时，其内涵又被远远放大，成为培补生命之精华物质。简言之，在房中养生的语境中，生殖之精被赋予了更多的抽象内涵，成为了滋养身体之精气。

综合分析房中类文献，可以概括，房中术达到养生目的的关键就在于，首先通过各种技法使"气"聚于丹田，丹田气固则能收摄前阴欲射之精气，然后再通过行气的方法使所固摄之精气从丹田沿督脉上行至脑髓。房中术中对丹田与脑髓精气循环的论述，着重阐发了丹田、前阴、髓、脑之间的联系，这可能是中医学中肾主髓、脑为髓海理论的前身。

神仙

《汉书·艺文志·方技略》云："神仙者，所以保性命之真，而游求于其外者也。聊以荡意平心，同生死之域，而无怵惕于心中。"[1]神仙与房中一样，是古代养生与医药知识系统的重要组成部分。

《汉书·艺文志》著录的神仙类著作如下：《宓戏杂子道》二十篇、《上圣杂子道》二十六卷、《道要杂子》十八卷、《黄帝杂子步引》十二卷、《黄帝岐伯按摩》十卷、《黄帝杂子芝菌》十八卷、《黄帝杂子十九家方》二十一卷、《泰壹杂子十五家方》二十二卷、《神农杂子技道》二十三卷和《泰壹杂子黄冶》三十一卷。

"步引"是导引的一种，包括立式和走式的多种姿势。"按摩"，赵岐《孟子注疏》中云："折枝，按摩，折手节，解罢枝也。"[2]是以外力施于他体，亦是导引的一种。导引并非仅仅是一种单纯的肢体动作，而是在肢体屈伸俯仰的基础上，配合呼吸吐纳等行气方法。行气是吐纳、调息、胎息等呼吸功法的总称。导引与行气作为古代重要的养形练气之术，密切相关，互为促进，正如《灵剑子·导引势》所云："凡欲胎息服

---

① 班固《汉书艺文志》，72页。

② 赵岐，孙奭《孟子注疏》，上海：上海古籍出版社，1990年，23页。

气，导引为先，开舒筋骨，调理血脉，引气臻圆，使气存至。"① "芝菌"，是服食的一种，《抱朴子·仙药》中云："五芝者，有石芝，有木芝，有草芝，有肉芝，有菌芝。"② "黄冶"，属于炼丹术，亦是服食的一种方法。由以上可见，《汉书·艺文志》所讲的"神仙"，内涵非常丰富，包括导引、行气、服食等多种养生术。即使是后来道教中所讲的"神仙"，李零认为也是来表达一种养生境界，"推其源仍是出于方技之学。还有研究早期道教史的人都知道，道教初兴是一种民间运动。传道者除有钱米赈济，还往往假行医治病，甚至'男女合气'吸引群众。后者也与方技之学有不解之缘。"③

行气的内涵，可分为单独的行气和作为辅助而存在的行气两种类型。单独的行气，是指单纯的呼吸吐纳之术。作为辅助而存在的行气，是指它常常依附于其他不同领域中的特殊技术操作，而被赋予不同的新价值。例如，前文所讲的房中亦融合了行气之法，行气成为了房中气聚丹田以收摄精气的关键。再如，马王堆出土文献《却谷食气》中的行气就是作为辅助"却谷"而存在的。却谷，又有称享谷、辟谷、绝谷、断谷、止谷、休粮、绝粮者，亦即停食五谷以达到养生的目的，因为在古人的思维中，"欲得长生，肠中当清；欲得不死，肠中无滓"④。却谷并不是什么都不吃，而是常食用石韦、枣、松、柏类、白术等替代品，并配合行气之法。如《却谷食气》云："却谷者食石韦，朔日食质，日加一节，旬五而止；旬六始匡，日去一节，至晦而复质，与月进退。为首重、足轻、体疹，则呴吹之，视利止。"⑤ 当却谷者出现头重、脚轻、皮疹等表现时，就应该采用"呴吹"的行气方式进行辅助和补益。

另外，行气的内涵，还经常被作为导引中的一部分而体现，例如

---

① 吕光荣主编《中国气功经典——先秦至南北朝部分（下）》，北京：人民体育出版社，1990年，213页。

② 王明《抱朴子内篇校释》，北京：中华书局，1985年，197页。

③ 李零《中国方术正考》，14-15页。

④ 王明《抱朴子内篇校释》，266页。

⑤ 马继兴《马王堆古医书考释》，长沙：湖南科学技术出版社，1992年，822页。

《庄子·外篇·刻意》云："吹呴呼吸，吐故纳新，熊经鸟伸，为寿而已矣。此导引之士，养形之人，彭祖寿考者之所好也。"①把"吹呴呼吸"行气之术与"熊经鸟伸"一起作为"导引之士"、"养形之人"的所好。所以说，早期的行气可能仅仅是导引中必不可少的一部分，是后来才慢慢分化出来的。

导引的起源很早，从古代文献记载来看，如《素问·移精变气论篇第十三》称"往古人居禽兽之间，动作以避寒，阴居以避暑"②，《吕氏春秋·古乐》载"昔陶唐氏之始，阴多滞伏而湛积，水道壅塞，不行其原，民气郁阏而滞著，筋骨瑟缩不达，故作为舞而宣导之"③。早期的导引或许仅仅是为了驱寒而采取的相对被动的动作，后来才逐渐作为一种目的性很强的养生之术或治疗手段，例如，《史记·扁鹊仓公列传》载："臣闻上古之时，医有俞跗，治病不以汤液醴醴，镵石挢引，案扤毒熨。"司马贞《史记索隐》注释"挢"曰："为按摩之法，夭乔引身，如熊顾鸟伸也。"注释"扤"曰："按摩而玩弄身体使调也。"④就是以导引的手段来达到祛病养生的目的。而且，随着导引的发展，逐渐形成了系统规律的术势，至迟在西汉初期马王堆帛书《导引图》中，我们已经能够看到这种非常成熟、系统的导引术势了。

《导引图》图势中的一部分可见旁注，如"鹤×""龙登""沐猴灌引热中""熊经""鹞"等，表明古代导引术势多是模仿动物姿势而创造的，其意正合《庄子·外篇·刻意》所云"熊经鸟伸"。《抱朴子·杂应》云："能龙导虎引，熊经龟咽，燕飞蛇屈鸟伸，天俛地仰，令赤黄之景，不去洞房，猿据兔惊，千二百至，则聪不损也。"⑤在张家山汉简《引书》等其他导引文献中，亦可见到这种动物仿生导引术势，如尺蠖、凫沃、

---

① 陈鼓应《庄子今注今译》，北京：中华书局，1983年，394页。
② 山东中医学院，河北医学院《黄帝内经素问校释》，北京：人民卫生出版社，1982年，175页。
③ 高诱注《吕氏春秋》，上海：上海书店出版社，1986年，51页。
④ 司马迁《史记》，2788-2789页。
⑤ 王明《抱朴子内篇校释》，274页。

龙兴、蛇垔、虎引、复鹿、虎偃、度狼等①。

导引之关键，即通过肢体动作以调动体内之气，正如《诸病源候论》所云："引之者，引此旧身内恶邪伏气，随引而出，故名导引。"②上文所引述的导引姿势亦并非仅仅是肢体动作，而是动作与气息相结合。正是因为这个原因，对肢体导引动作与行气的讨论，古代文献常放在一起进行论述。例如，张家山汉简《引书》云："闭息以利交筋，堂落以利恒脉，蛇甄以利距脑，鬼沃以利首辐，周脉循腠理以利踵首，厕比以利耳，阳见以利目，启口以仰以利鼻，吒而勿发以利口，抚心举颐以利喉咽，臬栗以利柎项，虎顾以利项尼，引倍以利肩锦，支落以利腋下，鸡伸以利肩婢，反摇以腹心，反旋以利两肱，熊经以利膜背，复据以利腰，禹步以利股间。"③《金匮要略·脏腑经络先后病脉证第一》云："四肢才觉重滞，即导引、吐纳、针灸、膏摩，勿令九窍闭塞。"④《抱朴子·别旨》云："夫导引不在于立名，象物粉绘，表形著图，但无名状也。或伸屈，或俯仰，或行卧，或倚立，或踯躅，或徐步，或吟，或息，皆导引也。"⑤《云笈七签》所载"宁先生导引养生法"，则直接把仿生导引术势称为"某某行气"，如"蛤蟆行气""龟鳖行气""雁行气""龙行气"等⑥。另外，这些仿生导引术势亦可见于房中术，是作为激发气至的重要手段。马王堆《合阴阳》云："气至，深内而上撅之，以抒其热，因复下反之，毋使其气泄，而女乃大竭。然后执十动，接十节，杂十脩，接形已没，遂气宗门。乃观八动，听五音，察十已之征。"⑦所谓"十节"就是指十种仿照动物的导引术势，即："一曰虎游。二曰蝉伏。三曰尺蠖。四曰麇陪。五曰蝗蹶。六曰猿踞。七曰蟾蜍。八曰兔骛。九曰蜻蛉。十

---

① 高大伦《张家山汉简〈引书〉研究》，成都：巴蜀书社，1995年，98—141页。
② 南京中医学院《诸病源候论校释》，北京：人民卫生出版社，1982年，1512页。
③ 高大伦《张家山汉简〈引书〉研究》，163—164页。
④ 张仲景《金匮要略》，何任等校注，北京：人民卫生出版社，1990年，3页。
⑤ 葛洪《抱朴子》，上海：上海古籍出版社，1990年，160页。
⑥ 张君房《云笈七签》，蒋力生等校注，北京：华夏出版社，1996年，191页。
⑦ 马继兴《马王堆古医书考释》，983—984页。

曰鱼嘬。"[1]通过十种仿生导引术势并配合其他导引方法，则能使人体的宗气通畅，犹如门户。

综上所述，导引、行气作为方技之学的重要组成部分，两者或许源于古人为应对自然条件而采取的积极措施。导引的内涵相对比较丰富，既包含了肢体的伸缩俯仰运动，又包括了肢体运动基础上而做的行气。其后，一部分行气又慢慢从导引的基础上分离出来，以相对独立的呼吸吐纳形式而存在，但大部分依然作为房中、导引等技术操作的伴随物而出现。

神仙之学对中医学的影响，不仅仅体现在导引与行气被中医学借鉴，作为重要的养生与祛病手段，在《诸病源候论》等医学文献中有明确体现。就具体中医理论而言，前文对房中文献的论述，我们了解到房中术气结合以养生的过程中，对丹田、二阴的感知，促进了中医学身体理论中肾藏象知识的形成。其实，透过神仙中的导引、行气论述，我们可发现大致相同的规律和结论。例如，"闭息，舌抵上腭，目视顶门，提缩谷道如忍大便状"等使精气固摄于丹田的导引术势，成为了具有"能生精、固阳，除腰疼，稀小便"作用的"肾功"[2]。中医医案中也不乏记载，如宋代俞琰《席上腐谈》载："木渎酒肆，吴其姓者，病精滑不禁，百药不可疗。予授以一术极简易，但胁腹缩尾闾，闭光瞑目，头若带石，即引气自背后直入泥丸，而后咽归丹田，不问遍数，行住坐卧皆为之。仍教以服既效方保真丸，彼亦不服，但行此术。不半年后见之，疾已愈，而颜如桃矣。"[3]

余论

在《却病坐运法则》等文献中，有关导引功法的论述，都提到

---

① 马继兴《马王堆古医书考释》，991页。

②《寿世传真》云："肾功　一用一手兜裹外肾两子，一手擦脐下丹田，左右换手，各八十一遍。诀云：一擦一兜，左右换手，九九之数，真阳不走。一临睡时坐于床，垂足，解衣，闭息，舌抵上腭，目视顶门，提缩谷道如忍大便状，两手摩擦两肾腧穴，各一百二十。能生精、固阳，除腰疼，稀小便"见：徐文弼《寿世传真》，吴林鹏点校，北京：中医古籍出版社，1986年，6-7页。

③ 俞琰《席上腐谈》，北京：中华书局，1985年，13页。

了经络循行的问题，也从一个侧面说明了，中医经络系统的建构与神仙之学的导引、行气等对身体的感知密切相关。从这个视野出发，许多房中类文献也可带给我们别样的思考。例如，《合阴阳》："凡将合阴阳之方，握手，出腕阳，循肘旁，抵腋旁，上灶纲，抵领乡，揎拯匡，复周环，下缺盆，过醴津，凌勃海，上恒山，入玄门，御交筋，上合精神，乃能久视而与天地伴存。交筋者，玄门中交脉也。为得操循之，使体皆乐痒，悦怿以好。虽欲勿为，作相呴相抱，以恣戏道。戏道：一曰气上面热，徐呴。二曰，乳坚，鼻汗，徐抱。三曰，舌薄而滑，徐屯。四曰，下

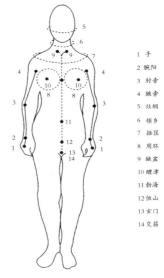

图15　李零所绘"操揎"线路示意图

1 手
2 腕阳
3 肘旁
4 腋旁
5 灶纲
6 领乡
7 拯匡
8 周环
9 缺盆
10 醴津
11 勃海
12 恒山
13 玄门
14 交筋

液股湿，徐操。五曰，嗌干，咽唾，徐撼，此谓五欲之征。征备乃上，上堪而勿内，以致其气。气至，深内而上撅之，以抒其热，因复下反之，毋使其气泄，而女乃大竭。"[1]此段描述的是在男性主导下促使女性达到气至的"操揎"方法。马继兴认为："此条全文论述合阴阳之前的准备阶段。首先，为从事循行按摩上半身之法。即由手部开始经上肢，至头部，再向下，经躯干部，而终止于小腹下部。而在此过程中兼施用呼气诸法，使精神气力得以蓄积。"[2]可参见李零所绘的"操揎图"（图15）[3]（原图中漏标9和10，今依文义在图中补注）。这种"操揎"的路线比较规律，而且似乎在身体的不同部位都要触及到一些可以激发气至的关键点，这与后世点按穴位以激发疏通经气的方式极为相似，或许经络学说的形成也部分采纳了房中术中对气的循行的体验。

---

[1] 马继兴《马王堆古医书考释》，977、983页。

[2] 马继兴《马王堆古医书考释》，983页。

[3] 李零《中国方术正考》，326页。

《黄帝内经》中的身体与早期数术之学

全面了解不同文化背景中人们对于身体的理解，往往是认识不同文化核心理念的关键，也是理解医学理论得以形成其各自特色的关键。李零先生认为，研究天道的数术之学，与研究生命的方技之学，都有自己的学术传统、知识体系和概念术语。但是在中国近代化的过程中，这种学术传统、知识体系和概念术语却往往被淘汰、替换，甚至是全盘西化，唯一得以幸存的只有中医①。透过传统中医文献，我们依然可以看到身体与数术时空观之间的密切联系。在古人的思维中，天地所呈现出来的自然规律，是人类需要遵奉的基本原则。或者说，人身"小宇宙"的运行，必须与天地"大宇宙"的运行规律相一致，才能保证生命的正常。这就是探讨人体生命的方技之学，与研究宇宙自然规律的数术之学，两者之间的密切关联所在，古人因之常将数术与方技之学放在一起进行讨论。正因为此，无论是以房中、导引、行气为代表的方技之学，还是医学本身，对于身体的体验以及观察生命所获得的感性

　① 李零《中国方术正考》，北京：中华书局，2006年，15页。

认识，都有赖于数术思想进行归纳和升华。

在《黄帝内经》中我们见到的大多数身体知识，都依据已经较为成熟的阴阳五行学说等思想，对其进行了系统化地梳理加工。但《黄帝内经》非一时一人之作，其中尚有不少内容反映了更为早期的医学面貌，透过相关论述，并结合出土古医籍文献，我们可以了解早期相对原始的数术思想对身体知识进行加工的方式和过程。

一、人字图与《黄帝内经》"人与天地相应"

数术之学所讨论的宇宙时空规律，是中国古代思想的基础和起点。中医学所讨论的身体，也必须与之相合。睡虎地秦简所绘"人字图"，人形身体周围标注有春夏秋冬四时以及十二地支代表的十二辰，十二辰按照左升右降的顺序排列于身体的不同部位，如图15所示。图注曰："人字，其日在首，富难胜殴（也），夹颈者贵，在奎者富，在掖（腋）者爱，在手者巧盗，在足下者贱，在外者奔亡。女子以巳字，不复字。"[1]

---

[1] 睡虎地秦墓竹简整理小组《睡虎地秦墓竹简》，北京：文物出版社，1990年，206页。

依据小儿出生时日，对照当日日支所在的部位以预测小儿今后的命运。"女子以巳字，不复字"，可能是说女子若于巳日生子，则此后终生不孕。"人字图"以今日的眼光来看，不免显得机械、迷信，甚至是不可理喻，但它至少表明了古人把生命之孕育与成长放置于时间的流变中，以祈求天人和谐的原始思维。

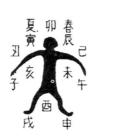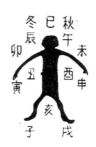

图16　睡虎地秦墓竹简《日书》甲种"人字图"复原图

这种原始思维进一步发展的产物，就是以相对更为具体和系统的理论来比附人的身体与天地相类，这在《黄帝内经》中依然有不少遗留，例如，《灵枢·邪客第七十一》中对天圆地方与人头圆足方、日月与两目、九州与九窍、风雨与喜怒、雷电与声音、四时与四肢、五音与五脏、六律与六腑、冬夏与寒热、十日与十指等类比的讨论，认为"此人与天地相应者也"[1]。很明显，这些对应关系与《黄帝内经》中以阴阳五行学说为主体而建构起来的天人相应有很大的不同。

今天我们重读《黄帝内经》中这些相对小众、原始的论述，并不是要刻意拔高它们对于中医学理论体系建构的意义，似乎也不太可能找出一些直接的因果关系。而是，尝试通过对其背后思维方式的解读，帮助我们更好地理解古人认知生命的方式以及古代中医学的多元性。除了今天通常所理解的狭义医学内涵，古代中医学中还保留了大量诸如人字图、埋胞等，用以表达时间、方位、身体关联性的民俗内容。真实的中

① 河北医学院《灵枢经校释》（下册），北京：人民卫生出版社，1982年，270-271页。

医历史，也许并不是主流思想所能概括的。这些所谓的"主流"，也许仅仅是今天的我们对古代知识的刻意筛选和曲解，甚至是遗忘。

二、数术、房中与《黄帝内经》中的肾

《汉书·艺文志》中把医经、经方、房中、神仙并称为方技之学。其中收入西汉时期房中八家之著作，分别为《容成阴道》《务成子阴道》《尧舜阴道》《汤盘庚阴道》《天老杂子阴道》《天一阴道》《黄帝三王养阳方》《三家内房有子方》。尧、舜、汤、盘庚、黄帝等先王之名与房中著作的结合，从一个侧面表达了对"房中—生殖—道"的重视，其与医经类著作亦托名黄帝的现象相比照，应该不是一种巧合。长沙马王堆汉墓出土的简帛医籍，与生命科学相关者，内容大致与《汉书·艺文志》分类相符合。在这些文献中，与身体密切相关的五脏、六腑等知识，并没有出现在医经、经方类文献中，而是出现在《十问》等房中文献中。这提示我们，传统中医学中有关身体理论的构建，其源头之一便是曾风行于当时社会的房中、神仙等方技思想。

房中作为早期方技之学的代表，很多著作的托名与数术类著作相同，这表明房中与天文历法等数术思想之间具有密切联系。房中文献中对女性性器官的称谓，也有部分借用了数术之学的术语。例如，明代《素女妙论》"浅深篇"中有云："女子阴中有八名，又名'八谷'：一曰琴弦，其深一寸；二曰菱齿，其深二寸；三曰妥谿，其深三寸；四曰玄珠，其深四寸；五曰谷实，其深五寸；六曰愈阙，其深六寸；七曰昆户，其深七寸；八曰北极，其深八寸。"[①]《素女妙论》与马王堆出土的房中文献以及《医心方》卷二十八所引房内文献对女性阴中不同部位的称谓，有很大的相似性，彼此之间有一定的承袭关系。马王堆房中书中称"北极"所指部位为"中极"，如《合阴阳》中云："中极气张，精神入藏。"[②]《医

---

① 荷·高罗佩《秘戏图考》，杨权译，广州：广东人民出版社，2005年，320页。
② 马继兴《马王堆古医书考释》，长沙：湖南科学技术出版社，1992年，1000页。

心方》卷二十八所引房中文献亦称"中极"，如《医心方·卷二十八·九法》曰："第二曰虎步，令女俯偃，尻仰首伏，男跪其后，抱其腹，乃内玉茎，刺其中极。"①女子阴道最深之处名为北极，位置紧接孕育新生命之胞宫，而北极正是古代星历中格外予以重点讨论的宇宙之中心，是衍生宇宙万物之源，自然会被赋予神圣的本原意义。

依据人类认识的发展规律，对身体外部结构和功能特点的探索，应该是早期身体探索的核心。正因为此，在马王堆医书中撰写年较早的几部都很少提到脏腑名称。《足臂十一脉灸经》与《阴阳十一脉灸经》中仅有心、肝、肾、胃四称，且均未与其相对应的经脉相配属。《五十二病方》中仅提到了心，其中所讲的"肾"，则纯系指外肾，与内脏无关。因无法找到内在脏腑与生殖之间的复杂联系，先民只能把女性生殖器作为生命繁衍之根本而大加膜拜。考古发现也验证了这种思维，例如，青海柳湾出土的I型人像彩陶壶，女性裸露的身体，显现的外生殖器，都在以最直观的方式展现女性在生殖中的核心重要性。

随着认识的深入和细化，《黄帝内经》开始寻找生命繁衍与内在脏腑之间的关联，确立了肾与生殖的密切相关性，"肾者主水，受五脏六腑之精而藏之，故五脏盛，乃能泻"②，肾能承受五脏六腑之精，并将其有规律地施泄于外，化为生殖之精，如此男女交合，方能有子。肾的位置逐步突出而被赋予了先天之本的内涵，至明代医家李中梓在其《医宗必读》中明确指出："先天之本在肾，肾应北方之水，水为天一之源。"③同时，《黄帝内经》认为肾为"阴中之阴"④。可见，无论是从繁衍功能，还是从在人体中的位置而言，肾都与"北极"密切相关，正是这个原因，《素女妙论》强调男女交会太深则伤五脏，"交会之要，切忌太深，深则伤于五脏。……至北极则伤肾，腰脚痿软，骨蒸潮热。"⑤至最深之处的

---

① 日·丹波康赖《医心方》，沈澍农校释，北京：学苑出版社，2001年，1726页。
② 山东中医学院，河北医学院《黄帝内经素问校释》，北京：人民卫生出版社，1982年，8页。
③ 李中梓《医宗必读》，上海：上海科学技术出版社，1987年，6页。
④ 山东中医学院，河北医学院《黄帝内经素问校释》，5页。

⑤ 荷·高罗佩《秘戏图考》，320页。

北极则伤肾。肾与北极之类比，正是数术与医学身体理论互相渗透的一个缩影。

三、"太一行九宫"与《黄帝内经》"九宫八风"

北极作为宇宙的中心，其本身所体现的核心性、唯一性和终极性，与传统文化中太一、道、太极的内涵相一致。葛兆光认为，对北极在天体中独特位置与功能的体验，一旦生成神学崇拜，自然要产生以"太一"为首的神祇系统与宇宙生成神话；一旦进入哲理思考，自然要形成"道"的命名与"道生一，一生二，二生三，三生万物"之类的哲学思想；一旦渗入占筮，则很自然地要与四时八方等对应的九宫八卦二十八宿等挂钩，成为中心概念。可以说，北极及其与太一、道、太极一体化的思想正是中国文化的一个源头[1]。下面我们再以与北极内涵相类的"太一"为例，通过出土的郭店楚简《太一生水》[2]所体现的宇宙时空观，来看一下早期数术思想对医学身体观的影响。

《太一生水》中"太一"与"水"共同作用，作为本原，继而生成天地与四时。而且，天地已有西北东南四方的清晰区分。在宇宙时空认识中，对整个传统文化影响最大的主要是天地自然演变中以季节更替为表现的四时和凸显空间格局的四方，它不但是早期星占历算之学的核心，也是后世经典理论的基础和前身。尽管随着时间的推演和传统文化逐步经典化的倾向，像星占历算这样一些早期"原生态"的知识，已经被逐渐边缘化和模糊化，但是它们所反映的时空认识却仍然延续在古人的日常生活与思维中。

早期数术之学非常注重以各种方式来模拟天地所呈现出的时空规律，形成了以"式占"为代表的占卜体系，来表达时空结构和预测时空规律。所谓"式占"，就是用模拟宇宙天地结构的式盘（或称"占盘"）来

---

[1] 葛兆光《众妙之门——北极与太一、道、太极》，《中国文化》1990年第3期，61-62页。

[2] 释文可参考：荆门市博物馆编《郭店楚墓竹简》，文物出版社，1998年，125页；李零《郭店楚简校读记》，北京大学出版社，2002年，32-33页。

进行占卜。李学勤先生认为，"太一生水"的年代下限即公元前300年左右，太一周行的理论不会太复杂。当时说"太一藏于水，行于时"，只意味着太一常居北极，始于北方，周行四时。这正是后世所谓太一行九宫数术的雏形[①]。太一行九宫的数术模型实际上就是古代式盘中的一种，其运作机制在《易纬乾凿度》等古代文献中有详细的记载。其形制也得到了考古发现式盘实物的证实，例如下图17所示安徽阜阳双古堆M1出土的西汉初期"太乙九宫占盘"[②]。

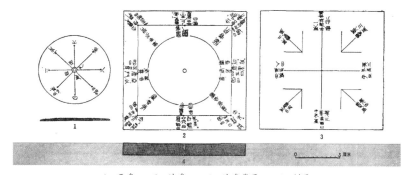

1. 天盘   2. 地盘   3. 地盘背面   4. 剖面

图17　安徽阜阳双古堆M1出土的西汉"太乙九宫占盘"

上图式盘由天盘和地盘两部分构成，天盘形圆，地盘形方，以模拟天圆地方之象，这与先秦至两汉时期社会上广为流行于的"盖天说"相一致。天盘用四条两两正交的直线把盘面八等分，在每条直线两端分别刻有"一君"对"九百姓"，"二"对"八"，"三相"对"七将"，"四"对"六"，我们可把其变化为图18。实际上，就是按照九宫数分注在各条直线两端。天盘的中央，亦即九宫的中宫，便是"北极"，或称"太一"，所居之处。地盘的正面以冬至、夏至、春分、秋分居于四正，分别与天盘之"一君""九百姓""三相""七将"相对应。立春、立夏、

---

① 李学勤《〈太一生水〉的数术解释》，陈鼓应《道家文化研究》第17辑（郭店楚简专号），北京：生活·读书·新知三联书店，1999年，298—300页。

② 安徽省文物工作队，阜阳地区博物馆，阜阳县文化局《阜阳双古堆西汉汝阴侯墓发掘简报》，《文物》1978年第8期，25页；

四	九 百姓	二
三 相	（五） 吏	七 将
八	一 君	六

图18 "太乙九宫占盘"天盘九宫示意图

图注：天盘实物中心未刻有"五"，为笔者据文理推断而自加。天盘中央刻有四个字，其中"招""摇""吏"三字比较容易辨认，另一字有识为"也"者，有识为"中""央"两字之合书者。"招摇"是北斗勺端附近的星名，汉人以之为斗枢。"吏"居中央，其社会位置亦正好介于君与百姓之间。君一位北，像人君坐北面南。百姓位南，像臣民北事君主。相位于东，将位于西，左文右武。与社会政治秩序相类。

立秋、立冬分居于四隅，分别与天盘之八、四、二、六相对应。《灵枢·九宫八风第七十七》有与之一致的论述，其云："太一在冬至之日有变，占在君；太一在春分之日有变，占在相；太一在中宫之日有变，占在吏；太一在秋分之日有变，占在将；太一在夏至之日有变，占在百姓。"①如此，则宇宙之时间与空间概念就紧密结合在一起了。

另外，天盘与地盘上的文字，按天盘、地盘框内、框外的次序，按顺时针方向，文曰："一君·当者有忧·冬至冬至蛰廿六日废明日；八·当者病·立春立春天溜廿六日废明日；三相·当者有喜·春分春〔分〕仓门廿六日废明日；四·当者有儆·立夏立〔夏〕阴洛廿五日明日；九百姓·当者显·夏至夏至上天廿六日废明日；二·当者死·立秋立〔秋〕玄委廿六日废明日；七将·当者有盗争·秋分秋分仓果廿五日明日；六·当者有患·立冬立冬新洛廿五日明日。"②《黄帝内经》中也有类似对数术思想的引述，例如，《灵枢·九宫八风第七十七》有云："太一常以冬至之日，居叶蛰之宫四十六日，

---

① 河北医学院《灵枢经校释》（下册），382-383页。

② 释文主要参考：安徽省文物工作队，阜阳地区博物馆，阜阳县文化局《阜阳双古堆西汉汝阴侯墓发掘简报》，《文物》1978年第8期，16页；山田庆儿《九宫八风说与少师派的立场》，《古代东亚哲学与科技文化——山田庆儿论文集》，沈阳：辽宁教育出版社，1996年，268-269页。

明日居天留四十六日，明日居仓门四十六日，明日居阴洛四十五日，明日居上天四十六日，明日居玄委四十六日，明日居仓果四十六日，明日居新洛四十五日，明日复居叶蛰之宫，曰冬至矣。太一日游，以冬至之日，居叶蛰之宫，数所在日，从一处至九日，复返于一。常如是无已，终而复始。"[1] 上述太乙九宫占盘中地盘与天盘的对应文字，以及《灵枢·九宫八风第七十七》中的论述，可绘作图19。

立夏 阴洛	夏至 上天	立秋 玄委
春分 仓门	招摇	秋分 仓果
立春 天留	冬至 叶蛰	立冬 新洛

图19 九宫八风图

透过《灵枢·九宫八风第七十七》相对清晰的论述，我们基本上可以读懂太乙九宫占盘上的文字所要表达的太一行九宫的内涵。重要的是，医学引述这种数术知识，并非是在单纯地阐发数术思想的内涵。而是，在引述的基础上，把当时上至君王下至黎民，观象以知吉凶，上能占验国政大事，下能指导百姓日常生活的数术社会思潮，与医学对身体的认知相结合，强调身体需要在宇宙时空变化的不同阶段采取积极措施避免自然界邪气之侵扰，防止疾病的产生。这在《黄帝内经》中亦有着明显体现，例如，《灵枢·九宫八风第七十七》云："是故太一入徙立于中宫，乃朝八风，以占吉凶也。风从南方来，名曰大弱风，其伤人

① 河北医学院《灵枢经校释》(下册)，376-380页。

也，内舍于心，外在于脉，其气主为热。风从西南方来，名曰谋风，其伤人也，内舍于脾，外在于肌，其气主为弱。风从西方来，名曰刚风，其伤人也，内舍于肺，外在于皮肤，其气主为燥。风从西北方来，名曰折风，其伤人也，内舍于小肠，外在于手太阳脉，脉绝则溢，脉闭则结不通，善暴死。风从北方来，名曰大刚风，其伤人也，内舍于肾，外在于骨与肩背之膂筋，其气主为寒也。风从东北方来，名曰凶风，其伤人也，内舍于大肠，外在于两胁腋骨下及肢节；风从东方来，名曰婴儿风，其伤人也，内舍于肝，外在于筋纽，其气主为身湿。风从东南方来，名曰弱风，其伤人也，内舍于胃，外在肌肉，其气主体重。"[1]如图20所示。

东南 弱风 胃、肌肉	南 大弱风 心、脉	西南 谋风 脾、肌
东 婴儿风 肝、筋纽	中央	西 刚风 肺、皮肤
东北 凶风 大肠、两胁腋 骨下及肢节	北 大刚风 肾、骨与肩背 之膂筋	西北 折风 小肠、手太阳 脉

图20 《灵枢·九宫八风第七十七》八风侵袭身体示意图

山田庆儿分析和评价了《黄帝内经》中这种把数术与身体相结合的思潮，认为："使八风或九方与身体的部分、器官、症候相对应的原理，是根据空间分割的分类。空间在此一方面是被分割成内外，另一方面则是八方。若于外的八方中加入'内'，则成为九方。……因此若要将丰富的经验性知识，在不损害其具体性的前提下加以体系化，这个简

---

[1] 河北医学院《灵枢经校释》（下册），385-388页。

单的划分原理无论如何会失败，至少是不能满足客观的需要。但是，将杂多的经验性知识依据某种原理加以整理，作为追求理论化的开端，又是具有一定积极意义的。中国的医学理论，自然有若干的脉络，而其中之一，就是沿着这条划分的途径形成的。"[1]山田庆儿亦因此把九宫八风说作为《黄帝内经》众多学派中少师派的主要学术观点和立场。退一步讲，即使是九宫八风说与少师派之间的确切关系还有待进一步的文献证实，我们依然可以说《灵枢·九宫八风第七十七》所代表的身体知识，以及身体与时空的比附和同类归属，与《黄帝内经》中的其他篇章相比，还是存在很大不同的。例如，脾居西南方应于立秋，肾应骨与肩背之膂筋，小肠应手太阳脉，胃应肌肉，大肠应两胁腋骨下及肢节。这些对应关系与《素问》《灵枢》别篇所论五行、五时、五脏体系，有某些相同或相近之处，但不同之处也非常明显，应源于不同派别之学说。不但其说来源不同，而且《灵枢·九宫八风第七十七》中对脏腑与形体的对应关系上，既存在一脏或一腑与形体多个部位相应的情况（**如肾、大肠之外应**），又存在不同脏腑所主之外应性质不相类的情况（**如小肠应手太阳脉，而其他脏腑对应形体之一部分**），与《黄帝内经》中以五行学说架构脏腑的篇章相比，显得更为古朴、原始。因此，可以说，《灵枢·九宫八风第七十七》反映了更为早期的医学与数术社会思潮相结合的面貌。这种与太一行九宫说有关的古朴的身体知识，还可见于《灵枢·九针论第七十八》，该篇有云："黄帝曰：愿闻身形应九野奈何？岐伯曰：请言身形之应九野也，左足应立春，其日戊寅己丑。左胁应春分，其日乙卯。左手应立夏，其日戊辰己巳。膺喉首头应夏至，其日丙午。右手应立秋，其日戊申己未。右胁应秋分，其日辛酉。右足应立冬，其日戊戌己亥。腰尻下窍应冬至，其日壬子。六腑及膈下三脏应中州，其大禁，大禁太一所在之日，及诸戊己。凡此九者，善候八正所在之处。所主左右上下身体有痈肿者，欲治之，无以其所直之日溃治之，

---

[1] 日·山田庆儿《九宫八风说与少师派的立场》，《古代东亚哲学与科技文化——山田庆儿论文集》，沈阳：辽宁教育出版社，1996年，282页。

是谓天忌日也。"①文中所述身体部位、节气、方位三者之间的对应关系，乃是两臂、两腿张开后，头南尻北之俯卧平面图。故左足位东北方应立春，左胁位东方应春分，左手位东南方应立夏，头位南方应夏至，右手位西南方应立秋，右胁位西方应秋分，右足位西北方应方立冬，腰尻下窍位北方应冬至。六腑及膈下脾肝肾三脏应中州。明代医家张景岳曾在其《类经图翼》中据此绘制"身形应九野太乙所在天忌图"，如图21所示。张灿玾把该篇与九宫八风篇相比较，认为《灵枢·九宫八风第七十七》之伤人内舍脏腑，就五脏而论，与五行配五方五时之义基本相同，然另加小肠、大肠及胃三腑，义则难详，似与九脏说（另外膀胱一腑）相似。而《灵枢·九针论》之所应部位，则纯系就方位而言。是故两篇内容，虽有相同或相近之处，但绝非一家之说②。

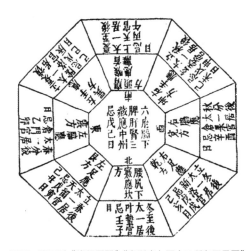

图21　张景岳《类经图翼》"身形应九野太乙所在天忌图"

另外，作为"太一"生成天地后的宇宙空间特征，《太一生水》中所反映的宇宙空间结构中有"天不足西北""地不足东南"的特点，这种观点在《黄帝内经》中也有体现，并且已经与身体知识相结合，用以阐

---

① 河北医学院《灵枢经校释》（下册），404页。

② 张灿玾《黄帝内经文献研究》，上海：上海中医药大学出版社，2004年，128—129页。

发身体的特征。例如,《素问·阴阳应象大论篇第五》云:"天不足西北,故西北方阴也,而人右耳目不如左明也。地不满东南,故东南方阳也,而人左手足不如右强也。帝曰:何以然?岐伯曰:东方阳也,阳者其精并于上,并于上则上明而下虚,故使耳目聪明而手足不便。西方阴也,阴者其精并于下,并于下则下盛而上虚,故其耳目不聪明而手足便也。故俱感于邪,其在上则右甚,在下则左甚,此天地阴阳所不能全也,故邪居之。"①

综合以上所述,早期数术之学的宇宙时空观开始与医学对身体的认识相结合,用以说明身体与时空在结构上的相似,以及功能上的协调。以太一行九宫为例,《黄帝内经》中诸如"九宫八风""九针论"等篇章,对数术与身体相结合而进行的尝试,还显得较为原始。但是这种模式进一步发展成熟的产物,就是中医学在后来的发展中逐渐采用了更为成熟的阴阳五行学说等,来说明身体与时空之密切联系,以及和合阴阳、平衡五行生克的养生与治疗原则。

---

① 山东中医学院,河北医学院《黄帝内经素问校释》,86-87页。

扁鹊、扁鹊医派与扁鹊文化探析

以扁鹊、淳于意、王叔和等医家为代表的扁鹊学派，对中医学理论体系的构建与发展产生了极为重要的影响。对于扁鹊医学与文化的研究很早便得到关注，如李伯聪的研究主要集中在对扁鹊学派传承谱系、代表著述和学术思想的梳理[1]；廖育群侧重于在重构汉代医学史的视野下对扁鹊脉学的研究[2]；黄龙祥通过对遗存于传世文献中扁鹊学派医籍片段的辨识、排序和拼复，对扁鹊医学的整体轮廓和部分细节进行了解读[3]；和中浚等对成都老

---

① 李伯聪《扁鹊和扁鹊学派研究》，西安：陕西科学技术出版社，1990年。
② 廖育群《重构秦汉医学图像》，上海：上海交通大学出版社，2012年。
③ 黄龙祥《扁鹊医籍辨佚与拼接》，《中华医史杂志》2015年第45卷第1期，33—43页。

官山汉墓出土的《六十病方》等扁鹊学派医书进行了重点研究①；李建民由扁鹊医案引出对周秦汉时期古典脉学的研究②；山田庆儿等日本学者主要是从医学史角度对扁鹊学派的研究③。但遗憾的是，古籍文献记载的扁鹊所涉各地，今天还依然局限于对扁鹊里籍、生平等问题的争辩，虽有小范围学术交流，但未能将扁鹊学派作为一个整体，开展更大范围的协同合作。2012年，为配合首届中国（长清）扁鹊中医药文化节的召开，《山东中医杂志》开辟扁鹊研究专栏，笔者应邀撰写本文，提醒大家需要首先厘清扁鹊、扁鹊医派、扁鹊文化等基本概念，方能突破固定思维的束缚，开展更深入的广泛研究。历史上诸多医家的医学和文化资源开发与综合利用，大抵也是如此。

扁鹊是正史有载的第一位医家，司马迁在《史记·扁鹊仓公列传》中对其亦真亦幻的记述，展现了扁鹊高超的诊治技术，同时也留下了许多疑问，诸如里籍、生平等，时至今日争执与分歧依然很多。围绕扁鹊、扁鹊医派、扁鹊文化的研究一直是医史文献和中医药文化研究的热门选题，但常囿于地域之争，缺乏以客观理性的视角从更加宏观的角度探讨相关问题。为此本文拟通过对扁鹊、扁鹊医派、扁鹊文化的内涵及研究重点等基础问题作一番探讨，希望能为相关研究奠定基础。

① 和中浚，赵怀舟，任玉兰等《老官山汉墓医简〈六十病方〉体例初考》，《中医文献杂志》2015年第3期，1—5页；和中浚，赵怀舟，任玉兰等《老官山汉墓医简〈六十病方〉排序研究》，《中医文献杂志》2015年第4期、第5期，1—4页、1—6页；和中浚，李继明，赵怀舟等《老官山汉墓〈六十病方〉与马王堆〈五十二病方〉比较研究》，《中医药文化》，2015年第4期，22—34页；刘兴隆，赵怀舟，周兴兰，和中浚《成都老官山汉墓出土医简〈六十病方〉方剂剂型考辨》，《中医药文化》2016年第1期，4—14页；赵怀舟，和中浚，李继明等《成都老官山汉墓〈六十病方〉和〈武威汉代医简〉的比较研究》，《中医药文化》年2015第5期，4—9页；梁繁荣，王毅，李继明等《揭秘敝昔遗书与漆人——老官山汉墓医学文物文献初识》，成都：四川科学技术出版社，2016年。
② 李建民《发现古脉——中国古典医学与数术身体观》，北京：社会科学文献出版社，2007年。
③ 山田庆儿《古代东亚哲学与科技文化——山田庆儿论文集》，沈阳：辽宁教育出版社，1996年。

一、扁鹊

若把"扁鹊"作为某一位医家的姓名，探析其"内涵"则不免显得小题大做。但是仔细分析散见于古籍中的对扁鹊生平的记载，便会发现问题没有想象中简单，很有探析的必要。以《史记·扁鹊仓公列传》为例，该篇所列扁鹊之事迹主要有视赵简子疾病、治虢太子尸厥、望齐桓侯之疾、入咸阳（"秦太医令李醯自知伎不如扁鹊也，使人刺杀之"[①]），这些事件所涉的时间跨度达三百余年。究其原因大致有二，一是所载史事有误，二是史事无误而将分属于不同人之事置于一人。同时，《史记·扁鹊仓公列传》中有云："扁鹊名闻天下。过邯郸，闻贵妇人，即为带下医；过雒阳，闻周人爱老人，即为耳目痹医；来入咸阳，闻秦人爱小儿，即为小儿医：随俗为变。"[②]"为医或在齐，或在赵。"[③]扁鹊之足迹遍及今山东、河北、河南、陕西等地而名闻天下，在当时的历史条件下，一个医者的活动区域能如此广泛，而且生平跨越时间如此大，两者综合考虑，《史记·扁鹊仓公列传》以及《韩非子》《韩诗外传》《战国策》《说苑》等古籍中所记载的"扁鹊"并非专指一人。更确切地讲，是对某一具有高超医术医家群体的总称。这些医家散见于各地，或精专于相同的医学专科，或擅长诊疗不同的专科疾病。

另外，从文化的角度看，"扁鹊"之称谓本身便有鸟崇拜的意味，山东微山县出土的汉代画像石也佐证了这种论断，其中的一块画像石上绘有一人首鸟身的医家为病人行针疗病，是鸟图腾的生动体现。东夷地区以鸟为图腾，前述扁鹊活动的区域，齐、赵、秦等地，恰恰是东夷文化兴盛和所辐射之地区。正如周策纵所讲："这种针砭行医图采用半人半鸟的形象，自然是由巫医和鸟图腾崇拜演化而来，这种崇拜原是古代东夷诸族的习俗。……齐国巫风极盛，……扁鹊行医的石刻出现在古为东

---

① 司马迁《史记》，北京：中华书局，1959年，2794页。

② 司马迁《史记》，2794页。

③ 司马迁《史记》，2785页。

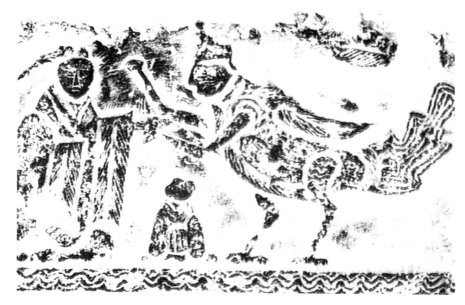

图22 山东微山县两城山出土的扁鹊行针汉画像石（拓片）

夷和齐鲁所在地的山东，实不为无故。"①从这个角度讲，"扁鹊"也非特指的某位医家，而是以许多现实医家为基础，又加上了文化的渲染和再加工而形成的一种符号，用以统指名医。

由此可见，"扁鹊"作为医家的称谓，其内涵也应该有广义与狭义之分。"扁鹊"的称谓最初肯定用指某一特定的具体医家，这便是"扁鹊"的狭义内涵。而广义的"扁鹊"，则是在狭义"扁鹊"的基础上，对某一类医家的概称。对扁鹊里籍、生平的争辩，在很大程度上是因为没有区分"扁鹊"一词所代指对象的广狭之分，摘出古籍中的片段论述作为论证扁鹊里籍和生平的证据，未曾全面考察古代文献对扁鹊的记载。

① 周策纵《古巫医与"六诗"考——中国浪漫文学探源》，上海：上海古籍出版社，2009年，56页。

二、扁鹊医派

作为医派，要有代表性的医家、著作、独具特色的学说思想和传承谱系等。以此为标准，我们可大致定义扁鹊医派为：以研究和阐发扁鹊学说为核心而形成的医学流派。对扁鹊医派的界定一直是存在争议的。以任应秋所编《中医各家学说》[①]为代表，扁鹊医派便未能像河间学派、易水学派、温补学派等一样作为专题进行论述。与之不同，李伯聪在其《扁鹊和扁鹊学派研究》一书中则肯定了扁鹊医派的存在，并称其为"中医史上的第一医学学派"，"是在战国、秦汉时期产生过最大社会影响的医学学派"[②]。

笔者认为，尽管有不少文章和著述对扁鹊医派进行探讨，但即使是肯定了扁鹊医派的客观存在，对扁鹊医派所涉医家、学术思想等关键问题也依然值得作更多深入而审慎的研究。

举例来说，扁鹊无亲撰之作遗世，散见于文献中的部分佚文或许为扁鹊之说，托名扁鹊的医书也未必能真正代表扁鹊学说，囿于文献的缺失和断层，我们很难梳理出有关扁鹊的清晰的、系统的、延续的、突出的学说思想，并围绕该学说思想来界定医学流派。据《史记·扁鹊仓公列传》所载，扁鹊饮上池之水后，"尽见五藏癥结，特以诊脉为名耳"[③]，又"至今天下言脉者，由扁鹊也"[④]。另外，虽言扁鹊或为带下医，或为耳目痹医，或为小儿医，但均未详载治各科疾病之特色方法。唯有诊治虢太子，从尸厥之病因病机到诊治方法，叙述详尽。依其所述，扁鹊诊病尤重脉诊，疗病擅用针石。周策纵在其《古巫医与"六诗"考——中国浪漫文学探源》一书中，从语言学的角度分析了扁鹊与针石之间的密切关系，他讲："这些半人半鸟的形象，都是长翅长尾，的确有点像喜鹊的模样。鹊字《说文》古文作舄，象形，小篆作誰。《说文》并未说舄是声，这固然仍有声的功用，我以为也不能说没有会意的因素在内。我

---

① 任应秋主编《中医各家学说》，上海：上海科学技术出版社，1986年。

② 李伯聪《扁鹊和扁鹊学派研究》，1页。

③ 司马迁《史记》，2785页。

④ 司马迁《史记》，2794页。

切，由此便不难理解齐地、扁鹊文化、针砭治疗三者之间是存在密切关联的。需要着重强调的是，研究扁鹊文化要避免狭隘的地域之争，文化有其最初的发源地，但随着其不断发展，其辐射范围也越来越广泛，扁鹊文化与地域文化的结合研究对地域的选择自然有所侧重，但扁鹊文化不是某个地方的专利，需要以更加平静的心态和宏观的视野来研究扁鹊文化。

其次，扁鹊文化研究要突出医学与人文的密切结合。关于扁鹊，文史学者与医家皆有论述，是一种医学现象，更是一种文化现象。以《史记》等古籍中的某些文献记载为基础，例如扁鹊诊虢太子、扁鹊见桓公等，"起死回生""讳疾忌医"等词沿用至今，"扁鹊"成为一种隐喻，常用以喻指某些社会现象。作为以中医学为核心的研究来说，固然要研究与扁鹊相关的社会文化现象，但更要突出中医学特色，基于中医学独特的医学人文模式，透过"扁鹊"来分析文化与中医学之间的相互影响。同时，不拘于医学本身的局限，结合具体的社会文化背景，从更广阔的角度来看待"扁鹊"或许会有别样的收获。

再者，要努力探索和挖掘扁鹊文化资源的医学与商业价值。尝试在政府主导下，相关机构广泛参与，企业协办，市场化运作，多层次开发中医药文化资源，满足社会和消费者多层次的需求。

综上所述，扁鹊文化研究需要在全面解析和理解"扁鹊"内涵的基础上，围绕扁鹊医派研究突出"扁鹊"的中医药内涵，结合地域文化研究凸显扁鹊的人文内涵，医学与人文相合，技术与文化相谐，共同促进扁鹊中医药文化资源的保护、开发和利用。

对中医学起源的再认识

中医学的起源问题，是《中国医学史》教材阐发的重点，是讲授中医课程时往往要首先涉及的问题，同时也是实际教学过程中容易引起学生困惑的难点。对中医学起源问题的认识是否恰当、全面，是考察学生能否以比较审慎、客观的态度来理解历史问题的一个重要参考。

以往的几版《中国医学史》教材认为，医药的起源是出于人类的生产和生活实践，主要是与疾病斗争的实践。同时，以此为标准，对其他几种医学起源观点，例如医源于圣人、医源于巫、医源于动物的本能，进行了评判。笔者认为，对于其他医学起源观点的批判不能太过，批判的太过就忽视了医学起源过程中复杂而具体的多种促成因素。任何事物的产生是极其复杂的，与相对系统和集中的对主要原因的研究相比，对于诸多次要原因和促成因素的研究是相对零乱、分散和复杂的，但忽视了这种研究则容易把问题简单化。从某种意义上讲，对这些促成因素的研究，有助于理解事物产生发展衰败的全貌及其原因。研究问题不能舍本逐末，但是不等同于对末的忽略。舍弃了这种末的研究，历史研究也许会变的索然无味。

一、医源于圣人

在历史创造者的问题上，主要存在着英雄主义和劳动人民是历史创造者的分歧，英雄主义过分夸大了杰出历史人物的作用，把他定义为历史的创造者。"医源于圣人"，简言之，就是人们把集体的功绩放在了某一个杰出人物的身上。这种逻辑简单和固化了历史中的因果关系，固然有悖于事实，但其中透露出的部分信息却提供给我们另一种研究中医学的思路。

首先，中医学典籍所依托的某些"圣人"，提示了相关传统文化思想对中医学理论构建的影响。《淮南子·修务训》中云："世俗之人，多尊古而贱今，故为道者必托之于神农、黄帝而后能入说。"①在中医学产生之初及其以后发展的某些历史阶段，是普遍具有这种倾向的，黄帝、扁鹊等人就是这样的许多人的集合体。了解了"医源于圣人"这种思想的来龙去脉，我们就知道了中医理论的奠基之作《黄帝内经》其书名便有明显的先秦黄老气息，因此我们就可以通过研究黄老学派的许多著作来研究《黄帝内经》中某些理论的建构，这是极其具有实际意义的一项工作，也是中医药文化研究的重点内容之一。

其次，对代表性医家的研究有助于了解中医学理论体系的多样性和灵活性。杰出历史人物的作用是不容否认的，他在一定程度上推动、加速了历史的发展，历史也因他们的存在，在即定的时间和空间内可能会呈现出某种特征性。中医学的产生也是如此，如果没有杰出医家的出现，中医学的发展将会或者说至少会缓慢得多，他们在一定程度上影响或决定了中医学理论内涵的表达方式和外貌特征，他们的作用是不容忽视的。也正是因为这个原因，通过对具体医家的学习更有助于我们把握中医学理论体系的特质。

---

① 张双棣《淮南子校释》，北京：北京大学出版社，1997年，2008页。

二、医源于巫

"医源于巫"的问题还是需要去做更多的研究和探讨的。仅是把巫简单地理解为一种迷信活动和唯心主义而加以批判，是不够全面和客观的。结合具体的历史文化背景，对巫的起源以及巫的表现形式和内涵，进行相对客观和合理的解读，需要我们去做更深入的工作。

首先，对巫术思维的研究有助于我们了解早期医学的面貌。原始思维是一种集体无意识的、非理性思维的、自在性和自发性的思维，限于当时的思维发展水平，远古人在生活中遵循着同类相生或结果类似于原因的思维规律和原则。为了更好地生存，为了征服和利用自然，他们试图去沟通自然界的一切，于是便以一种他们想象中行之有效的方式去实践着一切，这种远古思维方式的集中承载者便是"巫"。它以谋求控制自然力为目的，形成了一定的仪式，它的基本目的无非是想在与自然界和平相处的基础上，来获得最基本的乃至更大的物质上和精神上的保障。

中国传统文化的特点中很鲜明的一点就是"天人合一"，老子所讲"天之道，利而不害"说的就是这个道理，天人合一的整体观念是《黄帝内经》中的一个重要思维方式，也是中医学的特色和优势。巫从一定意义上讲是天人合一思想的原始形态。远古时期的巫，有着知识分子和技术人员的多重身份，可以推知最初的医疗技术亦是掌握在他们手中，因此他们原始的、试图与大自然沟通的、类似于天人合一的思想，会影响着原始医学的思维模式及其形成构建。

其次，就具体理论而言，原始的巫思维影响了早期医学用药模式的形成。例如，在本书之前的篇章中已经论述过，马王堆出土古医籍中，对外生殖器的用药，最常用的是采取外用或内服"卵"制剂（**以内服为主**）来促进男女生殖功能，这种取卵入药的方式，实际上是原始男性生殖器崇拜时期，卵生生殖图腾文化在早期医学中的应用和体现。

最后，我再顺便简单介绍一下祝由科。祝由科是古代官方医学分科中的一科，不是仅仅存在某一个历史时期，也不是大家凭想当然认为的那样只存在于遥远愚昧的远古时期。事实上，它曾经一直延续到清代。这就说明，祝由的存在是有其合理性的，要不然也不会持续了那么长时间，更不会成为宫廷医学的一部分。所以，我们不能凭想当然地来曲解和盲目否定它。更加深入地去解读它的内涵，了解它与医学治疗的异同及离合，才是比较审慎和客观的态度。

相比于其他内（大方脉、伤寒等）、外（疮疡、接骨金镞等）、妇（妇人等）、儿（小方脉等）、五官（眼、口齿、咽喉等）诸科，祝由咒禁不好理解，也最容易让人误读。《素问·移精变气论篇第十三》中讲："往古人居禽兽之间，动作以避寒，阴居以避暑，内无眷慕之累，外无伸宦之形，此恬憺之世，邪不能深入也。故毒药不能治其内，针石不能治其外，故可移精祝由而己。"由文意可知邪在浅者，可祝由而已。祝由之目的在于"移精变气"。王冰曰："移谓移易，变谓变改，皆使邪不伤正，精神复强而内守也。"[1]可见，祝由之目的在于使"精神复强而内守"。《灵枢·贼风第五十八》有云："其所从来者微，视之不见，听而不闻，故似鬼神。黄帝曰：其祝而已者，其故何也？岐伯曰：先巫者，因知百病之胜，先知其病之所从生者，可祝而已也。"[2]此处对巫的认识耐人寻味，"鬼神"只是说明我们对某些病因未有实质性的把握，故名之曰"鬼神"。传统中医学也的确是将一些发病急骤、病情凶险、病因不甚明确的疾病，归于鬼神所致。如"鬼疰"一病，极有可能是一类严重的传染性疾病。巫是早期医术的承载者，常人未识之病因，亦即"鬼神"，对巫者而言则常知其所来，明其治疗之法。

今人多以为祝由即今日之精神疗法，是不恰当的。廖育群在《医者意也》一书中曾讲，咒禁之术中虽然有"语言"行为，但与现代的心理疗法存在本质性不同[3]。首先，咒语的对象并不是患者本身，而是能够接受语言讯息的对象，例如动物、鬼怪、神灵等。其次，咒语的作用方式不是要影响患者的精神活动，而是要求神赐力、威慑受禁对象。再者，

---

① 王冰《黄帝内经素问》，北京：人民卫生出版社，1963年，82页。

② 河北医学院《灵枢经校释》（下册），北京：人民卫生出版社，1982年，152页。

③ 廖育群《医者意也》，桂林：广西师范大学出版社，2006年，72-91页。

咒术作为一种治疗方法，其适用的范围不限定在精神疾患，而主要是针对各种躯体疾患。《灵枢·官能第七十三》云："疾毒言语轻人者，可使唾痈咒病。"[①]与前文所论相参，更明祝由之本质，远非今人所论之"精神疗法"。可为佐证。

从另外一个角度来看，即使是要考察祝由与心理学之间的关联性，我认为，虽然古人并不把祝由等同于心理疗法，也不可能从心理治疗的角度来理解祝由产生疗效的原因，但它治疗疾病的内在机制一定与心理学密切相关。今天我们不再使用祝由了，但其中所蕴含的合理成分倒不失为现代中医心理学的借鉴和补充。

三、医源于动物的本能

"医源于动物的本能"说明了人和动物一样具有和自然抗争以求得生存的本能。本能仅仅是一种最基本和原始的驱动力，只有在本能基础上的进一步探索才能使人类拥有与动物截然不同的生存方式。即使是极为原始的衣食住行活动，也成为人类有别于动物的显著标志之一，起到了最基本的卫生保健作用，从而成为早期医学发展史论述的基本内容之一。

中医学决不可能是一朝一夕突然产生的，在其漫长的历史进程中，人这一高级动物的求生本能促使他们寻找生存的最基本保障，为了填饱肚子他们必须从自然界中去寻求食物，这一最基本的行动又经历了漫长的时间后，使得他们逐渐积累了对自然界中诸多动植物可供选择范围的认知。随着时间的积累，他们就有能力发现诸多可食与不可食之物的治疗作用。这种能力并非是多么高级，因为好多动物都具有类似寻求某种植物解毒疗伤的能力。正如在本书"本草"部分所论述的那样，这种基本能力是本草传统构建过程中最为基础的环节，意义重大。

在关于药物起源的问题上，诸多的参考文献都写到一个"尝"字，

---

① 河北医学院《灵枢经校释》（下册），312页。

例如,《帝王世纪》中讲"伏羲氏……乃尝味百药"、"黄帝使岐伯尝味草本"[①];《淮南子》有"……神农……尝百草之滋味"[②],等等。尽管夸大了个别关键历史人物的作用,但也从一定角度说明了人们在长期的生活实践中不断积累经验的客观事实。因此,"医源于动物的本能"是简化和忽视了由本能到医学产生过程中的诸多复杂因素,是简单的机械化。但是,这种观点从另一个侧面带给了我们关于医学从原始迈向成熟的思考。

综合以上所论,我们可以发现以上关于医学起源的几个观点是并不矛盾的,而是它们各自关注的时间段和论述的重点有所不同。不因其弊而尽弃其利,对它们进行合理地评价,有助于我们了解中医学形成发展的全貌。

---

① 皇甫谧《帝王世纪》,北京:中华书局,1985年,2、5页。
② 张双棣《淮南子校释》,1939页。

医易研究的缺憾

中医学的形成与发展，与中国传统文化密切相关。无论是宏观的思维方式层面，还是具体的理论层面，中医学对传统文化都有所借鉴与发挥。正因如此，中医学与传统文化的相关性研究，一直是热门选题。但在研究过程中所出现的盲目比附、故弄玄虚等问题，也一直都存在。甚至是受国学热的大背景影响，当下有愈演愈烈之势。如此不但无益于中医发展，还会成为中医被诟病的事端。笔者以为，中医文化研究首先需要研究者对中医学与传统文化皆有所深入了解，方可为之。单纯对中国传统文化有所研究，但对中医理论与中医学术发展史一知半解，则很容易无视中医的医学属性，而使中医文化研究沦落为虚空的文字游戏，既无助于中医学术传承和理论创新，更无法指导处理实际问题；其次，需要实事求是，要重点研究与解读在中医学发展过程中起到重要促进作用的传统文化思想，而不是故弄玄虚，漫无边际地为了文化而文化。医易研究是个热门话题，也是最容易被玄虚化的话题，本文以此为切入点，重点说明对于中医学与传统文化相关性研究的态度。

　　《易》是群经之首，古代传统文化背景下的习医者亦常喜谈《易》，唐代孙思邈曾云："凡欲为大医，必须谙《素问》、《甲乙》、《黄帝针经》、《明堂流注》、十二经脉、三部九候、五脏六腑、表里孔穴、《本草》、《药对》，张仲景、王叔和、阮河南、范东阳、张苗、靳邵等诸部经方。又须妙解阴阳禄命、诸家相法，及灼龟五兆、《周易》六壬，并须精熟，如此乃得为大医。"[1]要求医家谙熟医理的同时，亦应具备广博的传统文化修养，医易互参方成大医。

　　成书于战国时期的《易传》，吸收先秦诸家，尤其是儒家、道家、阴阳家的思想，以阐释《易经》，把易从最初的占筮之用，升华到了哲学的高度。其后宋明理学以儒为基，援引道释，更注重对易理的发挥，以周敦颐《太极图说》为代表的太极思想，对明代命门学说的形成起到了重要的建构作用。其时医家常把易理与医理相比较，形成了独特的医易相关论。例如，明代医家孙一奎便在其《医旨绪余》中专列"不知易者不足以言太医论"[2]。医易之间的相关性研究也一直是时下中医文化研究的焦点，医源于易、医易同源、医易相通、医易会通、医易两分、医先于易等等，众说纷纭，却常有不足之处。

　　首先，医家思维方式的形成，会受到诸多因素的影响，具有不同知识背景的人去看同样的事物，会透过不同的角度，此是常理。可想而知，一个对易理具有相当知识储备的医家，亦常会从易理的角度，来理解和阐发中医学的理论，由自己的感受来谈易学对中医学的重要性。这其中不免有太过之处，例如明代张景岳其《类经附翼》中云："《易》之为书，一言一字，皆藏医学之指南；一象一爻，咸寓尊生之心。故圣人立象以尽意，设卦以尽情伪，系辞焉以尽言，变而通之以尽利，鼓之舞之以尽神，虽不言医而义尽其中矣。故天之变化，观易可见；人之情状，于象可验。"[3]

　　因为历史时期的不同，在传统文化知识储备相对不足的今天，也许

① 孙思邈《备急千金要方》，高文柱，沈澍农校注，北京：华夏出版社，2008年，21页。

② 孙一奎《医旨绪余》，南京：江苏科学技术出版社，1983年，5页。

③ 张景岳《类经图翼》(附《类经附翼》)，北京：人民卫生出版社，1965年，400页。

那些曾经在古代看来并不深奥的、用来阐释医理的易学思想，反倒成了我们读古书备感吃力的原因，读金元、明代医家著作中用易理卦象比喻人体生理、病理及药理等内容时尤感如此，遂常应和古人"不知易，不足以言太医"之说。我们不得不思考一下，今天对于那些医理上早已阐发得很完善的医理，我们有没有必要再浪费大量的时间去读透比附于其后的，在古人看来也许相对简单的易理解说？难道读不懂这些，就不能成为一名好的中医大夫？这实在是扭曲了时下传统文化与中医学相关性研究的最终目的。我们要做的是透过这种相关性研究，合理评价传统文化影响中医学的方式，及其在中医学理论构建过程中的主次地位，最终还是要使理论更好地服务于临床，而不是让每个中医临床大夫都捧起《周易》，以易理来理解医理，如此则彻底走偏了。

其次，有必要梳理一下医易相互影响的整个历史过程，明确这个过程中不同历史时期两者相互影响的方式，并在此基础上合理评价易医究竟有多大的相关性，否则一切"医源于易""医先于易"之说都无多大价值。

比如，先秦两汉之际中医学以《黄帝内经》为代表，广采同时期儒、道、阴阳等诸家之长，把临床实践经验逐步系统化、理论化，形成了相对完整的理论体系。这个时期《易经》在其古老占筮之用的基础上，也结合儒家等思想，形成了以《易传》为代表的，从象数和易理两方面，阐发经文的哲学思辩著作。在这个历史时期，如果谈"医易同源"，讲医或《易经》都源于对自然、社会和生活的体悟与感受，或者讲《黄帝内经》或《易传》的形成都参考借鉴了诸家之说，都不为过。如果非要讲"医源于易"，认为《黄帝内经》吸取了《易经》中的阴阳理论作为其哲学基础，则太过武断。首先，《易经》中仅有阴阳爻之象，对阴阳并无直接、深入地表述；其次，从文献学角度来看，《黄帝内经》有称引古书的习惯，如《上经》《下经》《揆度》《奇恒》等，如果真是所谓的医源于易，《黄帝内经》用易理来建构医学理论体系，那么应当有对易的引用，而事实并非如此。另有人提出《灵枢·九宫八风第七十七》所载的九宫图，基本沿用洛书，是《黄帝内经》源于易的明显例证，其实河

统中医学作为传统文化体系的一个重要组成部分，很好地彰显和表达了传统文化思维方式的特点。同时，传统中医学在吸纳和借鉴中国传统文化思维的基础上，又结合医学对生命的特殊理解，对其进行了创新和发展，丰富了传统文化思维体系的内容，逐步形成了自身特色明显的、具有标签性质的思维模式，我们可称之为中医学原创思维。其广义内涵是与其他医学体系相比较而言，主要是与西医学相比较，中医学所具有的独特思维，是因其独特性而显现出来的原创性。其中既包括中医学在传统文化思维基础上所形成的创造性思维，也包括传统文化体现在中医学中的思维。

二、中医学原创思维研究的重点

中医学原创思维体现在中医学理法方药体系的诸多细节之中。从中医学对人体生理现象的概括到对疾病病理机制的阐发，从疾病的诊断到治疗原则的制定，从对中药性效的诠释到方剂组方规律的阐发，都显现着中医学思维的独特性和创造性。因此，对中医学原创思维的特点、应用等进行系统论述，需要结合具体的中医学理论进行相应的阐释。但在开展系统研究之前，极有必要围绕中医学原创思维的内涵，对一些宏观的研究重点有所认识。

中医学原创思维广义狭义内涵的关系

对中医学原创思维的阐发，首先要对其广义与狭义内涵，以及两者之间的关系有所了解。如前文所述，其狭义内涵强调的是中医学对传统文化思维的创新，重在结合具体的社会文化背景来审视自身，是一种自我解读。广义内涵强调的是中医学与西医学相比较而显现出来的独特性，重在通过比较而突出自我，是一种对比解读。

中医原创性思维研究的提出，在很大程度上是为了厘清中医学与西医学思维模式的巨大差异，并试图以此为基础，从更宏观的角度来帮助对中医学理论体系的理解和继承。也试图通过这项研究，使我们今天在面对新的疾病时，能够以真正的中医思维来分析问题和解决问题，能够以中医的思维不断总结临床实践经验，面对社会变迁和疾病谱的变化，形成时代特色明显的新的中医学理论。

因此，就目前中医学原创思维的研究而言，主要是围绕中医学原创思维的广义内涵而展开的，即主要是说明中西医学思维的差异，并借此说明中西医学理论差异形成的原因。但对其广义内涵的阐发，离不开对其狭义内涵的理解。研究中医学原创性思维的狭义内涵，是理解中医学思维的基础，透过它能够全面了解中医学思维对传统文化思维的应用和创新，能够更合理地认识中医学独特的医学人文理论体系内涵，能够更加全面和深刻地理解中医学思维与西医学相比较而显现出来的独特性和原创性。

中医学原创思维的形成过程

梳理中医学原创思维的形成过程，需要重点阐发两方面的内容：

一是，中医学对传统文化思维的借鉴和应用。中医学的形成发展离不开具体的社会文化背景，不同时期传统文化的主流思想，例如阴阳学说、五行学说、精气学说等，都被中医学所借鉴和改造，用以说明机体复杂的生理病理变化，概括繁杂的医疗实践经验，使之系统化和理论化。在这个过程中，传统文化的思维自然会渗透到医家的思维之中。

二是，在前者的基础上，中医学对传统文化思维所作的创新、发展和补充。相比于前者，既往相关研究对后者的关注明显不足。其实，中医学并不完全是对传统文化的"复读"，它围绕医药知识而形成的中医药文化，不但丰富了传统文化的内容，还成为一种特有标志，进一步凸显了中国传统文化有别于其他文化的独特性，习近平总书记因之称其为打开中华文明宝库的钥匙。中医学理论有许多自己的原创点，以阴阳学说为例，中医学把传统的阴阳二分法发展为阴阳三分法，并与阴阳之开阖、十二经脉、六经等相对应，以更好地说明人体复杂的生理病理机制。这些理论中所展现的逻辑思维，无疑比传统文化其他领域要细腻、精密得多。

通过以上两个方面的论述，我们很容易发现，"应用"与"原创"的内涵是不同的。医家受中国传统文化的影响，自然会以传统文化的思维模式来认识生命现象和概括医学理论。但"应用"并非是"原创"，对中医学思维"原创性"的界定和阐发，固然要以分析中医学对传统文化思维的应用为基础，但其核心要放在中医学在应用的基础上又有了哪些创造性的改进和突破。

中西医学思维的差异与中医学思维的原创性

当把西医学作为比较对象，来谈中医学的原创思维时，原创的内涵很宽泛。而且，中医学所应用的许多中国传统文化思维都是西医学所不具备或不重视的，从这个角度来界定中医学思维的原创性，是非常容易实现和理解的。

与上述情况不同的是，当中西医学都曾应用了某种思维来阐释和架构其医学理论时，对中医学原创思维的界定就显得相对复杂。在以往的研究中，多把传统中医学的思维概括为抽象思维、象思维和灵感思维等。例如，颜德馨认为中医思维包含三大内容：一是以阴阳五行学说为纲的抽象思维；二是以取象比类的直觉认识和推演为特征的形象思维；三是在实践基础上厚积薄发而形成的"灵感"思维[1]。再如，邢玉瑞把中医思维分为六大类：经验思维、取象思维、逻辑思维、辩证思维、系统思维以及直觉与灵感[2]。其实，这些论述都不足以说明中医学思维的原创性和独特性，比如抽象思维、形象思维、灵感思维几乎是每个学科都拥有的思维模式，不能以此来区分与西医学思维模式的差异。笔者认为，遇到这种情况时，既不能凭空说中医学应用某种思维是原创而西医学则不是原创，也不能简单地说中西医学都应用了这种思维则无须进行比较研究，而必须对中西医学的具体理论都有所了解和对比，才能明白中医学应用某种思维的原创性所在。

---

① 颜德馨《中国百年百名中医临床家丛书——颜德馨》，北京：中国中医药出版社，2001年，30页。

② 邢玉瑞《中医思维方法》，北京：人民卫生出版社，2010年，29页。

以系统思维为例，或言整体观念、整体思维，一直是我们用以表达传统中医学区别于西医学的特色标志，与辨证论治一起写入教科书。其实，西医学也存在系统思维，也注重机体整体对局部的支配和调节作用。所以说，简单地以整体思维作为中医学的原创性思维是不恰当的。严格地讲，传统中医学和西医学都会应用整体思维，但是它们审视和理解整体的角度不同，这种理解和诠释整体的差异，才是传统中医学整体思维中具有原创性特点的部分。详言之，传统中医学不但以整体思维来分析身体各部的相互影响，而且还分析了与个体生命密切相关的外界时空对于身体的影响。把生命置于宇宙时空的流变中，用各种能够代表时空特性的事物和现象来对应和说明机体整体功能的某一部分，形成了以五脏为核心、内联身体各部、外系时空的整体。

中医学原创思维的嬗变与医学理论的演变

思维不是一成不变的，社会文化的变迁往往会引起思维模式的改变。思维模式的改变，又会影响同时期医家诠释中医学理法方药体系的方式，可能会引起医学理论的变化。因此，对中医学原创思维的研究，必须要与具体的社会文化背景相结合。同时，就某具体的中医学原创思维而言，也不能仅仅静态地分析它的内涵以及在中医学理论体系中的表达，而应在阐释其基本内涵和特点的基础上，动态展现它的嬗变过程，以及嬗变所引起的中医学理论的演变。

尤其是近现代时期，中西文化激烈碰撞，一直延续的传统思维在此时期发生了很大的变化，其发展出现明显断层，传统中医学理论也因之发生了很大的变化，形成了颇具特色的近代模式。对这个过程的梳理和研究，既有助于我们重新认识中医学原创思维的价值所在，也有助于我们反思现代中医学思维的利弊，为中医学的有效传承和发展奠定基础，这也是中医学原创思维研究的最终目的所在。

当前中医发展的三个急迫问题

2010年6月20日时任国家副主席习近平同志在出席皇家墨尔本理工大学中医孔子学院授牌仪式时指出，中医药学是中国古代科学的瑰宝，也是打开中华文明宝库的钥匙，深入研究和科学总结中医药学对丰富世界医学事业、推进生命科学研究具有积极意义。中医并非是伪科学，这无须多言，但对于应该如何以科学的精神来审视和发展中医，则极有必要作一番探讨。笔者以为，发展中医除了宏观的政策支持，有三个方面的问题迫切需要得到重视。

一、对中医理论的反思有待深入开展

中医学理论与以西医学为代表的现代医学体系相比较，是颇具特色的，这种特色的形成并不是因为中国人的身体以及所患的疾病与其他族群相比有着天壤之别，而是因为中国人观察人体生命变化的视角不同，解读这些变化所用的方法不同。之所以形成这种不同，恰恰是受到了传统文化背景的影响。传统文化影响了中国人基本思维模式的形成，当这种模式一旦形成，便潜移默化影响着中国人用它去理解和认识身边所发生的一切，中医学理论的形成自然也不例外。可以说，中医学植根于中国，传统文化的思想、理念、思维、方法等在它身上都打上了鲜明的印迹，这是形成其特异性的基础。

但是必须看到，若过多地依赖文化的模塑与解读，则常常无法清晰地呈现事物的本质和正确地界定因果联系。这就决定了，中医学无论是用以梳理人体生理病理现象的阴阳五行，还是具体的气血、虚实、寒热等理论，文化意味都相当浓厚，各自的应用范围都很广泛。普适性太强也恰恰说明了它失之宽泛，需要清晰界定的地方还非常多。客观地讲，中医学理论与现代医学理论一样，面对人体极其复杂的生命现象，它们的解读能力还是很有限的，依然还停留在"假说"的阶段。作为假说，能解释问题的某个局部，而不足以解释问题的全部及根本因果关系。而且，中医学作为一门古代科学，认知水平本来就有所局限，这个问题就显得尤为突出。所以，即使是学中医的人也常会调侃，没有用中医理论解释不了的疾病，而且似乎无论应用哪条理论，绕来绕去都能解释地通。同样一个病人，甲说气虚，乙说血虚，丙说实证，丁说虚证，往往都能说得头头是道，但最终的治疗效果却难说了。充斥各种媒体的伪中医专家也混迹其中，用听起来似乎很接地气儿的中医理论，来推销他的谬论与产品。因此，对具体中医理论的本质及其适用范围等关键问题都需要作清晰地界定。

以中药为例，中医学有时依据中药的生长环境、颜色、气味等自然属性来解释其功效，今天称之为"取象比类""药象学"等。但并非是所有中药的功效都能依据这种方式而解释得通，而且若单纯依据这种方式来判断某一新药的功效时，也往往会得出错误的结论。这就说明，完全依赖中药的上述表象，无法完全解读中药自然属性与功效之间的因果关系。除此之外，中医还应用寒热温凉"四气"与酸苦甘辛咸"五味"、归经（**笔者按：实即为了说明服药之后具体中药对脏腑的选择性作用，宋金元之后的医家方广泛使用**）等各种理论，来解释中药为何会有《神农本草经》等经典本草著作中记载的作用。与取象比类相似，以上各种理论都无法完全解释中药的功效，而仅能解释某一部分功效。所以，清代医家徐灵胎才会一连用了8个"或"字，"药之用，或取其气，或取其味，或取其色，或取其形，或取其质，或取其性情，或取其所生之时，或取其所成之地"[①]，来说明各种理论假说共同配合才能解释中药的功效。但是，却很少有人去深究每种中药理论各自的适用范围，各种理论在配合使用时是否有可遵循的大致原则，等等。不仅如此，流传至今的中药理论也往往无法完全解释中药的全部功效，徐灵胎因之感叹道："药之治病，有可解者，有不可解者。"[②]对于不可解者，我们是否需要在反思现行中药理论不足的同时，尝试发明新的学说来解释呢？遗憾的是，这种自我反思太少太少，好多人甚至把这种反思当做对传统的亵渎，害怕中医变了味儿。如此自怯，缺乏反思，发展又如何谈起。

---

① 徐大椿《神农本草经百种录》，北京：人民卫生出版社，1956年，18页。

② 徐灵胎《医学源流论》，刘洋校注，北京：中国中医药出版社，2008年，43页。

二、中医从业者的基本科学精神有待加强

生活中会发现一个很有意思的现象，越是对一件事的复杂性缺乏全面的了解，往往越会觉得这件事很简单，没有解决不了的问题。医学也是如此，越是对医学体系缺乏系统而全面的学习，越觉得没有医治不了的疾病。

中医界这种现象也突出，其中很重要的一个原因便是中医从业者缺乏对中西医学的合理评价。中西医学之间的碰撞是一个老话题了，自近代医家开始，便已出现汇通中西医学的思潮。建国之后，先后开展的西学中、中西医结合等，也都旨在强调中西医学之间的交流。诚然好多人觉得中西医学原本就各成体系，它们之间无法实现理论层面的实质性结合，但在中医实际临床中还是强调对疾病的中西医诊断，即使是诊断之后完全应用中药进行治疗。这无非是为了能对疾病有一个更加全面的认识，尽可能避免临床误诊与失治。与西医学相比，中医学对人体整体关联性的阐发，以及综合调治疾病的理念和方法，在今天看来或许与生生不息的生命本身特别贴合，固然存在很多优势，但中医学的形成发展受客观历史条件的限制，对许多疾病的病因与发病机制都缺乏深入的认识。如肺痨（肺结核）等疾病，在西医介入之前，传统中医对其并没有太好的治疗方案。汉代医家张仲景在其《伤寒论》中讲，面对"坏病"，只能"观其脉证，知犯何逆，随证治之"[①]，这实际上说明了传统的中医辨证方法对许多疾病无法作出有效的判断和处理。正是受制于中医学理论自身的局限，许多中医，乃至是名老中医，临床中对疾病的失治，若单从传统中医的辨证论治套路来看，也许并不存在不当之处。但这种失治，若恰恰是因为西医知识的缺乏，未能对疾病作出明确的诊断而耽误了病人"另请高明"，虽说不上是医疗事故，但最终遭罪的还是病人。所以，中医从业者必须要对现代医学有相当水平的学习才行，这才是最

---

① 张仲景《伤寒论》，上海中医学院中医基础理论教研组校注，上海：上海人民出版社，1976年，4页。

基本的中西医结合，一切以提高临床疗效为目的。然而，好多中医从业者竟把对现代医学的学习当作是对中医传统的舍弃，似乎学了西医就不是中医了。

中医队伍的西医化，特别是在基层中医院，的确是很突出的现象，国家中医药管理局因此强调"读经典、作临床"，不少中医院校还设置了传统中医班，加大对中医经典的系统学习，以延续传统和发挥优势。这与学习西医实际上并不存在矛盾，根本目的还是要两条腿走路，共同提高中医的综合临床水平。但好多人会偏执地把这两个方面对立起来，甚至会把不学习西医学作为发挥中医特色的前提。在中医院校执教期间，我经常发现许多中医大学生，甚至部分老师，在对西医学知之甚少的前提下，特别喜欢评论想当然以为的西医的不足，来突出中医的优势，增强自己的信心，这恰恰是最基本的科学精神的缺失。好多中医大学生、研究生毕业之后，逃避中医院的临床医生中西医结合培养模式，游走于社会上的大小药店与门诊，标榜着对传统中医的坚持和对西医的不屑，越缺乏系统的中西医学理论学习，越觉得张仲景《伤寒杂病论》中的经方能包治百病，大可三剂而愈，越觉得一根银针就能力挽狂澜，起病于沉疴，"活，汝福；死，我不任怨"①，治好了是病人造化，治死了命该如此，与我无关。疾病哪有这么简单，医学哪有这般简单。

回望西学东渐的历史，科学曾被国人作为挽救传统社会的一剂强心针。正如鲁迅在其《娜拉走后怎样》一文中所言，"可惜中国太难改变了，即使搬动一张桌子，改装一个火炉，几乎也要血；而且即便是血，也未必一定能搬动，能改装。不是很大的鞭子打在背上，中国自己是不肯动弹的。我想这鞭子总要来，好坏是别一问题，然而总要打到的"②，激进、唯科学为是，也就在所难免和不难理解了。时过境迁，我们逐渐以更加平静、客观的心态来看待传统，审视科学的利弊，但传统与科学之间并不对立，传统热不能成为排斥科学的幌子，理性、客观、求实等

---

① 戴莲芬《续聊斋三种——鹦砭轩质言》，陈久仁等校点，海口：南海出版公司，1990年，511页。

② 鲁迅《鲁迅全集》，北京：人民文学出版社，2005年，171页。

基本的科学精神不能抛弃，这一点对时下中医学的发展尤为重要。民族自豪感的唤起并不依靠盲目地自大，而是洗尽铅华后的重生，当我们能像面对自己的优势一样去看待自己的不足时，这才是最自信的表现。

三、中医现代化的思路有待及时调整

中医现代化，实即是中医的创新，如何让传统学科跟上时代的步伐。在许多人看来，中医现代化就是如何用现代科学技术来研究和重组传统中医学。个人不敢苟同，创新的方式有多种，并非是一定要结合高精尖的现代技术来研究中医才叫做创新。时代在变，疾病在变，中医学在历史上也是不断发展的，例如，明清温病医家对传染病病因、发病机制、诊断及治疗的认识，便已远远超越其前医家。他们的创新，站在当时来看，也是一种现代化。我们不能因为他们没有结合现代科学技术，就说他们没有创新。同样的道理，今天中医现代化的途径也应该是多端的，除了应用现代科技来研究中医，基于传统思维与理论之上的"内部"创新也应作为中医现代化的一个重要方面。而且，就中医学的自身特点来看，它与现代医学体系还有很大不同，若完全套用自然科学的研究模式，并不是很贴切。还应该广泛借鉴人文社会科学的一些研究方法，对中医学的传统思维与理论创新模式进行解读。简言之，对中医学这样的中国古代科学，应该融合多学科知识来进行全面研究。但现实是，不结合现代科学、没有高端大气上档次题目的中医理论研究，很难入选国家自然科学基金等各级自然科学类研究项目。但若以其申报各级人文社会科学项目，评审组则通常因为医学属于自然科学，在初选阶段便将其排除在外。这种尴尬的境地，让以传统方式研究中医理论的人叫苦不迭，迫切需要改变。科学研究应该首先全面考察该学科的属性与定位，然后才能选择恰当的模式和方法，中医现代化研究不能成为低水平的现代医学研究的模仿。

另一方面，中医能否结合现代科学技术的争辩，并没什么实际意义，是否结合现代科学技术并不是中医区别于西医的标志。借助各种现代仪

器与技术来拓宽中医的诊断视野，进而创新传统辨治体系，这丝毫不会让中医丧失自己的既有特色与优势。诚然现在的中医临床对现代技术的应用，还基本停留在对西医实验室检查数据的使用上，缺乏真正的自主创新，未来的路还很长，但中医医生需要有这种创新精神和探索意识。大众思维也有待慢慢转变，最起码不能把看不看化验单作为评价中医大夫水平高低的标准。

最后需要提醒的是，以现代科学技术研究传统中医的中医现代化，也要在全面评估的基础上，首先去考虑现代科学技术与中医学结合的切入点，以及结合的方式，切不可完全照搬西医的研究模式。这不是要人为对立和夸大中西医学之间的差别，而是强调中医现代化研究应该遵循其自身的规律。建国之后，几十年时间，国家投入了大量的财力来支持中医现代化研究，正反两方面的经验非常多，迫切需要作深入的总结和反思。比如，当现代生理学、病理学并不能很好地说明中医的脏腑、经络等系统时，研究思路是否可作调整，所依赖的某个现代学科及使用的某项技术方法是否可以有所改变？当使用现代药理学来研究中药的性效时，是否可以考虑中药自身的特殊性，而灵活调整药理学研究的聚焦视野？除了西医学已广泛采用的研究方法，中医学是否可以再去探寻与其他现代技术结合的可能性？诸如此问，太多太多，在摸索中前进，可怕的不是途中的碰壁，而是碰壁之后只知前进，而忘记了摸索。时过境迁，传统学科在新时期的发展，本来就有点"橘生淮南则为橘，生于淮北则为枳"的味道，但若方法足够得当，淮北或许会生长出更好的橘子。

后记

在写这本书的过程中，我时常回忆起自己的大学时代。特别是看到研究生时期所写的文章，虽不乏幼稚之处，但敢质疑，敢反思，敢说，敢写，而那股冲劲儿在今天看来的确有些消退。在35岁的年龄，发现这种迹象，不由如芒在背。所以，这本著作，不仅是总结，更是一种继续前行的鞭策。

说到这本书的出版，回头看看，不少机缘。2016年夏天，在上海参加中华中医药学会医史文献分会年会时，南京中医药大学中医药文献研究所的陈仁寿所长，约我为他们的中医杂志书《青囊》写一篇稿子。稿子以我既往的身体观研究为主题，倒也轻车熟路，11月份便交稿了。本以为事情就此结束，今年年初，《青囊》的责编，中国医药科技出版社的马进编辑，与我沟通稿件事宜，交流之余，我提到了自己这几年的写作计划，马编辑特别感兴趣，彼此谈得很愉快。他积极协调出版社各个环节的流程工作和交流沟通，使这本著作的出版很快便提上日程。于是，在这个济南少有的炎热夏天里，我对书稿进行了重新的修订。烈日炎炎，芭蕉冉冉，写得尽兴时，经常忘记了时间，抬头已近黄昏，恍如一梦。在这个过程中，马进编辑和出版社的赵燕宜主任，给了我许多建设性的修改意见。这本著作能够顺利与大家见面，其中有他们的一份辛劳付出。在此向他们表示诚挚地感谢。

赵燕宜主任在《青囊》杂志书第二期"辛夷花开"出版时，曾在微信公众号推出一篇小文章《给阅读一个纯粹的理由》，文中说："医药专业书做得久了，在启动选题之前，难免会想这本书能教会读者什么，读者拿它有什么用。……于是，我们开始反思这些年在出版工作中，人文精神的流失。"在他们从济返京去济南西站的路上，我还特意对她说起对这句话的赞同。因为就中医学而言，不能单纯从自然科学的角度去审视它，而是需要从整个传统文化和医学发展的大背景中，来理解它的独特性。也正因如此，中医学被称为打开中华文明宝库的钥匙。实际上，这些年，我的研究也基本上是从中国传统科技史与文化史的角度，来梳理中医学术的发展脉络和诠释中医理论的内涵。所以，我也希望本书在探讨医史文献学科具体理论的同时，能够展现出中医学的人文精神。也许做得还很不够，但却是我未来想努力的方向。

独乐乐不如众乐乐，借著作出版的机会，我想为我所在研究院的老师们和出版社之间牵线搭桥，争取有更多的优秀著作可以出版。我将设想与王振国副校长（兼任中医文献与文化研究院院长）汇报后，得到了他的大力支持，并通过我邀请中国医药科技出版社的同仁来学校参观交流。今年7月，出版社赵燕宜主任、马进编辑等一行，来到我们研究院，与王振国副校长一起促成了"青囊文丛"的诞生。本书作为丛书的第一本，权作抛砖引玉之用，期盼能够得到大家对文丛后续著作的持续关注。

就在我撰写后记前的9月1日，我所在研究院的国医大师张灿玾老去世，也是我们山东中医药学会中医药文化与科普分会成立的日子，悲欣交集。从徐国仟老、张灿玾老等诸位先生，到我这80后，三代人风雨三十年。2日下午，我在分会大会上作报告，结束一刻，有些恍惚，也许传承也是一种缅怀吧。路在脚下，唯有前行。

要感谢的人很多，8月底书稿清样寄来后，我曾在微信朋友圈提前做了分享，一如既往得到了师长、亲朋和学生的支持，有的前辈还特意发来短信表示关心，在此一并感谢，不一一罗列尊名了。没有大家的厚爱，我怎会走到现在。要特别感谢温长路、王旭东、张瑞贤三位前辈学者，我很有幸自学生时期开始便得到他们的关心和帮助。这次为了拙著出版，三位老师特意做了荐语帮助宣传。荐语的谬赞更多的是一种鼓励，我会将其作为日后努力的方向和标准，期待未来可以真的达到荐语中所描述的水准。

最后，感谢我的家人，没有你们的无限理解、包容和支持，一切都对我没有意义。2015年我大病一场，躺在医院的那一个月，明白了很多。只要你们都平安健康，我的世界才是完整的，永远爱你们！

2017年9月4日于泉城